마이크로바이옴, 건강과 노화의 비밀

미생물과의 공생 네트워크

마이크로바이옴, 건강과 노화의 비밀
— 미생물과의 공생 네트워크

1쇄 발행 2022년 10월 30일
3쇄 인쇄 2024년 7월 10일

지은이 | 브렛 핀레이, 제시카 핀레이
옮긴이 | 김규원
펴낸이 | 김태화
펴낸곳 | 파라사이언스 (파라북스)
기획편집 | 전지영
디자인 | 김현제

등록번호 | 제313-2004-000003호
등록일자 | 2004년 1월 7일
주소 | 서울특별시 마포구 와우산로29가길 83 (서교동)
전화 | 02) 322-5353 팩스 | 070) 4103-5353

ISBN 979-11-88509-62-1 (03510)

* 파라사이언스는 파라북스의 과학 분야 전문 브랜드입니다.
* 값은 표지 뒷면에 있습니다.

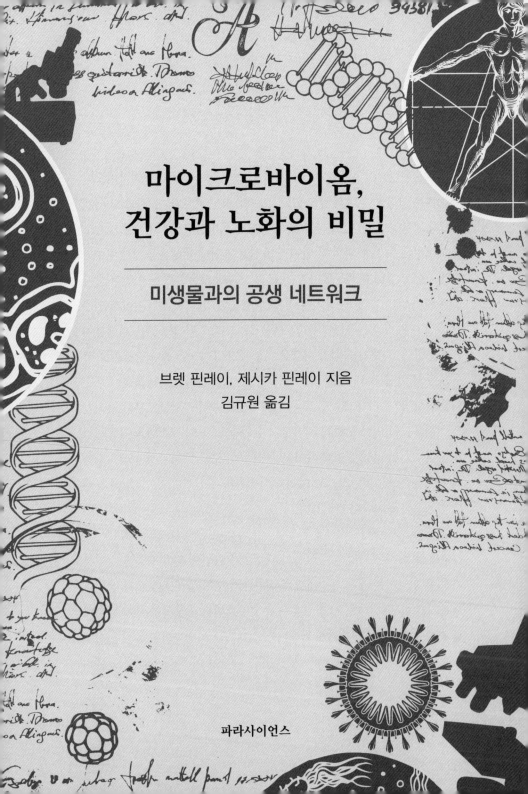

마이크로바이옴, 건강과 노화의 비밀

미생물과의 공생 네트워크

브렛 핀레이, 제시카 핀레이 지음

김규원 옮김

파라사이언스

지금은 유산균이 함유된 프로바이오틱스와 식이성분의 프리바이오틱스를 많은 사람들이 익히 알고 있다. 또 제품화된 프로바이오틱스도 쉽게 구매하여 복용할 수 있고, 병원에서 항생제 처방을 할 때 유산균 제제도 같이 처방해준다. 이렇게 잘 알려진 유산균은 장내 미생물을 보충해주기 위한 것이고 장내 미생물들이 우리 몸의 건강에 많은 영향을 미친다는 사실이 널리 알려져 있다. 장이 우리 몸 미생물의 가장 큰 서식지이지만 우리 몸의 다른 부위는 어떤가? 피부와 구강, 그리고 질에도 많은 미생물이 존재를 한다. 그뿐만 아니라 미생물이 없다고 알려졌던 폐나 방광에도 일부 소수의 미생물이 존재한다는 사실이 밝혀졌다. 이런 미생물들이 무슨 역할을 할까? 우리가 태어난 후부터 어머니와 주위 사람들로부터 물려받은 미생물들이 역할을 하기 시작하여 우리 몸의 면역 시스템을 작동시키게 된다. 그 후 평생에 걸쳐 아마도 우리 몸의 모든 대사과정과 생리작용에 관여를 할 것이다. 그리고 여러 대사질환과 정신질환, 비만, 노화 등에도 미생물이 관여함이 밝혀졌다.

우리 몸을 이루고 있는 수십조의 세포보다 훨씬 많은 미생물들이 일부가 병을 일으키는 것을 제외하고는 대다수가 우리 몸의 세포들과 상리공생관계를 이루고 있다. 서로 도움을 주고받으면서 의존하고 같이 공진화를 하고 있다. 특히 건강하게 늙어가기 위해서는 미생물의 도움이 절실히 필요하다는 사실이 점차 밝혀지고 있다. 이것이 이 책의 주제이고 우리 모두의 관심사이기도 하다. 건강하게 늙어가기 위해 필요한 젊음의 샘은 먼 유토피아에 있는 것이 아니라 바로 우리 몸속에 있고 그 샘에는 미생물로 가득 차 있다는 것이다.

이 책은 그 샘에 미생물이 번창하여 나이가 들어가면서도 우리 몸 곳곳에 젊음의 에너지를 공급해줄 수 있도록 해야 한다고 주장한다. 그렇게 하기 위하여 우리가 먹는 것과 운동, 생활습관 등을 적절히 조절하여 미생물들이 잘 자랄 수 있도록 도와주어야 한다. 이는 새로운 개념의 건강관리법이고, 질병의 예방과 치료법이면서 장수의 비결이다. 그리고 누구나 마음만 먹으면 할 수 있다. 이에 대해 이 책의 저자들은 최근에 과학적으로 입증된 정보를 제공하고, 실천 가능한 방안들을 구체적으로 보여주고 있다. 따라서 이 책은 미생물과 함께 건강하게 장수할 수 있는 지침서이자 미래에 열릴 새로운 미생물 세상을 안내하는 가이드북이다.

독자 여러분도 이 책을 통해 미생물로 가득 찬 우리 몸으로 눈을 돌려 미생물과 함께 건강하게 나이들기를 기원한다.

2022년 9월
관악산 자락에서
김 규 원

치례

"그런데 아빠, 12살이 지나고 우리가 계속 나이 들어가는 동안에 미생물들은 무슨 일을 할까요? 그게 제가 정말로 알고 싶은 것이에요!"

가족휴가 동안 해 뜰 무렵 하와이의 바위투성이 해안선을 따라 달리면서, 브렛Brett과 제시카Jessica는 《차라리 아이에게 흙을 먹여라Let them Eat Dirt》(조은영 역, 시공사, 2017) 책에 대해 토론하는 데 몰두해 떠오르는 태양의 후덥지근한 열기를 잊을 수가 있었다. 그 책은 아빠인 브렛이 마리-클레어 아리에타Marie-Claire Arrieta와 같이 쓴 것으로 최근에 출판되었고 상당히 앞서간 견해를 제시했다. 아이를 낳고 키우는 데는 지금과 같이 지나치게 위생적인 세상이 그리 바람직하지 않다는 것이었다. 그러나 브렛의 딸이면서 연구하기를 좋아하고 새로운 발견에 매료된 제시카는 달리는 속도가 아니라 마음속에 인간의 수명과 관련된 분야에서 이미 아빠를 훨씬 앞지르고 있었다. 제시카는 벌써부터 미생물학을 노인인구집단에 어떻게 적용할지에 대한 해답을 대학원 과정에서 습득한 인구통계학적인 방법론을 이용해 찾으려고 궁리하고 있었다.

브렛도 최근 발간한 책에 대해 이야기할 때마다 동료 과학자나 친구들, 일반 독자들로부터 "이미 애들은 커가고 있고, 이제 나는 점점 늙어가는데 앞으로 어떻게 될까요?" 같은 질문을 여러 번 받은 적이 있기 때문에 노화와 미생물을 연결시키는 것이 중요함을 깨우치고 있었다. 브렛은 제시카가 이미 무언가를 상당히 구체화하고 있음을 알아차렸다.

브렛은 가파른 언덕길에서 제시카를 앞지르면서 뒤를 흘낏 돌아보며

대답했다. "그래, 우리는 이제 장 미생물들이 천식, 비만, 심혈관질환을 비롯한 많은 심각한 질병들에 관여하고 있다는 사실을 알지. 그러나 미생물 집단이 장을 벗어나 몸 전체의 여러 장기의 노화과정에 어떤 역할을 하고 있는지는 아직 전혀 모르고 있어. 노화의 표시인 피부의 주름에서부터 치매, 그리고 몸 곳곳의 염증반응에 이르기까지 노화의 모든 과정이 미생물과 연관되어 있지만 말이야."

가쁜 호흡과 눈부신 대양 풍경을 감상하기 위해 간간히 휴식하는 동안에도 토론의 바퀴는 서로 밀고 당기면서 보조를 맞추어 굴러갔다. 그 후 우리의 가족휴가는 부기보트누워서 타는 서프보드를 타거나 하이킹할 때를 뺀 나머지 시간들을 미생물과 건강, 질병, 그리고 미생물 관점에서의 노화현상에 대한 유쾌한 대화로 채워졌다. 그렇게 해서 삶의 끝을 향해 어떻게 나아가야 하는지를 보여주는 이 책이 탄생했다.

60번째 생일이 가까워지는 브렛은 늙음이라는 것을 마음에 새겨두고 있었다. 정년퇴임이 어렴풋이 보이기 시작할 무렵 마음속에는 서서히 늙어간다는 미세한 깨우침들이 그의 사고 속으로 헤집고 들어왔다. 이제는 굳어져 뻣뻣해진 근육으로 잠자리에서 일어나면서 그동안 고심했던 질문을 본격적으로 하게 되었다. "어떻게 해야 내 나이 60이 지나고 70대가 되어도 자식들이나 손자들과 같이 달리고 스키를 탈 수 있을까?" 동료와 친구들이 서서히 그러나 확고하게 늙음의 표시를 보이기 시작하고, 그들의 부모들은 80대를 훌쩍 지나가면서 노화에 대한 이야기들이 친구들과 가족들의 일상적인 대화에서 중심을 차지하게 되었다.

제시카는 이렇게 말했다. "저도 똑같은 주제를 생각하고 있었어요. 그러나 완전히 다른 관점에서요. 제가 22살이 되어 대학원 공부를 시작했을 때 처음 나이 들어감을 느꼈어요. 손에 갓 받은 학사졸업장을 쥐고서 새로운 도시와 나라로 옮겨다닐 때, 전 제가 가르쳤던 지리학 전공 학부생들보다 아는 것도 많고 훨씬 어른스럽다고 느꼈지요. 그 무렵 한 지역단체로부터 아이들이 아닌 노인들을 대상으로 한 자원봉사를 요청받았는데, 이것이 제 평생의 경로를 바꾼 계기가 되었어요. 그때 봉사활동 프로그램에서 노인들을 매주 만나면서 그 지역 전체의 노인들을 가까이서 관찰하는 기회를 가졌고, 조부모님에 국한되지 않는 풍부한 자료를 모을 수 있게 되었지요. 이제는 식료품을 가득 실은 보행기를 끌고 길을 제때 건너가려고 안간힘을 쓰는 할머니를 알아볼 수 있고, 거리 건너편 그늘진 벤치에 앉아 있는 연세 지긋한 할아버지에게도 손을 흔들어 인사를 건네게 되었어요. 그래서 변방으로 내쳐져 보이지 않았던 노인들이 제 인생의 중심부에서 새로운 역할을 담당하게 된 거죠." 지금은 30대인 제시카는 주변에 있는 노인들뿐만 아니라 노화와 함께 피할 수 없는 죽음에 대해 동년배들보다 훨씬 자주 그리고 정기적으로 심사숙고하고 있다.

박사과정에서 부전공으로 노인학을 취득한 제시카는 가족들에게 노화 전문가 역할을 한다. 가족뿐만 아니라 친구들도 주름이 생기고 머리가 세지는 것을 걱정하면서 어떻게 하면 피부와 머리카락의 젊음을 유지할 수 있는지에 대해 제시카에게 종종 조언을 구하고, 친구와의 대화도 수다스런 잡담보다 은퇴해서 살기 좋은 곳이 어딘지로 바뀌곤 한다.

이 책《마이크로바이옴, 건강과 노화의 비밀》은 우리 저자들브렛과 제시카이 가진 건강한 노화에 대한 공통 관심사와 바람직하게 늙어가는 방안의 개발에 대한 열정이 축적되어 얻어진 결과물이다. 과학자이자 연구자인 우리는 노화와 미생물에 대한 과학적인 지식과 그 주변에서 일어나고 있는 것들을 알고 싶었다. 그래서 지금까지 연구된 막대한 양의 문헌과 자료를 모으고 핵심을 추려내어 건강한 장수를 향해 나아가려 시도했고, 앞으로의 연구와 미생물의 임상적용에 대한 방향을 제시하고자 했다. 이러한 시도와 집필과정 중에 우리는 미생물과 노화에 대해 많은 궁금증과 오해가 있다는 것을 알게 되었고, 이를 이 책에서 "근거 없는 믿음Myth / 입증된 사실Fact"이라는 코너를 마련해 별도로 서술했다.

우리 이름 앞에 박사doctor라는 명칭이 붙어 있지만, 우린 둘 다 의사가 아니라 전적으로 연구하는 이학박사 소지자이다. 따라서 우리는 노인병 전문의나 임상 노인학자는 아니다. 그럼에도 불구하고 제시카는 지역사회에서 공공건강 관점에서 수년 간 노인들을 밀착 연구한 전문경력으로 브렛이 가지고 있는 인간미생물군집에 대한 생물학적인 지식을 완벽하게 보완해주는 역할을 했다. 그러므로 두 사람의 합작품인 이 책에서 제시된 여러 유용한 정보와 조언들은 학술적인 연구를 기반으로 얻어진 것으로서, 엄격하고 권위적인 입장의 의학적인 권고가 아니다. 그러나 각 장에 기술된 전문가 인터뷰와 핵심 참고자료들은 독자들이 각자의 식습관이나 일상생활과 개인별 건강을 위한 결정에 도움이 될 것이다.

결론적으로 이 책은 노화를 평생에 걸쳐 일어나는 과정으로 접근했다. 어느 날 아침 일어나 보니 갑자기 늙어버렸다는 것이 아니라 일생에 걸쳐 우리의 건강상태가 각자가 가진 강함과 취약함을 통해 하나씩 쌓여가는 것이다. 그러므로 노화과정을 좀 더 나은 방향으로 이끌 의도에서 집필된 이 책이, 우리 몸과 주변 모든 곳에 존재하는 미생물들과 손잡고 서로 도와주어 우리의 삶이 가능한 한 활기차고 건강하게 유지되는 새로운 방안을 독자 여러분에게 제공해줄 수 있기를 간절히 바란다.

나이는 어쩔 수 없다. 하지만 늙는 것은 선택할 수 있다.

01

젊음의 샘은...
미생물로 가득 차 있다?

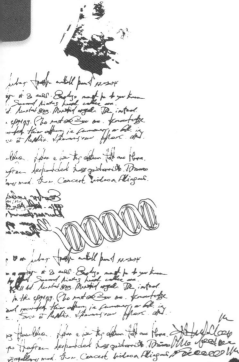

우리는 태어나는 순간부터 서서히 죽어가기 시작한다. 이런 노화과정은 누구에게나 일어나는 보편적인 과정이기도 하지만 독특한 개인적인 체험이기도 하다. 이것은 우리를 불안하게 하거나 괴롭히기도 하지만 반대로 더 나은 삶으로 이끌기도 한다. 지금은 하나의 생물종인 우리 인간들이 점점 더 오래 살게 되어(대부분의 선진국가에서는 수명이 80세를 넘고 있다) 우리 각자들은 그 이전 어느 때보다 늙어감과 피할 수 없는 죽음을 붙들고 악전고투할 시간이 많아졌다.

상업성 광고들과 의사들이 귀가 솔깃할 말을 할지도 모르나 시간을 되돌릴 방법은 전혀 없다. 다만 피할 수 없는 노화를 늦추게 할 뿐이다. 다시 말하면, 우리는 우리 삶을 연장하고 신체를 유지할 방법을 노력하면 찾을 수 있다는 것이다.

우리 몸은 근육과 뼈로 이루어진 여러 형태의 조직으로 구성되어 있고 더 나아가 복잡한 생체기계이면서 마음과 정신, 청각, 시력, 표정과 같은 것도 포함된 어떤 전체적인 것이다. 신화 속에 등장하는 '젊음의 샘'은 그 샘물을 마시거나 거기에 몸을 담그면 젊음을 되찾을 수 있다고 한다. 기원전 5세기 이래로 젊음의 샘에 대한 전설은 전 세계 곳곳에서 반복적으로 전해진다. 오늘날도 예외가 아니다. 우리 역시 젊음을 유지하고 되찾을 수 있는 그 오래된 신화를 끊임없이 탐색한다. 다만 지금은 불로장생의 영약이 숨겨진 비밀장소를 찾는 대신, 과학을 통해 영원한 젊음을 추구하는 것이 다를 뿐이다. 근처의 약국이나 건강식품점 또는 화장품 멀티샵에 가보면, 혈청을 비롯해 피부 주름이나 반점을 없애는 크림에서부터 정체불명의 '젊음의 홍조'를 약속하는 비타민류와 건강보조식품을 망라한 항노화 제품들이 잔뜩 쌓여 있다.

그동안 과학적 연구결과에 의해 노화과정을 저지할 수 있는 방법들이 상당수 개발되었다. 노화방지책으로 항산화제 약물,* 식이제한법,** 폐경기 증세를 완화시키는 호르몬 보조제, 그리고 레티노이노비타민A 유도체, 화학적 또는 외과적 박피술, 레이저 박피술, 초음파, 그리고 성형수술을 포함한 다양한 피부과적 처치법 등이 망라되어 있다. 이런 방법들의 다수가 화려하게 과장되고 첨단기술이라고 광고되고 있지만, 현재의 노화과학에서 가장 주목받는 첨단연구 분야는 이 지구상에서 가장 오래된 생물이 관여하고 있다. 바로 '미생물'이다.

우리가 노화의 시간을 되돌리기 위해 사용하는 첨단과학기술 제품과 달리, 세균박테리아들은 이 지구가 끓는 물로 뒤덮여 있던 때부터 지금까지 35억 년 이상을 줄기차게 살아오고 있다. 지난 수십억 년 동안 지구의 기후는 엄청나게 바뀌었지만 미생물들은 우리가 숨 쉬는 공기(미생물들이 대기 중의 산소를 처음 만들었다!), 여러분이 앉아 있는 의자, 냉장고에 들어 있는 음식 등 모든 곳에 여전히 굳건하게 존재한다. 사실상 여러분의 손바닥에 있는 미생물의 숫자가 전 지구상의 인구보다 많을 정도니 믿어지는가!

이런 미생물들은 우리의 일생에 걸친 영원한 동반자이다. 미생물들은 일반적으로 병원균으로 많이 알려져 있지만 각기 다양한 양상과 특성을 가지고 있으며, 세균, 바이러스, 원생생물, 조류algae, 그리고 진균또는 균류, 곰팡이 등을 포함한다. 그동안 우리는 미생물들을 병을 일으키는 못된 놈이라고 비난했지만(예를 들면 "내가 식중독균에 걸렸어!") 지금 와서는

■ **항산화제 약물** _ 몸 세포나 조직에서 노화와 관련된 손상을 일으키는 활성산소를 줄이는 약물.

■■ **식이제한법** _ 쥐, 생쥐, 어류, 초파리, 곤충, 그리고 효모와 같은 여러 생물 종에서 수명을 연장하고 노화와 관련된 만성질환을 최소화시키는 방법.

사실상 건강한 생활에 없어서는 안 되는 존재로 인식하게 되었다. 실제로 우리 인간들은 미생물 없이는 생존할 수 없다.

이처럼 없어서는 안 되는 미생물들이 우리의 노화과정에는 어떤 역할을 할까? 한마디로 요약한다면 노화의 모든 것에 관여한다. 미생물들은 내장뿐만 아니라 우리 몸 전체에 걸쳐 독특한 군집을 이루고 있다. 미생물군집들은 우리가 살아가는 동안 뇌, 치아, 피부, 심장, 장관, 뼈, 면역계를 비롯해 거의 모든 신체기능에 지대한 영향을 미치고 있다. 뿐만 아니라 우리의 건강한 일상생활이 휴대폰이나 행주, 화초, 애완동물, 그리고 책상 위 등 주위 도처에 있는 미생물들과 밀접하게 얽혀 있다. 여러분이 다른 집으로 이사를 가거나 해외여행을 하게 되면 새로운 미생물 집단에 노출이 되고, 그러면 여러분의 몸에 이미 구축된 미생물군집의 조성이 (좋거나 혹은 나쁘게) 변화된다. 이 독특한 미생물군집의 조성은 각 개인에게 특수한 일종의 주민번호와 같다. 각자의 건강과 수명에 대한 가장 훌륭한 예측인자로서 보이지 않는 이웃인 수십억 마리의 미생물에 의해 확고하게 부여된 주민번호인 것이다. 또 하나 기억해야 할 것은 우리 몸은 피부에 견고한 장벽을 쌓아 외부와 단절된 것이 아니라는 점이다. 우리 몸과 외부환경 사이에는 끊임없는 교류가 일어난다. 이러한 사실을 잘 이해하는 것이 여러분의 주민번호와 나이가 변하더라도 지속적으로 건강하게 지낼 수 있는 데 크게 보탬이 될 것이다.

여러분이 몸속과 주변에 있는 미생물들을 잘 활용하면 여러분의 잇몸이 더 건강해지고, 뼈와 근육이 더 강해지고, 나아가 여러분의 뇌를 치매로부터 보호할 수도 있을 것이다. 미국인의 10대 사망원인 중 사고사를 제외한 나머지 모든 원인에 미생물이 깊숙이 관여되어 있다는 놀라운 사실을 우리는 명심해야 한다.

이 책에서 우리는 질병과 우리 몸 미생물과의 연관성을 탐구하고 해법을 찾아 인간의 노화와 수명에 미치는 미생물에 대한 독자들의 이해를 넓히려고 한다. 머리에서 발끝까지, 좀 더 구체적으로는 피부에서 뇌, 입에서 폐, 위에서 대장 등등과 같이 우리 몸 내부와 주위에 있는 미생물의 보이지 않는 세계가 얼마나 우리의 건강과 장수에 자양분을 공급하고 필수적인지를 보여주고자 한다.

구체적인 실천방안으로 생활습관이나 식생활, 그리고 집안환경을 개선함으로써 건강에 유익한 미생물과의 만남을 증가시킬 수 있다. 예를 들

미국인의 주요 사망원인과 사망자 수, 그리고 미생물과의 관련성

1. 심장질환: 633,842명 ***
2. 암: 595,930명 **
3. 만성 하부호흡기 질환: 155,041명 **
4. 사고사(의도하지 않은 부상에 의한): 146,571명
5. 뇌졸중(뇌혈관질환): 140,323명 **
6. 알츠하이머병: 110,561명 ***
7. 당뇨병: 79,535명 ***
8. 독감과 폐렴: 57,062명 ***
9. 신장질환(신장염, 신장 증후군, 신장증): 49,959명 **
10. 자살: 44,193명* ■

- 미국질병관리센터(the Center for Disease Control, CDC)에서 발표한 2015년 연간사망자 자료 (2017).
- 별표(*)는 미생물 관련성의 정도를 저자가 부여한 것이다.
- ■ 자살의 주원인인 우울증과 미생물이 밀접하게 연관되어 있다.

면 집이나 간호시설 등을 가능한 한 소독해 많은 미생물을 박멸하려고 하지 말고, 우리의 동반자인 미생물들과 함께 손잡고 편안하게 살 수 있는 공간이 구축되기를 기대해볼 수 있다.

이처럼 살기 좋은 환경은 미생물을 포함한 모든 거주자들이 오랜 기간 건강하고 행복하게 살 수 있는 조건이어야 하고, 우리의 건강을 위해 이러한 환경이 반드시 조성되어야 한다.

미생물과 함께 나이 들기

노화는 빠르고 느린 차이는 있지만 모든 생물종에서 일어나는 자연적인 과정이다. 우리 인간은 생물학적으로 최고점에 도달하는 시기가 12살 근처이다. 다시 말하면 생리기능이 (신체와 그 기능을 통틀어) 12살 상태로 유지된다면, 아마 여러분은 천년 이상을 살 수 있을 것이다! 그러나 아쉽게도 12살이 지나면 죽음의 기회가 매 8년마다 두 배로 증가한다.

그러나 인간은 이런 나이듦의 난관을 상당히 성공적으로 극복하고 있다. 캐나다의 브리티시컬럼비아대학교의 사회학 교수이고 캐나다 보건연구소의 과학담당 소장을 역임한 앤 마틴-매튜스Anne Martin-Matthews 박사는 우리에게 다음과 같은 사실을 알려주었다. 특히 최근의 충격적이고 전례 없는 노화인구를 언급하면서 "지난 40년 이상 노화연구를 해왔지만 우리 사회 모습이 이렇게 노인인구집단으로 변할 줄은 전혀 예측하지 못했어요. 불과 10여 년 전만 하더라도 우리 노화연구는 70대의 '고령인'과 80대에 도달한 '초고령인'에 대부분 초점이 맞추어져 있었어요. 그러나 이제는 우리 주변에서 73세 노인이 95세 노모를 모시고, 82세 할머니가 자신보다 더 늙은 남편과 아직 생존해 있는 105세 된 부모를 걱정하는 상황을 보고 있어요!"

1900년대 초반에 시작된 백신접종, 항생제 사용, 그리고 개선된 위생시설의 등장으로 전염병에 의한 사망뿐만 아니라 유아 사망률도 극적으로 감소했다. 이런 사망률의 감소가 전 세계적으로 수명증가의 주요인이 되었다. 이에 따라 1900년대 31세에 불과했던 기대수명이 2016년에는 72세로 증가했고, 일본에서는 84세로 가장 높게 치솟았다! 마틴-매튜스 박사에 의하면 100세가 넘은 백세인과 110세가 넘은 초백세인의 숫자가 전 세계적으로 지속적으로 증가하고 있다고 한다. 이 사실은 21세기의 가장 주목할 만한 사회전환 현상 중 하나가 될 것이다.

사실상 노인인구의 증가는 전 세계 모든 국가에서 나타나는 현상이며, 비만, 제2형 당뇨병, 천식, 염증성 장질환과 같은 만성질환도 전 세계적으로 급격히 증가하고 있다. 이런 종류의 만성질환들은 선진국에 국한되지 않고 개발도상국에서도 급속히 확산되고 있다. 예를 들면 개발도상국에서 당뇨병 환자의 숫자가 1995년 8,400만 명에서 2025년에는 2억 2,800만 명 이상으로 2.5배 이상 증가될 전망이다. 이에 따라 세계보건기구 WHO는 만성질환이 차지하는 비율이 2001년 약 46%에서 2020년 무렵에는 60%로 증가할 것으로 예측했다. 따라서 2020년도에는 모든 사망원인의 거의 3/4이 이러한 만성질환에 기인할 것으로 보인다.

이런 상황은 개개인들의 건강에 장애가 되고 나머지 삶의 질을 현저히 낮추게 된다. 현재 병에 걸린 사람의 수를 나타내는 발병률의 측면에서 보았을 때 심혈관질환과 알츠하이머병, 파킨슨병, 그리고 일반적인 치매와 같은 뇌 질환이 급격하게 증가하는 추세를 보이고 있다. 그러나 20년 이상의 집중적인 연구에도 불구하고 마틴-매튜스 박사는 알츠하이머병의 획기적인 치료법이 아직 없다고 한다. "기존 연구들은 주로 뇌와 그 구조적인 변화에 집중하고 있어요. 아직까지 효과적인 예방법이나 치료법이 찾아지지 않은 실정입니다. 그동안 수십억 달러의 연구비를 투자한 결과 이런 노인성 질병들은 생각보다 훨씬 더 복잡하다는 것을 알게 되었지요. 기존 연구와 다른 측면에서 접근할 필요성이 분명히 대두되고 있어요. 아마도 미생물이 가장 중요한 역할을 할 것으로 보이므로 뇌질환을 해결하기 위해 대장이나 다른 장기의 미생물들을 연구할 필요가 있습니다." 마틴-매튜스 박사는 인터뷰가 시작될 때 자신은 미생물 전문가가 아닐 뿐만 아니라 사실상 미생물과는 거리가 먼 사회학자이고 사회과학자임을 밝혔음에도 미생물과의 연관성에 높은 관심을 가지고 있었다. 미생물들이 우리 신체와 주변 환경뿐만 아니라 뇌에 영향을 미친다는 사실은 노화를 더 잘 이해할 수 있는 엄청난 잠재력을 제공하고 이런 관점의 연구가 현재 많은 성과를 나타내고 있다.

마틴-매튜스 박사와 같이 열린 마음을 가진 연구자들에 의해 비만, 제2형 당뇨병, 천식, 그리고 염증성 장질환과 같은 질병들이 미생물군집과 밀접하게 연관되어 있음이 밝혀지고 있다. 이런 연구자들에 의해 노화와 관련된 정상적인 생리작용으로 일어나는 뼈와 근육량의 감소나 피부의 주름과 같은 현상도 미생물과 연결되어 있음이 알려졌다. 그리고 이런 미생물의 영향은 장이라는 자신의 주 활동무대를 넘어 뇌나 심장, 그리고 뼈와 같은 인체의 주요 장기뿐만 아니라 몸 외부의 건강 유지에 필수적인 병원이나 전문요양시설에까지 확산되어 있음을 보여준다. 따라서 매일 주변에서 만나는 미생물들을 좀 더 잘 이해함으로써 이 미생물들을 현명하게 활용해 더욱 건강하고 오래 사는 방법을 찾을 수 있을 것이다.

미생물, 아프거나 건강하거나 한결같은 평생의 동반자

우리가 상상할 수 있는 이상으로 훨씬 많은 미생물들이 우리 몸에 거주하고 있다. 세균만 하더라도 그 숫자가 우리 몸 세포 수보다 많을 것이다. 그야말로 미생물들이 우리를 둘러싸고 온통 뒤덮고 있다. 우리 몸의 모든 표면과 주변 환경 사이에는 어느 곳이나, 예를 들면 피부와 여러분이 지금 읽고 있는 책 사이에도 무수히 많은 미생물이 있고, 하물며 폐 속 깊숙이 폐 세포와 숨 쉬는 공기 사이에도 수많은 미생물들이 겹겹이 존재한다.

정상적으로는 우리와 미생물들이 평화롭게 공존하지만, 미생물과의 경계면은 주변 환경의 변화에 크게 영향을 받고 있다. 그러므로 시시각각 우리가 접하는 미생물의 지형은 급속히 변화될 수 있고, 그에 따라 우리의 건강도 막대한 영향을 받게 된다.

미생물들은 우리가 태어난 후 유아기 몇 년과 임종에 가까운 몇 년과 같은 인생의 양쪽 끝에서 특히 중요하다. 미생물과의 동행은 아기가 산도를 통과할 때 세균을 입 안 가득 삼키므로 태어날 때부터 시작된다. 그러고 나서 모유를 먹거나 피부접촉을 통해 어머니로부터 정기적으로 미생물을 공급받게 된다. 이런 미생물들이 적정 규모로 서식하게 되면 미생물들은 순식간에 우리 몸의 면역계가 구축되어 작동하도록 하고 뇌의 발달도 촉발시켜 평생의 동반자 관계가 시작된다. 이런 과정을 거쳐 미생물군집은 2~3세경에 완전히 형성되고, 성인이 될 무렵에는 우리 장 안에 500종이 넘는 미생물군집이 서식하게 된다.

미생물들은 소화관에서 음식물의 분해를 도와주고 에너지와 영양분을 공급한다. 또한 우리 몸의 면역 시스템이 계속 작동하도록 하고 우리 몸을 끊임없이 침입하는 병원균으로부터 보호해주기도 한다. 그러나 나이가 들어가면서 미생물의 역할도 변화한다. 70세 이상이 되면 젊었을 때와는 확연히 다른 미생물군집이 형성된다. 이렇게 미생물의 조성이 바뀌면 노인들에게 해로운 영향을 미칠 수 있다. 예를 들면, 나중에 다시 언급하겠지만, 노화과정은 염증성 미생물 수를 증가시키고 유익한 미생물들을 감소시켜 면역 시스템을 약화시킨다. 이런 현상은 총체적으로 몸 전반에 걸쳐 약한저등급 염증반응을 증가시켜 조직의 손상을 일으키는 염증성 노화과정을 유발한다. 이런 변화로 인해 몸은 질병에 훨씬 더 취약해지고 건강도 약화된다. 이와 같은 신체의 전반적인 노화과정에 미생물이 핵심역할을 한다는 것이 최근의 과학계가 이룬 놀라운 발견이고, 그에 따라 늙어가면서 미생물을 유지하고 강화시킬 필요성이 절실히 대두되었다.

인간의 수명은 25%가 유전적이고 나머지 75%는 환경적인 요인에 의해 정해진다고 알려져 있다. 이 말이 뜻하는 바는 우리의 건강과 수명에 영향을 주는 대다수의 요인들을 우리가 좌우할 수 있다는 것이다. 그러므로 부모가 암환자라고 해서 자식이 암에 걸릴 운명에 처한다는 것은 사실이 아니다. 물론 암에 걸릴 확률이 높은 유전자를 물려받을 수 있지만, 우리의 미래는 어떤 환경조건에서 생활하는가에 훨씬 좌우될 것이다. 그 환경조건 가운데 대표적인 것이 우리와 가장 밀착되어 있는 미생물을 가리킨다는 것은 이제 명확하다.

나이 들어가면서 우리 몸에 거주하는 미생물들이 줄어드는데, 이는 당연한 현상이지만 미생물을 '병원균'으로 치부해 박멸하는 환경조건에 치중하면 미생물의 감소는 더 급속하게 일어날 것이다. 물론 몇 종의 세균과 바이러스들은 병원성을 가지고 있으므로 당연히 피해야 한다. 또 이런 미생물들은 폐렴이나 독감, 그리고 피부병을 끊임없이 유발하는 악명 높은 병원성을 나타내기도 한다. 그러나 병원균을 없애야 한다는 생각을 종종 극단으로 밀어붙여 우리가 살아가는 데 꼭 필요한 미생물까지 소멸시키는 바람직하지 않은 결과를 야기하기도 한다.

19세기로 되돌아가보면 그 당시 선구적인 미생물학자들은 콜레라, 결핵, 설사병과 같은 전염병을 일으키는 미생물을 추적하고 조사하는 데 전념했다. 선구적인 미생물학자들에 의해 광견병과 탄저병, 그리고 여러 전염병을 일으키는 병원균들이 속속 발견되었고 후속적으로 다른 질병의 원인균에 대한 연구도 급속히 확산되었다. 그런데 예상치 않게 20세기 중반에 큰 변화가 일어났다. 항생제가 개발됨으로써 인간을 병원균의 감염으로부터 구하게 된 것이다. 이 기적의 약에 의해 수많은 사람들의 목숨을 구했지만, 동시에 모든 미생물들은 박멸해야 한다는 사회통념이 생겨났다. 그리고 지나간 인류 역사에서 쭉 이어져온 미생물과 사이좋게 공존한다는 생각이 사라져버렸다. 항생제 외에도 손세정제, 구강청결제, 가정용 항균성세제들을 어느 곳에서나 볼 수 있다. "깨끗할수록 몸에 이롭고, 더 깨끗한 것이 더 좋다!"는 의미의 광고문구가 수많은 광고판과 TV 광고방송에 실려 기차역 등 도처에서 우리에게 외쳐댄다. 이 작은 생물에 대한 인간의 과학적 지배력에 도취되어 오히려 인간을 지금과 같은 질병의 유행 상황으로 내몰았다는 것을 알아차리지 못하고 있다.

지금의 우리 사회를 한번 둘러보면 전염병이 주 사망원인이었던 100년 전과는 완전히 다른 질병 양상을 나타낸다. 비만, 당뇨병, 염증성 대장질환, 알레르기, 천식 등으로, 이 병들의 발병원인에 우리가 치른 미생물과의 전쟁으로 인한 후유증이 일조하고 있는 것으로 생각된다. 즉 항생제들이 '해로운' 미생물만 제거한 것이 아니라 '유익한' 미생물도 같이 없애버린 것이다. 그 결과 항생제들이 설사와 배탈을 일으키고, 비뇨기 감염증도 야기한다. 이런 강력한 항생제들은 병원성 미생물을 없애기도 하지만 우리 몸을 보호해주는 유익한 미생물들도 같이 제거해 우리 몸의 방어력을 약화시킨다. 이런 현상을 "과도한 위생의 부작용Hygiene Hangover" 이라고 하며 지난 1세기 동안 항미생물 예방조치에 경도된 결과, 지금 시기에 나타난 골치 아픈 대가로 보인다. 여기에 더해 지금의 지나치게 살균소독된 세상은 우리가 접해야 하는 미생물의 전체 숫자도 눈에 띄게 감소시키고 있다. 점점 더 많은 사람들이 소독되고 외부와 차단된 항온 항습의 건물 안에서 생활함으로써 우리 몸과 주위에 있는 미생물의 종류가 줄어들고 있다. 그 결과 풍부하고 다양한 미생물과 더불어 작동하도록 설계된 우리 몸의 기능들이 위태로워져 각 개인의 건강은 고사하고 인간의 생존에 필요한 핵심적인 기능까지도 위험에 빠지게 되었다.

인간은 이 보이지 않는 동반자들과 함께 수백만 년 이상 진화해왔는데, 최근 2~3세대 사이의 짧은 기간에 많은 미생물들이 사라져 우리와 결별하게 된 지금은 매우 우려스러운 상황이 아닐 수 없다.

미생물 명부: 새로운 영역의 구획 짓기

나이 들면서 무엇을 예상할 수 있는가? 우리가 애를 낳아 부모가 되는 과정을 도와주는 수많은 상품과 기업들이 있지만 실제로 어떻게 늙어가야 하는가에 대해서는 도움받을 곳이 많지 않다. 따라서 점점 더 많은 젊은이들, 전문가들, 베이비붐세대 사람들, 그리고 사랑하는 노인을 가진 가족들이 늙어감에 대한 안내와 정보를 애타게 갈구하고 있다. 지금의 정보들은 주로 온라인상에서 얻거나 오래된 자료들로서, 과학에 기반한 검증된 최신자료들은 사실상 매우 부족하다. 이것이 우리가 이 책을 집필한 주된 이유다. 이 책에서 우리는 노화에 관여하는 미생물들의 기능에 대해 완벽하고 완성된 정보를 제공하려는 것이 아니다. 그 대신 건강하게 산다는 것은 일생에 걸친 과정이라는 것을 깨닫게 하고, 건강하게 늙어가고 싶은 독자들에게 무엇을 시작하면 좋을지를 제시하고자 한다.

이 책의 각 장에서 미생물의 흥미진진한 미지의 세계를 탐험하면서 우리 몸의 주요 장기와 시스템에 어떤 영향을 미치는지 보여주고자 한다. 특히 각종 장기의 미생물들이 머리에서 발가락에 이르기까지 몸 전체에 걸친 노화과정에 어떻게 관여하는지에 대해 과학적으로 밝혀진 사실들을 설명하고자 한다.

또한 여러분이 18세든 80세든 남은 생애동안 가능한 한 건강하고 품위 있게 나이 드는 데 도움을 주는 생활습관이나 "유용한 정보Quick Tips"를 제공하고자 한다. 이 책 전반에 걸쳐 선도적인 의사나 연구자들이 미생물이 다방면에 걸쳐 어떤 영향을 미치는지 더 잘 이해할 수 있도록 많은 도움을 주었다. 이들 전문가들은 의사, 치과의사, 의생명과학자, 공중보건 전문가 또는 사회학자로서 직업적으로 인간의 건강을 위해 심혈을 기울여 미생물과 관련된 연구를 하고 있다.

저자 두 사람은 다 과학자로서, 이 책에 기술한 모든 내용들은 최근에 발표된 과학문헌에서 인용하고 정리한 것이다. 각 장에는 우리가 지식을 얻기 위해 참고한 과학논문의 목록이 포함되어 있다. 각 장별로 100편이 넘는 논문들을 참조했지만 그렇다고 완전한 목록은 아니다. 그럼에도 이런 논문들과 총설은 각 장의 주제를 잘 반영하고 있다. 더 많은 과학문헌들을 찾아보고 싶다면 펍메드PubMed 웹사이트ncbi.nlm.nih.gov/pubmed를 이용하기 바란다. 이 웹사이트에서 다양한 의생명과학 문헌들과 엄격한 심사를 거친 논문 및 총설의 초록을 찾아볼 수 있다. 이 사이트에는 무료로 전문을 볼 수 있는 논문도 있고 비용을 내야 하는 것도 있다. 그러나 도서관에서는 보통 무료로 논문 전체를 볼 수 있다.

이 책에서 다음과 같은 핵심 관점 몇 가지를 소개하고자 한다. 첫 번째는 미생물 분야에서 나온 새로운 연구결과들로서 현대 의학의 교과서를 바꿀 개념들이다. 그러나 이 개념들은 10년도 채 되지 않은 아주 최근에 대두된 것으로 현장에 바로 적용하기에는 아직 보완해야 할 부분이 많다. 다른 새로운 과학영역과 마찬가지로 지금까지 얻은 결과로는 상충되는 부분과 모호한 부분이 많아 명확한 해답을 얻기가 쉽지 않다. 특히 개인별로 미생물 조성이 차이를 나타내기 때문에 더욱 그러하다. 그럼에도 불구하고 이 책에서 강조할 대장 미생물 조성의 풍부함이 건강에 유익하고, 몸 구석구석에 일어나는 염증반응에 미생물이 관여되어 있다는 사실은 모든 사람들에게 일반화시킬 수 있는 개념이다. 그러므로 미생물에 관한 막대한 양의 정보를 취합하고 농축해 그 핵심을 독자 여러분이 일상생활에서 활용할 수 있도록 하고자 했다.

두 번째 관점은 대중잡지에서는 아직 다루고 있지 않은 건강한 노화과정에 미치는 미생물의 영향에 주목한 것이다. 이 책의 여러 군데에서 언급하겠지만 미생물을 잘 이용해 양호한 건강상태를 유지하면서 늙어간다는 개념이 다른 대중잡지와의 큰 차이점일 것으로 믿는다. 건강하게 늙는다는 것이 65세가 넘은 사람들에게나 해당되는 것으로 언뜻 생각하기 쉽다. 그러나 실제로는 건강하게 늙는 것은 일생에 걸쳐 일어나는 일이다. 20대에 한 일들이 수십 년 후에 그 영향을 나타내곤 한다. 예를 들어 22세 때 농구시합 중 삔 발목관절이 70세가 되어서 걸음을 힘들게 할 수도 있지 않은가? 이런 관점에서 이 책은 일생에 걸친 장기간의 건강을 염려하는 모든 연령층의 독자들을 대상으로 한 것이다.

세 번째는 앞에서 이미 언급했듯이 미생물은 우리 몸 내부와 주변 모든 곳에 있다는 관점이다. 지금까지는 주로 대장 미생물에 초점이 맞추어져 있었다. 대장 미생물이 모든 종류의 인체 기능에 중요한 역할을 한다는 것은 의심의 여지가 없다. 그러나 지금은 다른 장기의 미생물들도 각기 다른 대단히 흥미로운 방식으로 우리의 건강과 질병 그리고 노화과정에 깊숙이 관여한다는 사실이 점차 알려지고 있다. 대장의 미생물과 같이 입과 구강 내부, 피부 그리고 비뇨 생식기관 등에 많은 종류의 미생물 집단이 조화롭게 서식하고 있으며, 동시에 미생물들은 화학물질을 분주히 생산할 뿐만 아니라 여러 활동을 통해 우리 몸의 무수한 기능에 영향을 미치고 있다. 그 예로 HDL/콜레스테롤 함량의 1/3 이상, 그리고 비만의 척도인 체질량지수Body Mass Index; BMI의 1/4을 미생물이 담당하고 있다고 보고되었다. 이런 연구결과들에 의해 각 개인의 독특한 미생물 조성에 입각한 효과적인 개인별 식이요법을 개발할 수 있을 것이다.

이 책에서 노화과정을 더 잘 이해하기 위해 우리 몸의 여러 부위를 살펴보고, 미생물들이 더 건강하게 서식할 수 있는 생활습관이나 섭생법을 알아볼 것이다. 장내 미생물이 뇌에 깊은 영향을 미치는 경우와 같이 신체부위 중 미생물을 통해 분명하게 서로 연관이 된 장기들이 있으므로 각 장 중 일부 내용은 몇몇 중복된 경우도 있다. 몸속의 미생물뿐만 아니라 집이나 핸드폰과 같이 우리 주변환경에 있는 미생물들도 우리 몸의 미생물군집에 지대한 영향을 미치므로 당연히 이 책에서 다루고자 한다.

북미에서는 평균적으로 하루 중 약 90% 이상을 실내에서 보낸다. 가정집이나 특히 병원, 그리고 요양시설 같은 곳의 현재 청결정도나 위생기준은 유익 미생물을 장려하기보다는 오히려 다제내성 병원균의 발생을 촉진하는 경향이 농후하다. 우리의 건강에 핵심적인 미생물과의 접촉이 줄어들면서 오늘날 우리 몸의 역동적인 미생물군집의 다양성과 풍부함이 감소되고 있다. 이런 관점에서 이 책에서는 대장 미생물을 설명하는 장이 중반에 배치되어 있다. 그렇게 한 이유는 오늘날 거의 매일 듣게 되는 대장 미생물뿐만이 아니라 우리 몸 전체 미생물들이 건강한 노화에 반드시 필요하다는 사실을 강조하기 위해서다.

이 책을 읽는 독자들은 인간의 건강과 질병에 대해 전혀 새로운 세계로의 흥미로운 여행을 시작한 것과 마찬가지다. 우리 몸의 미생물군집은 "가장 최근에 발견된 장기"라고 할 정도이고 그 기능은 이제 막 알려지고 있다. 우리 저자들을 비롯한 미생물 분야의 모든 연구자들의 간절한 소망은 미생물 과학이 앞에서 언급한 열 가지의 가장 큰 사망원인을 바로잡아서 사망자 수를 획기적으로 줄일 수 있게 되는 것이다.

이 책을 읽으면 세상을 다른 눈으로 보게 될 것이다. 이 책을 읽은 후에는 모든 일상생활을 잠시 멈추고 내 몸 속과 주위의 미생물을 생각하고 살펴보게 될 것이다. 예를 들면 식품을 사거나 식사를 하거나, 칫솔질할 때, 문서를 보낼 때, 그리고 손을 씻을 때, 심지어 방금 뽑은 당근의 흙을 문질러 씻을 때도 미생물을 생각하게 될 것이다. 저자들이 그러했듯이 독자 여러분들도 이 새로운 세계로의 여행이 흥미롭고 새로운 깨침을 얻는 계기가 되어, 미생물을 평생의 동반자로 여기고 더불어 살아가면서 그로부터 많은 혜택을 얻기를 간절히 바란다.

02

당신의 미생물이 빛을 내고 있군요:
피부 미생물

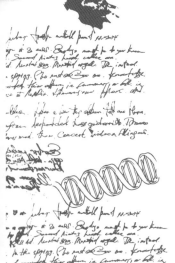

우리 모두는 오랫동안 건강하고 행복으로 충만한 삶을 살기를 원한다. 그러면서 얼굴과 피부에 나타나는 긴 세월의 흔적은 결코 원하지 않는다. 그래서 염색약과 주름방지크림에서부터 보톡스와 미용 성형술에 이르기까지 외모를 유지하고 보존하는 데 안간힘을 쓴다. 사실상 피부는 늙어가면서 약해지고 손상이 잘 일어나게 되므로 이를 극복하기 위해 그동안 엄청난 종류의 피부미용 상품과 자가 피부관리 제품들이 넘쳐나도록 개발되었지만 그 항노화 효과는 확실하지 않다. 그리고 현재 자외선 손상을 복구하거나 주름과 노화 반점을 최소화시키는 제품개발이 대체로 정체상태에 놓여 있다. 왜냐하면 지금까지 개발된 가장 확실한 항노화 제품인 레티노이드는 이미 1980년대에 등장한 것이고, 습윤제나 혈청제품과 같은 국소적인 피부미용제의 혁신적인 개발도 부진한 상황이다. 그러므로 피부노화와 피부관리에 대한 새로운 시도가 절실히 필요한 시점이다.

오랫동안 사회적인 통념에 따라 피부에 반점을 생기게 하거나 피부 노화와 피부병을 일으키는 '나쁜' 세균들을 항균제를 사용해 깨끗이 물리치고자 했다. 그러나 이렇게 없애려고 하는 세균들에 비해 항균제의 독성이 높은 경우 오히려 전반적인 피부 건강에 훨씬 해가 된다는 사실이 최근 연구결과에 의해 밝혀졌다. 그뿐만 아니라 이제는 미생물들이 피부건강에 없어서는 안 되고 대부분이 유익한 역할을 담당하고 있음을 알게 되었다. 피부의 주름과 건조함, 자외선 손상 등을 감소시키며 병원균의 감염과 여드름을 방지하고 몸의 체취암내도 줄여주는 것이다. 또한 미생물들은 우리 몸의 면역계를 개선하고 단련시킬 뿐만 아니라 피부병을 일으키는 병원균을 제압해 피부를 건강하고 견고하게 지켜주는 역할을 한다. 이런 현상을 전문적인 용어로는 '경쟁적 배제competitive exclusion'라 해서 피부에 정상적인 미생물들이 지배적으로 서식하게 되면 병원균이 늘어나는 데 필요한 영양분과 공간을 얻지 못해 결과적으로 병원균들의 감염을 막게 된다. 달리 말하면 성인이 되어 피부에 손상이 있다 하더라도 이런 유익한 미생물들을 활용해 피부에 다시 젊음을 제공할 수 있다는 것이다. 그래서 미생물들이 어떤 작용을 하는지를 알게 되면 몸 안팎의 노화 과정을 적절히 막는 새로운 도구로 활용할 수 있을 것이다.

아름다움은 피부 깊숙이

우리 몸은 미생물로 완전히 덮여 있어서 1cm²당 수백 종의 다른 세균들이 백만 마리 정도가 서식하고 있다. 피부는 인체에서 대장, 구강, 질 부위 다음인 네 번째로 미생물이 많이 분포되어 있다. 우리의 손을 보면 손바닥에만 150종류 이상의 미생물들이 존재한다. 그리고 우리는 피부를 균일한 것으로 생각하지만 미생물의 입장에서는 완전히 다른 서식조건과 환경을 가진 광활한 지역이다. 즉 사타구니나 겨드랑이, 배꼽, 그리고 발가락 사이와 같이 습하고 따뜻한 '열대지방'에서부터 팔뚝, 엉덩이, 그리고 손과 같이 건조한 '사막지역'을 망라하고 있다. 이 중 건조한 부위에 살고 있는 미생물의 수는 다른 부위에 비해 적지만 그 종류는 가장 다양한 현상을 나타내는데 그 원인은 아직 알 수 없는 미스터리다(미생물도 식물과 같이 자라는 데 수분을 필요로 한다). 우리 몸의 좌우에 따라서도 서식하는 미생물의 종류도 다르다. 예를 들면, 왼팔과 오른팔의 미생물들은 68%가 같지만 왼손과 오른손은 17%만이 동일하다. 이런 차이점이 처음에는 이상하게 여겨지지만 잠깐만 생각하면 쉽게 납득이 된다. 지난 5분 동안 펜을 잡거나 머리를 긁거나 핸드폰 자막을 가볍게 두드릴 때 어느 손을 사용했는지를 생각해보면 양손이 접촉하는 대상이 확연히 다르다는 것을 알아차리게 된다. 이에 비해 양팔은 그 접촉 범위가 훨씬 제한되어 있어서 동일한 경우가 많으므로 양손과 양팔에 있는 미생물의 조성이 차이 나는 것이다.

이렇게 우리 피부에 잔뜩 살고 있는 미생물들은 무슨 일을 할까? 유해한 미생물들과 서식지를 놓고 경쟁하기도 하고 특정 병원균을 타도할 수 있는 분자물질들을 생산하기도 한다. 미생물들의 이런 피부 방어역할은 대체로 피부에서 분비된 지방이나 분자성분들을 활발히 분해해 자신들의 영양분으로 섭취하면서 우리 몸의 최전방인 피부에서 은밀하게 가장 강력한 방어선을 구축하고 있다. 이 방어역할을 원활하게 수행하기 위해 미생물은 피부표면의 상태를 면역계에 전달해 면역계가 외부 침입미생물에 잘 대응해 방어할 수 있도록 유도하기도 한다.

이런 기능을 잘 보여주는 대표적인 피부 미생물이 큐티박테리움 아크네스*Cutibacterium acnes*(C. acnes)균이다. 2016년 이전에는 프로피오니박테리움 아크네스*Propionibacterium acnes*(P. acnes)로 알려진 여드름 유발균이다. 이 균은 피부 피지선의 기름분비물인 피지에 함유된 지방성분인 트리글리세리드Triglyceride를 분해해 지방산을 생산하는데, 이 지방산들이 피부를 산성화시킨다. 이렇게 피부가 산성화되면 중성 pH에서 잘 자라는 황색포도상구균*Staphylococcus aureus*(S. aureus) 같은 피부병을 일으키는 병원균의 감염을 차단시킬 수 있다. 실제 임상 연구결과에서도 아토피피부염 환자인 경우 유익균은 감소한 반면, 황색포도상구균이 증가되어 있다.

또 다른 피부구균인 표피포도상구균*Staphylococcus epidermidis*(S. epidermidis)은 황색포도상구균이나 A군 연쇄상구균Group A *Streptococcus*과 같은 병원균을 죽일 수 있는 분자물질을 분비한다. 이들 병원균은 경미한 피부감염증에서부터 뾰루지, 연조직염, 아토피피부염, 농양, 인두염과 같이 치료가 필요한 질병에서부터 폐렴, 심내막염, 패혈증과 같이 치명적인 병에 이르기까지 다양한 질병을 유발한다. 표피포도상구균과 같은 피부의 정상 상주균들이 피부에 경쟁적으로 침입하려는 균들을 죽일 수 있는 것은 항균성 펩타이드를 분비하기 때문이다. 그리고 환자의 피부에 이런 유익균들을 하루 정도 도포하면 병원균인 황색포도상구균의 수가 감소되는 현상도 보고되었다. 이런 연구결과로부터 피부에서 일어나는 미생물간의 세력다툼 현상을 이용해 우리가 이득을 취할 수 있다는 사실과 동시에 우리 피부가 유익균을 상실하면 그 균들에 의한 피부 보호효과도 사라진다는 사실을 일깨워준다.

우리가 얼굴로 그 사람의 나이를 판단하기가 쉽지 않지만 미생물을 이용하면 가능해진다. 왜냐하면 미생물들은 나이가 들어가는 과정에 필히 참여를 하고 끊임없이 변화하는 신체 내외의 환경에 맞추어 같이 변화하므로, 이마의 미생물을 면봉으로 긁어 그 조성을 조사하는 것만으로도 나이를 10세 미만의 오차 내로 추정할 수 있다. 특히 50세가 넘게 되면 미생물 조성이 그보다 젊은 사람들에 비해 확연한 차이를 나타낸다. 나이가 들면서 이런 미생물의 조성이 변화하고 다양성이 감소되는 과정과 그 원인에 대한 연구가 최근에 시작되고 있다. 아직 그 원인이 밝혀지지 않았지만, 나이 들면서 피부미생물의 조성이 변화하는 현상은 피부 미생물들이 평생에 걸쳐 잘 유지하고 관리해야 할 우리 몸의 건강에 중요한 생태계임을 단적으로 보여준다.

화장품 회사들이 이런 현상을 피부관리 제품에 적용해 재빨리 상품화하고 있다. 예를 들면, 이 책을 집필하고 있는 중에도 로레알은 건조하고 민감한 피부에 사용할 미생물 제제들을 특허등록했고, 에스티로더도 락토바실러스 플란타럼*Lactobacillus plantarum*균을 함유한 피부 화장품을 특허등록했으며, 크리니크는 락토바실러스*Lactobacillus*균을 발효해서 만든 파운데이션을 판매하고 있다. 이 외에도 라로슈의 리피카밤 AP크림은 건강한 피부 미생물군집을 회복하고 가려움증을 방지하는 효과가 있어 습진이나 피부건조증에 사용토록 하고 있다. 앞으로도 이와 유사한 미생물성 피부미용제들이 줄을 이어 등장할 것으로 예상된다.

이와 같이 이미 미생물 제제들이 상품화되고 있지만, 대표적인 건강·미용 제조회사인 암웨이Amway의 선임 피부과학자인 그렉 힐레브랜드 Greg Hillebrand 박사는 피부노화를 방지하기 위해서는 새로운 혁신적인 방안이 개척되어야 한다고 다음과 같이 주장하고 있다. "항노화 분야의 혁신적인 진보는 지금 느리게 진행되고 있어요. 보습제나 세럼serum, 에센스와 같은 기존의 국소화장품들은 노화현상을 방지하거나 개선하는 성분을 함유하고 있는데 이 성분 중 가장 대표적인 것이 레티노이드로서 지난 1980년대에 개발된 것입니다. 그래서 이를 뛰어넘는 새로운 시도로서 피부 미생물이 크게 주목받고 있는 상황입니다. 아마도 피부미생물이 피부노화를 해결해줄 가장 유망한 대상이 될 겁니다." 힐레브랜드 박사는 이미 1995년에 미생물을 활용하는 시도를 한 적이 있다. 그는 전 직장인 프록토앤갬블Proctor and Gamble사에 근무할 때 농축된 곰팡이fungi의 배양액을 여과하고 가공한 에센스로 만든 고급 피부용 화장품의 제조과정을 배우기 위해 일본에 파견되었다. "그 당시 동료들 다수는 곰팡이 배양액이 무슨 효과가 있으리라 믿지 않았고 좀 허황한 먼지덩이로 무시했지요. 몇 달이 지나지 않아 소속부서 팀장 일행이 제가 하고 있는 일을 알아보기 위해 미국에서 날아 왔지요. 그때 저는 제가 하고 있던 일과 아이디어를 팀장과 회사 부사장에게 흥분해 보고했습니다. 그 당시에는 기전을 알지 못했지만 곰팡이 배양액이 얼굴에 있는 세균들을 좋은 방향으로 조정할 것 같다고 설명했습니다. 부연해 그 배양액이 세균 조성을 바꾸어 얼굴에 유해균을 줄여 유익균들이 많아질 것이라고 설명했지요." 1995년 당시에는 피부의 유익균과 유해균에 대한 개념이 확립되지 않아 피부 미생물 조성의 중요성이 인식되지 않았고 피부에 이로운 세균만 분리해 배양하지도 못하던 시기였다. 그래서 힐레브랜드 박사의 이런 제안과 획기적인 아이디어도 윗사람들에게 무시되고 당연히 채택되지 않았다.

다행히 힐레브랜드 박사는 자신의 예감을 밀고 나갔고, 그 사이를 훌쩍 뛰어넘어 현재로 넘어와선 암웨이에서 미생물에 초점을 맞춘 임상연구와 제품개발에 핵심역할을 담당하고 있다. 그가 이끄는 팀은 미생물에 대한 자료를 수집하는 일에 집중하고 있다. 그 일환으로 미시간 주의 그랜드래피즈Grand Rapids에서 개최된 미인대회에서 모든 연령대의 다양한 참가자를 대상으로 한 임상테스트 부스를 암웨이가 설치했다. 그곳에서 그의 팀은 수백 명의 참가자들을 대상으로 해 두피, 이마, 팔뚝 그리고 코와 입안의 미생물군집을 수집해 조사했고, 그 결과 미생물군집이 나이에 따라 확연히 다르다는 놀라운 양상을 발견했다.

이 특정 집단의 조사결과에 의해 그는 미생물군집의 차이를 노화되는 피부의 겉모습을 개선하고 건강하게 바꾸는 데 이용할 가능성에 매우 고무되었다. 그는 피부 미생물에 대해 대중들이 관심을 가지기는 하지만 40년 전에 발견된 레티노이드와 같은 획기적인 국소 피부미용제가 그 당시 생소했듯이, 오늘날에도 피부에서 세균을 제거하는 것이 아니라 집어넣어야 한다는 개념이 많은 이들에게 마찬가지로 생소하게 여겨질 것임을 인정한다. 그럼에도 불구하고 그는 미생물과 더불어 무언가를 할 수 있고 진정한 혁신을 이끌 효과적인 피부미용제의 개발전망을 낙관하고 있다.

항균비누를 치우자

이 책의 일관된 주제로서 미생물에 관한 한 가지 분명한 사실은 우리의 일상사에서 조금 덜 청결해질 필요가 있다는 것이다. 즉 바람직한 청결의 정도는 건강에 필요한 위생과 과도한 살균 사이에 놓여 있다. 환자나 노인들을 돌볼 때는 손을 소독하는 것이 일반적이고 어떤 경우는 꼭 지켜야 하는 수칙이다. 손소독제 자동판매기는 요양원과 병원의 로비와 복도의 곳곳에 설치되어 있다. 이런 곳에서 병원균이 확산되면 여러 심각한 병과 손상된 면역 기능을 가진 환자들을 걷잡을 수 없이 사망에 이르게 할 것이다. 미국에서는 하루에 병원 내원 환자의 25명 중 적어도 한 명은 치료 과정 중 병원균에 감염된다고 보고되어 있다. 그러나 현재의 일상생활에서 병원균의 감염을 막는다는 의도로 항균성 청소용품과 소독제의 사용이 너무나 빈번하게 불필요할 정도로 사용된다. 여행객이 많은 관광지나 붐비는 식당에 가면 칙 뿌리는 수렴성의 손세정제 세례를 피할 수 없이 받게 된다.

최근에 발표된 항균비누의 안전성과 효능에 대한 미국 식품의약국FDA의 보고서에 따르면, 손세정제는 우리의 예상과 달리 병원균의 전파를 안정적으로 차단하지 못한다고 한다. 그래서 식품의약국은 장기간 매일 사용하는 것의 효능과 안전성이 확보되지 못했다는 이유로 살균제인 트리

클로산과 트리클로카반 같은 성분이 함유된 항균세척제의 판매를 금지시켰다.

항균성 손세척제를 반복적으로 사용하면 피부 미생물군집을 심각하게 손상해 오히려 피부염증이나 여러 피부병, 또는 피부감염을 일으키게 된다. 더 나아가 항균성 손세척제에 첨가된 항균성분들을 장기간 사용했을 때 이득보다는 해로움이 더 커질 수도 있어 항균제에 내성을 가진 세균 균주들이 출현하게 되면 사회적으로 큰 위협이 된다는 보고도 있다.

알코올 성분의 손소독제는 손에 있는 유익균이나 유해균을 가리지 않고 대부분의 미생물에 살균효과를 나타낸다. 그러나 심한 설사를 일으키는 클로스트리디움 디피실리*Clostridium difficile*(*C. difficile*)의 포자를 죽이지는 못한다. 이 균 자체는 일반 비누와 물로도 충분히 씻어낼 수 있다!(어차피 손소독제를 사용해도 병원성을 가진 포자를 없애지는 못한다.) 디피실리에 감염된 환자를 진료하는 의료진은 반드시 의료용 장갑을 끼고 진료 전후에 손을 깨끗이 세척해야 하지만 이것만으로는 이 균의 전파를 막기에 역부족이다. 그럼에도 미국 질병관리센터CDC에 의하면 놀랍게도 의료진의 손세척 빈도는 규정의 절반에도 미치지 못한다고 한다. 그러므로 환자와 가족, 친지들은 의료진들이 손을 깨끗이 씻고, 환자진료에 임해줄 것을 정중하게 요청할 수도 있을 것이다. 이런 간단한 과정이 병

미국 질병관리센터CDC의 손씻기 권장사례

- 음식을 조리하거나 먹기 전
- 눈이나 코, 또는 입에 손대기 전
- 상처부위의 치료용 붕대를 교환하기 전과 후
- 화장실 사용 후
- 코를 풀거나 기침 또는 재채기를 한 후
- 병원에서 침대 난간, 탁자, 손잡이, 리모컨 등에 손을 대고 난 후

을 피하고 병원균을 다른 사람에게 전파시키지 않는 최선의 방법이다.

노인 요양원의 종사자들이 반드시 손소독을 하듯이 일반비누나 물이 아니고 손소독제를 사용해야 하는 경우에는 적어도 60%의 알코올이 함유된 것을 사용하도록 미국 질병관리센터에서 권고하고 있다. 알코올 제품을 사용할 때는 손에 짜서 잘 문지르고 손 전체에 바른 다음 건조시켜야 한다. 이 과정은 약 20초가 걸린다. 그리고 미국 식품의약국에서는 요양원 같은 곳에도 항균비누의 사용을 강요하지는 않는다는 사실을 기억할 필요가 있다.

눈은 조심스럽게

콘택트렌즈를 착용하는 사람들이 왜 눈에 감염이 잘 될까? 그 이유는 손과 같은 피부와 접촉하면서 눈의 미생물군집에 생기는 미묘한 변화와 관련 있을 가능성이 높다. 또 콘택트렌즈에 묻어 있는 균이 눈의 미생물군집을 대체하면 눈이 외부 감염에 취약해질 수 있다. 저자인 브렛은 대

학원 다닐 때 다음과 같은 실험을 한 적이 있다. 자신의 콘택트렌즈 중 하나를 몇 년간 일상적으로 사용하던 세척액과 효소분해액으로 깨끗이 닦은 다음 고배율의 주사전자 현미경으로 들여다보았다. 그때 나타난 현미경 영상은 깜짝 놀랄 장면이었다! 당연하게 예상한 깨끗한 렌즈표면이 아니라 미생물로 이루어진 두툼한 담요가 렌즈표면에 덮여 있었기 때문이다. 그 두툼한 담요는 브렛이 처음 경험한 미생물로 이루어진 생물막 Biofilm이었다. 그 충격적인 장면은 결코 잊어버릴 수 없었고, 말할 것도 없이 그 후 매일 아침 콘택트렌즈를 낄 때마다 그 장면이 떠오르곤 했다.

콘택트렌즈에 의한 감염과 노화 사이에도 당연히 연관성이 있다. 왜냐하면 나이가 들면서 시력이 나빠지므로, 많은 사람들이 안경 대신 콘택트렌즈를 끼게 되고 미생물이 잔뜩 묻은 손과 눈이 서로 세균들을 교환할 기회가 많아지기 때문이다. 20명의 지원자로 수행한 실험에서 콘택트렌즈를 착용한 눈의 미생물군집이 정상 눈과 달리 피부의 미생물군집과 상당히 유사하다는 결과를 얻었다. 이 결과가 암시하는 것은 계속 눈을 깜빡이고 천연 항균성분을 가진 눈물에 의해 우리 눈의 미생물군집이 적절하게 유지되고 있는데, 정기적으로 콘택트렌즈를 착용하면서 눈을 만지게 되어 그 균형이 손의 피부 미생물군집으로 기울어지게 된 것이다.

이런 실험결과는 콘택트렌즈에 형성되어 있는 습윤성의 생물막에 살고 있는 미생물들을 주목해야 할 필요를 상기시킨다. 정상적인 상태에서는 눈의 표면이 병원균의 침입을 막을 수 있도록 되어 있지만 외상을 입거나 수술 또는 병이 생길 때, 그리고 특히 늙어가면서는 병원균의 감염에 취약해진다. 그러므로 콘택트렌즈와 렌즈보관용기를 항균성분이 함유된 콘택트렌즈용 용액으로 잘 세척하고, 렌즈를 착용하거나 빼기 전에 손을 잘 씻는 것이 감염을 막는 데 매우 중요하다. 콘택트렌즈를 자주 사용하지 않는다고 해서 미생물 감염을 등한시해서는 안 된다. 왜냐하면 사용하지 않는 동안에도 피부에서 렌즈로 옮겨진 미생물 중 소독액에서 살아남은 것들은 렌즈용기 안에서 번식을 할 수 있기 때문이다.

몸속에 이식하는 인공관절이나 의료장치에 항균코팅을 해 감염을 성공적으로 막는 기술이 콘택트렌즈에도 당연히 도입되고 있다. 현재 몇 가지 이런 제품들이 나오고 있고 항균처리된 콘택트렌즈가 눈에서 감염증의 발생을 낮춘다는 고무적인 동물실험 결과도 보고되어 있다. 그러나 렌즈에 항균코팅을 하는 것이 눈의 미생물군집에 전반적으로 어떤 영향을 미치는지는 아직 규명되지 않았다.

무시 못 할 피지

코의 주름을 따라 손가락으로 문질러보면 기름기와 미끈미끈함을 느끼게 된다. 이 기름층은 유해할 것이라는 대중적인 오해와는 달리 지극히 정상적인 것이다. 이것은 피지라고 하며 피부의 모낭에서 분비되어 피부를 촉촉하고 탄력 있게 만들어 주는 기능이 있다. 이 피지가 모낭 속에서 갇히게 되면 여드름을 일으키는 큐티박테리움 아크네스*C.acnes*균들이 증식한다. 10대들의 골칫거리인 여드름은 여성인 경우 폐경기에 도달하면 호르몬이 변화하면서 다시 나타나기도 한다. 10대든 50대든 여드름의 근본원인은 호르몬 양의 변화로서 동일하다. 즉 호르몬인 테스토스테론의 양이 상대적으로 증가하면서 피부의 피지샘이 활발히 작동해 과량의 피지를 생성한다. 이런 현상은 사춘기가 끝나면 사라지는 반면, 폐경기 여성에게는 세포재생이 느려지고 아크네스균의 축적이 장기화되면서 더 악화되기도 한다. 폐경기의 여드름은 보기 흉하게 턱과 턱선, 그리고 목의 윗부분에서 갑자기 나타나는 경향이 있다. 10대들의 이마와 코 부위에 생기는 피부표면의 여드름과 다르게 크기가 좀 더 작고 피부 아래로 부드럽게 파인 낭포와 같은 모양을 띠고 통증이 있으며 없애기가 쉽지 않다.

그러나 다행스럽게도 시간이 지나 폐경기 이후에 호르몬 양이 줄어들면 이런 여드름도 사라진다. 이 기간 중에는 유성피부가 아니면 강한 수렴성 화장수astrigents로 닦지 말고 피부를 조심스럽게 다루어야 한다. 피부에 유익균을 공급하는 프로바이오틱스▪ 제품들이 폐경기 여성들의 여드름 치료에 유용할 가능성이 있다. 그 근거로서 표피포도상구균S. epidermidis이 아크네스C. acnes균의 증식을 조절한다는 보고가 있다. 표피포도상구균의 지방산 발효산물인 숙신산succinic acid이 아크네스균의 증식을 억제한다는 것이다. 그러나 표피포도상구균은 프로바이오틱스로 판매되지 않으며, 그 대신 숙신산이 여드름 치료용 유기과산화제로 개발되어 특히 과산화벤조일에 알레르기 증세를 보이는 환자에게 유용하게 사용된다. 과산화벤조일은 항생제인 경구용 테트라사이클린과 더불어 아크네스균의 증식을 억제한다. 아마도 가까운 장래에 10대와 성인의 모든 여드름을 치료할 수 있는 새로운 프로바이오틱스가 등장할 것으로 예상된다.

유성피부가 중년 이후에 문제가 되는 반면, 그 반대 피부도 역시 문제가 된다. 피지의 생산이 감소되면 병균을 방어할 수 있는 피부의 윤활유

▪ **프로바이오틱스** _ 세계보건기구(WHO)는 프로바이오틱스를 "충분한 양을 섭취했을 때 건강에 유익한 효과를 주는 살아있는 균"이라고 정의한다. 국내에서는 19종의 유산균이 프로바이오틱스 균주로 인정되었다.

가 필요하게 된다. 우리는 나이가 들면서 피지샘의 피지생산이 감소된다. 남성은 80세가 되어도 크게 감소하지 않지만, 여성은 30세 이후 점차 감소가 진행된다. 그렇게 되면 피부는 건조해지고 갈라지는데 특히 무릎과 팔꿈치 부분에 심하게 일어난다. 이런 피부건조증은 미생물군집의 붕괴dysbiosis에 의해 더 악화되고 피부를 더 손상시킨다. 미생물군집의 붕괴는 과학적 용어로서 미생물의 다양성이 감소되어 일어나는 미생물군집의 불균형을 의미한다. 피부건조증을 막고 정상 미생물들을 보호하는 방법 중 손쉽게 할 수 있는 것은 목욕을 자주하지 않고, 높은 온도의 물을 쓰지 않는 것이다. 뜨거운 물로 너무 자주 목욕을 하면 피부에서 습윤성의 지질과 기름성분을 없애게 되고, 유익한 미생물들과 그들이 가진 병균에 대한 방어기능이 파괴된다. 이런 유익균 중 유산균의 일종인 락토바실리스 플란타럼Lactobacillus plantarum균을 함유한 프로바이오틱스 제제가 건조한 피부를 촉촉하게 하고 양분을 공급한다. 자세한 내용은 뒤에 알아볼 것이다.

주름 펴는 법

노화된 피부의 특징이라면 반투명성, 검버섯, 주름을 쉽게 떠올릴 수 있다. 미생물이 이런 노화의 징표에 핵심역할을 하고 있으므로 전반적인 피부의 외양을 개선하는 데 미생물을 사용할 수 있다. 최근에 대두되고 있는 개인별 맞춤의료로 급변하는 추세 속에 평균 연령 39세의 여성 21명으로부터 표피포도상구균을 분리하고 그 각각을 실험실에서 배양해 연구한 것이 있다. 그렇게 배양된 각자의 균을 도포액에 넣은 다음, 취침

전 일주일에 두 번씩 4주간 얼굴에 바르도록 했다. 물론 각자의 균 대신 위약을 넣은 도포액도 같은 과정을 거쳤다. 이렇게 이중맹검법*을 시행한 결과 자신의 균을 도포한 그룹에서 피부 지방량이 증가하고 수분증발이 감소해 피부의 촉촉함이 크게 개선되었고, 피부가 건강한 산성상태를 유지했다. 이는 자신의 피부 미생물을 배양해 현재 또는 미래의 얼굴 피부의 회춘에 사용할 가능성이 곧 열릴 수 있음을 보여준다. 이런 일이 가능해진다면 젊었을 때의 피부 미생물을 보관했다가 나이가 들어 주름과 건조한 피부에 사용할 수도 있을 것이다. 이것이야말로 개인별 피부관리의 매혹적이고 획기적인 대책이 아닌가!

피부를 타깃으로 한 특정 프로바이오틱스들이 외모를 개선시킬 수 있다는 보고도 있다. 41세에서 59세에 걸친 110명의 지원자로 구성된 또 다른 실험으로 무작위 이중맹검법randomized double blind과 위약군을 대상으로 프로바이오틱스인 100억 마리의 락토바실러스 플란타럼 *Lactobacillus plantarum*균을 12주 동안 매일 섭취하도록 한 연구가 있다. 그 결과 얼굴과 손 부위 피부의 수분함량이 크게 증가해 주름이 줄어들고 더 건강해 보이는 개선효과를 나타냈다. 이 실험에 의해 프로바이오틱스가 피부주름의 깊이를 크게 줄이고 피부를 윤택하게 하며 탄력과 상피조직을 두껍게 한다는 사실을 알게 되었다. 이런 이점으로 인해 이 프로바이오틱스를 개발한 연구자들은 이를 '영양화장품nutricosmetic agent'이라고 이름 붙였다. 지금은 락토바실러스 플란타럼균이 프로바이오틱스 제품으로 널리 상품화되어 있고, 이 균은 양배추를 발효시킨 사워크라우트나

■ **이중맹검법**double-blind study _ 특정 약물의 효과 시험방법으로서 투여 시 투여자나 투여받는 자 모두 그 물질이 활성성분인지 불활성성분인지 모르게 하는 법.

김치, 피클, 소금물에 절인 올리브, 그리고 시큼한 맛이 나는 사워도우sour dough 빵과 같은 발효식품에도 많이 함유되어 있다.

향후 대부분의 주름과 자외선 손상에 의한 피부노화에 대해 미생물이 근본적인 치료법으로 부각될 것이다. 54명을 대상으로 한 이중맹검 연구 결과, 특정 프로바이오틱스인 락토바실러스 존소니Lactobacillus johnsonii균을 8주 동안 투여한 그룹에서 일광화상이 감소한다는 사실을 발견했다. 연구한 방법이 재미있는데, 엉덩이 한쪽은 빛을 쪼이고 다른 한쪽은 쪼이지 않은 대조군으로 사용했다. 몇 번 반복된 테스트 결과 프로바이오틱스가 일광화상을 일으키는 염증을 감소시킨다는 사실이 규명되어, 경구용 프로바이오틱스가 염증과 자외선에 의한 피부손상을 줄여서 일광화상을 최소화시킨다는 결론을 얻게 되었다. 프로바이오틱스가 일광화상을 방지하고 피부재생을 촉진시키는 쪽으로 피부의 면역계를 변화시킨다는 것이 추후 밝혀졌다.

이런 결과에 힘입어 미생물군집의 생물공학적 접근에 의해 훨씬 효과적인 자외선 차단제를 개발할 수 있고 주름방지 작용원리의 새로운 장을 열 수 있을 것으로 생각된다. 그 예로서 하버드 의과대학 연구자들이 수생의 광합성 박테리아로서 남조류blue-green algae라고도 알려진 남세균cyanobacteria이 자신을 자외선으로부터 보호하는 원리를 규명한 것이 있다. 이 세균은 마이코스포린mycosporine과 마이코스포린 유사아미노산 mycosporine-like amino acid ; MAAs, 그리고 스시토내민scytonemin, 황갈색 색소과 같은 자외선 흡수물질을 생산해 자외선으로부터 자신을 보호한다. 화장품 회사들은 이 연구결과를 재빨리 상품화해 MAAs를 함유한 바이오 자외선차단제와 항주름크림인 헬리오가드Helio guard 365와 헬리오노리Helionori를 출시하고 있다.

이와 같이 미생물들이 생산하는 천연 '자외선 차단제'와 자외선을 흡수하는 바이오 화합물에 대해 우리가 더 정밀하게 알게 되면 이를 이용한 새로운 생물공학 제품이 상업화될 가능성이 매우 높다. 물론 농담이지만, 우리 피부를 남조류가 덮는다는 것을 잘 설득해야 한다! 그리고 홍조류인 포르피라 움빌리칼리스*Porphyra umbilicalis* 추출물에 들어있는 성분이 노화와 자외선 손상의 초기단계에서 보호 효과를 나타낸다는 사실에 주목하면 또 다른 유형의 바이오 자외선차단제의 개발도 예상할 수 있다.

보톡스: 유독한 것에서 우아한 것으로

주름을 없애는 가장 멋진 방법 중 하나는 치명적인 세균의 독소 A를 특이하게 사용하는 것이다. 이 독소는 산소가 없는 깊숙한 곳에서 서식하는 보톨리누스*Clostridium botulinum*균에서 분리되었다. 이름에서 추측되듯 이 균은 지구상에서 가장 치명적인 독소를 생산하고, 이 독소는 보톨리누스 중독증botulism이라고 하는 치사에 이르는 식중독을 일으킨다. 따라서 이 세균과 그 독소는 바이오 테러용 무기로 쓸 수 있고, 독소는 극소량으로도 충분한 살상력을 가진다.

보톨리누스 독소는 신경전달물질의 방출을 차단해 신경을 마비시킨다. 이 독소는 의료분야에 처음 사용된 것은 극소량으로 눈 주위의 근육에 주사해 사시환자나 제어되지 않는 안면경련환자의 치료용이었다. 그러다가 이 독소가 명성을 얻게 되는데, 바로 주름개선효과 때문이었다. 이 발견은 부부의사인 진과 알라스테르 카루터스Jean & Alastair Carruthers에 의해 이루어졌는데 부인인 진은 안과의사이고 남편인 알라스테르는 피부과 의사이다. 1987년 진은 눈꺼풀이 실룩거리고 눈 주위 경련이 일어나는 환자들을 치료하기 위해 안면 근육에 이 독소를 주

두피 건강과 미생물

일부 여성들도 그렇지만 남성들에게 나이 든다는 분명한 징후는 앞이마가 점점 넓어지는 것이다. 이렇게 생기는 대머리를 감추기 위해서는 올려 빗기를 해야 한다. 머리가 벗어지는 과정은 우리 눈으로도 볼 수 있지만, 면봉으로 두피 미생물을 채취해 분석하면 대머리 진행 정도를 판별할수 있다. 최근 연구에 의하면 두피 미생물은 나이가 들어도 머리칼을 건강하게 광택이 나도록 유지시켜줄 수 있다. 아직까지 사람에 대한 연구결과는 없지만 생쥐에게 프로바이오틱스인 락토바실러스 루테리*Lactobacillus*

사했다. 어느 날 한 여성 환자가 이마에는 왜 주사하지 않는지 물었고, 진은 이마는 경련 증상이 없어서 그렇다고 했다. 그러나 그 환자는 그 전에 진이 이마에 주사한 적이 있는데 그때 이마의 주름이 사라졌다고 했다. 이런 대화 내용이 피부과의사인 남편과의 저녁식사 중에 우연히 나오게 되었고, 그 다음날 그 부부의사는 이마 주름을 걱정하던 병원 접수담당 직원에게 주사해 보기로 했다. 결과는 놀라웠다. 이마의 주름이 사라졌다. 이렇게 주름치료제인 보톡스Botox가 탄생했다.

하지만 초기에는 회의론이 팽배했다. 세상에서 가장 악명 높은 치명적 독소를 미용목적으로 환자에게 주사한다는 것이 많은 부작용을 예상하는 의사들을 설득하기 힘든 난관이었다. 이 난관을 극복하기 위해 진은 스스로 자신에게 주사했고 주사 후 한 번도 얼굴이 찌푸려지지 않았다고 지금은 농담 삼아 이야기한다. 그후 면밀한 임상시험을 거쳐 유럽에서 먼저 사용했고 얼마 지나지 않아 북미에서도 그대로 따라하게 되었다. 현재는 보톡스가 미국에서 가장 빈번한 미용의료시술로서 연간 600만 회, 비용은 20억 달러에 달하며 피부과 의료시술의 주축이 되었다. 그러나 보톡스에도 문제가 있어 반복적으로 사용하면 피부가 축 처지거나 늘어지는 부작용이 발생한다.

*reuteri*를 먹이기 시작하면 7일이 경과한 후 피지생산이 증가하고 털에 윤기가 나며, 조금 과장하면 건강이 최고조에 달한다는 연구보고가 있다. 이 결과는 프로바이오틱스가 항염증 사이토카인인 IL-10을 증가시켜 염증을 억제시킬 것이라는 사실을 암시하고 있다. 이 프로바이오틱스를 복용한 수컷 노화생쥐는 털의 숱이 좀 더 많아지고 광택이 나며 암컷 노화생쥐는 윤기가 더 생겼다. 이 동물실험은 프로바이오틱스가 털에 무언가 유익한 일을 할 것이라고 추측하게 한다. 이런 실험을 활용해 락토바실러스 루테리균를 함유한 모발 보호제품들이 생산되고 있다. 이 프로바이오틱스가 효과를 내기 위해서는 10억에서 1,000억 CFU▪를 매일 복용해야 하고 다른 프로바이오틱스와 마찬가지로 음식과 같이 먹을 수 있지만 균을 죽일 수 있는 뜨거운 음료수에 타서 먹지는 말아야 한다.

이런 미생물들은 향후 비듬치료에도 활용될 수 있을 것이다. 비듬은 늙어가면서 피부의 구조와 기능이 떨어지는 두피에서 더 빈번하게 발생한다. 비듬과 미생물과의 관련성에 대한 연구로서 비듬을 가진 성인에서 효모와 유사한 진균 종류인 말라세지아 레스트릭타*Malassezia restricta*균과 포도상구균*Staphylococcus*들이 증가되고 아크네스*C. acnes*균은 감소된다는 보고가 있다. 말리세지아 진균은 대부분의 성인 두피에 서식하고 있으며, 염증을 일으켜 두피세포를 증식시킨다. 이렇게 증식된 두피세포들이 죽으면서 조각조각 탈락되면 흰색의 비듬박편이 되어 두피와 어깨에 하얗게 떨어져내린다. 아직 완전히 증명된 것은 아니지만, 과학자들은 비듬의 생성에 두피 미생물군집의 불균형이 관여할 것으로 추측하고 있다. 그 근거

▪ CFU _ colony forming units. '집락형성단위'로 번역되며, 육안으로 식별 가능한 크기로 집단을 형성한 생균을 말한다.

로 이중맹검의 위약대조 무작위 실험결과가 있는데, 이 실험에서 보통 이상의 심한 비듬 증세를 가진 환자들에게 프로바이오틱스인 락토바실러스 파라카제이*Lactobacillus paracasei* 또는 위약을 각각 복용시켰을 경우, 위약 그룹의 34%에 비해 프로바이오틱스 그룹의 72%가 4~5주 후에 비듬이 현저하게 줄었다.

이런 프로바이오틱스는 비듬 감소효과뿐만 아니라 두피의 홍반이나 발진, 가려움증, 기름기와 두피의 말라세지아*Malassezia* 진균수를 감소시키는 효과도 부수적으로 나타낸다. 따라서 락토바실러스 파라카제이는 여러 프로바이오틱스의 첨가물로 널리 사용되고 있다.

이제는 이런 연구결과가 폭넓게 확산되어 비듬이 심한 두피에 마사지용 프로바이오틱스에서 400억 CFU까지 얻을 수 있는 락토바실러스 파라카제이 생균배양법 등 다양하고 흥미로운 웹사이트가 무수히 많다.

땀이 문제야, 이열치열

건강한 피부 미생물군집은 주름을 줄이고 피부를 탄력있게 하고 머리칼을 풍성하게 하는 등 여러 가지 이점을 제공하지만 한 가지 단점이 있다. 체취의 주범이라는 것이다. 몸에서 분비되는 땀은 그 자체로는 냄새가 없지만 코리네박테리움*Corynebacterium*과 같은 미생물들이 땀 속의 단백질과 지질 성분을 휘발성 유기지방산과 티오알코올thioalcohol과 같은 분자물질로 분해하면서 냄새가 나기 때문이다. 이 성분들은 악취가 나고 쉽게 증발하므로 겨드랑이에서 고약한 체취를 풍기게 된다. 땀 분비는 일반적으로 나이가 들면서 땀샘의 수가 줄어들고 기능이 떨어지면서 큰 문제

Myth 땀은 고약한 냄새가 난다.

Fact 땀 그 자체로는 냄새가 없다. 고약한 땀냄새의 주범은 미생물들이 생산한 화학물질이다.

가 되지 않는다. 그러나 개인에 따라 연령에 상관없이 땀내와 땀의 축축한 얼룩으로 난처한 경우에 처하기도 한다. 이런 체취를 없애기 위해 보통 두 가지 제품을 사용한다. 하나는 땀억제제로서 발한과정을 억제해 체취를 줄이는 것이고, 다른 하나는 방취제로서 땀의 양을 줄이지는 못하지만 체취는 줄일 수 있다. 지금 미국인의 약 90%가 이 둘 중 하나를 사용하고 있어 이에 관련된 산업이 10억 달러에 이른다.

땀억제제는 알루미늄 염aluminum salts 성분이 있어 피부에 바르면 땀샘을 막아 땀의 분비를 일시적으로 차단한다. 이 제품은 보통 바르면 쉽게 증발되는 에탄올에 녹여 만드는 데 에탄올과 알루미늄 염 둘 다 항균작용이 있고, 그 외 들어가는 트리클로산과 같은 항균제들이 체취를 발생시키는 세균들을 제거하는 기능도 있다.

방취제와 땀억제제가 미생물군집에 미치는 영향은 9명의 건강한 사람을 대상으로 해 겨드랑이 밑의 피부가 한번 바뀌는 기간인 1개월 동안 이 두 가지 제품을 사용금지해 조사한 소규모 연구가 있다. 결과는 예상 밖이었다. 이 두 제품의 사용 유무에 따라 미생물군집이 명확하게 달라졌는데, 두 제품을 사용한 경우 미생물의 수가 증가했고 특히 땀억제제인 경우 체취 발생의 원인균인 코리네박테리움Corynebacterium의 증가가 오히려 두드러졌다.

향후 체취 생성에 관련된 미생물들을 표적으로 한 좀 더 효과적인 제품들이 개발될 것으로 예상된다. 현재는 상온에서 안정해 냉장보관이 필요 없다고 선전하는 불특정의 상온 안정성 생균과 유기물의 혼합물로 제조해 무슨 균이 살아서 작동하는지 불분명하지만 몇 가지 프로바이오틱스 방취제가 시판되고 있다. 그리고 가루로 된 프로바이오틱스에 천연버터와 오일을 섞어 소비자가 직접 제조하는 방법도 인터넷에 여럿 나와 있다. 그러나 이런 제품과 방법들은 사용한 프로바이오틱스의 종류와 양이 임의적이어서 체취와 관련된 세균을 정확하게 대상으로 한 것이 아니므로 효과가 미미할 것으로 보인다.

앞으로 이 분야의 연구가 더 진행되면 체취에 관련된 특정 미생물을 목표로 한 정확하고 신빙성 있는 프로바이오틱스 방취제가 약국의 진열대에 등장할 것이다.

미래는 밝다

아직까지 초기단계이지만 우리가 늙어가는 동안 피부와 두피에 미생물들이 미치는 영향을 규명하는 연구가 활발하게 추진되고 있다. 각 개인별로 유익한 미생물에 대한 연구로부터 얻어진 개인별 맞춤 프로바이오틱스는 앞으로 피부의 감염을 방지하고 피부건강을 증진시키는 데 크게 기여를 할 것이다. 또한 노화되는 피부를 조사하고 특정 유익균을 보완해 피부관리에 혁신적인 성과도 가까운 장래에 얻을 수 있을 것이다. 지금 진행되고 있는 개인별 맞춤의학의 놀랄 만한 성과로 각자의 피부건강과 외모를 증진시킬 수 있는 자신만의 '영양미용학적' 미생물들을 배양하고 사용할 수 있는 시기가 도래할 수 있다. 나이가 들었을 때 자신만의 미생물뿐만 아니라 더 젊은 사람들의 피부미생물을 항노화 방안으로 활용할 수도 있을 것이다. 그리하여 가까운 미래에 자신의 피부미생물을 30년 동안 보관하는 것과 젊은 사람에게서 채취한 생기 있는 미생물로 제조한 피부 회춘용 칵테일도 당연히 상상할 수 있다. 더 나아가 발모와 관련된 미생물들을 찾게 되면 그것을 이용해 모발세포의 건강을 증가시킴으로써 대머리 치료에도 적용할 수 있다. 그리고 색소를 생산하는 모발세포의 건강과 수명을 미생물을 이용해 증진시키면 나이 들어 백발이 되는 것을 임의로 방지할 수 있을 것이다.

피부 미생물 분야가 발전하면 우리가 생활 속에서 사용하는 미생물 피부요법이나 제품들의 신빙성도 가려낼 수 있을 것이다. 예를 들어 미래의 방취제는 정확하게 체취를 일으키는 미생물을 대체할 수 있는 특정 미생물로 제조될 것이다. 그리고 이제는 항생제를 국소적으로 바를 때 피부미생물들을 참혹하게 살상시킨다는 것을 알고 있으므로, 항생제 사용 후 피부미생물군집을 건강한 상태로 회복시킬 수 있는 피부 유익 미생물 혼합제제도 만들 수 있을 것이다. 특히 노인층에서 고농도의 항생제를 사용한 후 미생물의 고갈현상이 종종 나타나므로 이와 같은 피부 유익 미생물의 공급 방안이 좋은 처치법이 될 것이다.

또한 개인별로 피부 미생물군집의 차이가 크므로 개인별 맞춤 프로바이오틱 피부관리요법도 구상할 수 있다. 그 외에도 피부 노화에 대장 미생물들이 관여하므로 대장 미생물을 대상으로 한 피부노화 억제용 개인별 맞춤식단도 예상할 수 있다. 이미 피부건강을 위한 이런 관점의 경구용 프로바이오틱스가 판매되고 있다. 특히 장-피부 축The Gut-Skin Axis에 관여되는 미생물들이 많이 알려져 있으므로 식이요법이 피부건강에 훌륭한 방안이 될 것이다. 미생물이 혁신적인 피부관리의 핵심요인이므로 앞으로 젊고, 건강하고, 광택이 나는 피부를 얻는 데 미생물이 필히 요구되는 새로운 시대가 도래할 것이다.

유용한 정보

- **손 세척방법** 가능한 한 항균비누는 피하라. 일반 비누와 흐르는 물로 씻는 것이 질병과 감염을 방지할 수 있는 가장 좋은 방법이다.

- **쳐다보고 만지지 말 것** 콘택트렌즈를 착용하기 전에 비누와 물로 손을 씻는 것이 눈의 세균감염을 낮춘다. 콘택트렌즈와 렌즈통은 물을 사용하지 말고 신선한 소독액으로 깨끗이 세척할 것. 그런 다음 빈 렌즈통은 열어서 건조시키고 적어도 매 석달마다 새 것으로 교체할 것. 렌즈를 자주 착용하지 않으면 렌즈통 안에 세균이 자라지 않도록 해야 하고 30일 이상 보관된 렌즈는 반드시 소독한 후 착용할 것.

- **피부가 젊고 빛나게 하려면** 락토바실러스 플란타럼과 같은 프로바이오틱스는 피부주름을 감소시키고 전반적인 피부건강을 증진시키는 탁월한 효능이 있다. 따라서 락토바실러스 플란타럼균이 함유된 프로바이오틱스 제제나 소금에 절인 독일식 양배추(사워크라우트), 김치, 피클, 소금물에 절인 올리브와 같은 발효식품이 포함된 식사를 할 것.

- **자외선으로부터 피부 보호하기** 피부를 건강하고 젊게 하는 가장 손쉽고 저렴한 방법은 햇빛을 멀리하는 것이다. 핼리오가드365나 핼리오노리 같은 바이오 자외선차단제들은 피부흑화나 광노화의 주원인인 A320~400 μm 파장의 자외선을 차단하는 능력을 가진 남세균을 사용한 것이다. 기존의 자외선차단제들은 피부 미생물군집에 손상을 일으키므로 바이오 자외선차단제가 더 유용한 대체제가 될 전망이다. 햇빛에 장시간 노출되었을 때는 염증과 일광화상을 줄이는 락토바실러스 존소니*Lactobacillus johnsonii*를 사용할 수 있다.

03 미생물의 말을 따르세요:
미생물과 뇌

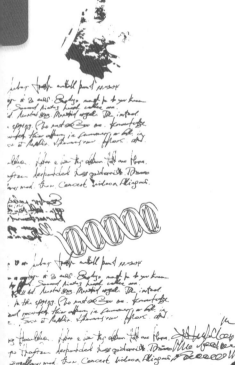

뇌는 우리 자신의 정체성을 이루는 핵심 장기이다. 뇌에 의해 다른 사람과 구별되는 각자의 독특한 자아를 가지면서 동시에 지적으로 가장 발전한 생물종인 인간으로서의 공통분모를 공유하게 된다. 그러나 인간 생물종에서 뇌의 중요성만이 강조되었던 것은 아니다. 지나간 역사에서 살펴보면 장이 사물을 옳게 판단할 수 있는 이성적인 역할을 담당하기도 해 "육감gut feeling" 또는 "직감대로 하다go with your gut"와 같은 표현들이 남아 있다. 지난 150년에 걸쳐 뇌가 몸의 모든 부분들을 관장해 위에서 아래로 명령이 내려온다는 개념이 과학계에 지배적이었다. 이 과정은 간단하다. 뇌에서 신호가 신경으로 연결되어 내려오면 그 장기는 그대로 따라 하면 된다는 것이다. 그러나 이 과정이 상황에 맞게 신속하지 않을 뿐만 아니라 신경계가 모든 것을 감당할 수도 없다. 그 대신 장에 있는 미생물들이 이런 일을 담당할 수 있다. 장 미생물들은 직접적이든 또 다른 기전을 통해서든 뇌와 지속적으로 정보교환을 하고 있기 때문이다. 이 때문에 장 미생물과 뇌와의 연결성이 최근의 미생물군집 연구에 있어 가장 흥미롭고 복잡한 분야로 주목받고 있다.

브리티시컬럼비아대학교의 저명한 신경과학자이자 드자비드 모와파기안Djavad Mowafaghian 뇌건강 연구센터의 소장인 브라이언 맥비카 Brian MacVicar 박사는 일상생활을 영위하고 인체 내 기능을 조절하는 뉴런neurons을 둘러싸고 뉴런과 상호연결 되어 있는 신경아교세포glial cells를 연구하고 있다. 그에 의하면 신경아교세포의 전혀 새로운 기능을 발견했다고 한다. "신경아교세포의 일종인 미세아교세포microglia는 병원체에 대한 포식작용을 가지고 있고 체내 면역계의 일부로 알려져 있습니다. 이 세포들은 평소에는 뇌 속에 가만히 있다가 병적인 상태가 되면 며칠 후 서서히 변하게 된다고 생각했습니다." 그러나 맥비카 박사는 새로운 연구방법에 의해 이 미세아교세포들이 가만히 있지 않고 끊임없이 돌아다니면서 뇌조직의 정상유무를 긴밀하게 점검하고 있다는 사실을 발견했다. 이 획기적인 발견은 맥비카 박사가 미생물과 뇌와의 연결성을 조사하는 단초가 되었다.

2012년 맥비카 박사가 학회에서 장-뇌 축The Gut-Brain Axis에 대한 연구를 처음 제안했을 때 많은 의구심과 회의론에 직면했다. 그러나 그 이후 새로운 연구결과들에 의해 신경생물학 전 분야의 연구 분위기가 변하고 있다. 예를 들면 독일에서 발표된 유력한 논문은 뇌와 미생물군집 간의 직접적인 소통을 제시하기도 했다. 그 논문에서 미생물이 없는 무균생쥐는 뇌의 미세아교세포가 정상쥐와 다르다고 보고해, 뇌와 미생물 간의 상호작용을 나타내는 강력한 증거가 되었다. 이런 발견에 의해 맥비카 박사는 알츠하이머병과 그 외에 다양한 치매뇌기능 손상, 파킨슨병, 다발성 경화증 등 여러 뇌질환에 미생물들이 관련되어 있을 것이라고 주장했다.

그는 미생물군집과 뇌에 대한 연구가 현재 "최신의 인기분야이지만 그 인기가 다음 십년 동안 지속될 수 있고 아마도 다음 세대까지도 유행할 가능성이 있다."고 한다. 지금은 이 분야가 너무 유행해 추측에 근거한 논문들이 모든 주요 신경과학 잡지에 게재되어, 실제 데이터에 근거하고 동료심사를 거친 소수의 논문에 비해 그 숫자가 월등히 많은 상황이다. 따라서 이 새로운 분야에 대한 열정이 지나쳐서 다음과 같은 질문에 대한 답을 얻기 위해서는 앞으로 많은 진지한 연구가 필요하다고 맥비카 박사는 신중히 말한다. "미생물들과 뇌가 대화를 주고받는다는 것은 확실하지만 정확히 어떻게 해서 그렇게 되는지, 우리는 그 기전에 대한 해답을 아직 가지고 있지 않습니다." 이 대화의 기전을 관련학계가 규명하는 것이 앞으로 미생물을 이용해 뇌건강을 증진시킬 수 있는 방안을 확보하는 획기적인 계기가 될 것이다.

장-뇌 축

장의 기능은 뇌를 통해 조절되지만, 두 장기 간의 정보교환은 서로 주고받는 관계로서 이를 장-뇌 축이라고 한다. 장-뇌 축은 미주신경■을 통해 이루어진다. 미주신경은 뇌에서 나와서 장신경들을 휘감아 뇌에서 나온 신호를 장신경또는 창자신경에 연결해 전달한다. 장의 뉴런 숫자는 뇌 다음으로 많아서 이 두 기관이 강력한 정보교환의 허브중추를 이루고 있다.

이런 상황에서 장 미생물들이 뇌에 어떻게 영향을 미칠까? 최근 연구결과에 의하면, 미생물들은 3가지 경로로 뇌와 "대화"를 한다고 알려졌다. 첫 번째 경로는 주경로로서 장-뇌 축을 이루는 미주신경을 통해 이루어진다. 장신경이 직접적으로 미주신경에 연결되거나 장의 신호정보 생성

■ **미주신경** _ 연수에서 나온 열 번째 뇌신경으로서 감각기관과 내장기관에 분포해 감각과 운동기능을 담당한다. 영문으로 미주vagus는 방랑객이라는 라틴어에서 유래했다.

에 미생물들이 직접 강한 영향력을 발휘함으로써 뇌와 정보교환을 하는 데 관여하게 된다. 두 번째 경로는 미생물들이 신경전달물질이나 호르몬과 같은 화학물질을 생성해 미주신경 외의 다른 신경 네트워크를 통해 뇌에 정보를 전달하는 것이다. 그리고 세 번째 경로는 몸 전체에 걸쳐 신경계와 직접 접촉하고 있는 면역계를 통해 이루어진다. 이 경로와 관련해 미생물들이 우리 몸의 면역계를 수정하고 변경한다는 사실을 앞으로 이 책의 곳곳에서 기술할 것이다.

신체부위상 분리되어 있는 장과 뇌 사이의 복잡한 정보교환에는 사실상 두 가지의 큰 장애물이 있다. 첫 번째는 장벽intestinal wall으로 둘러싸인 장관으로 몸속에서 소화 안 된 음식물과 미생물을 가두어 두고 장으로부터 신체 다른 부위로 에너지원인 영양분을 전달하는 긴 관이다. 조금 이상하게 들려 납득이 안 갈 수 있지만 장관이 우리 몸을 관통하는 관이라는 사실을 고려하면 장관의 내부는 사실상 우리 몸의 외부에 해당한다. 여러 동물실험에서 장관에 구멍이 생기면(다른 말로 하면 장누수증이 생기면) 뇌에 큰 지장을 초래한다고 알려져 있다. 즉 미생물의 생성물질들이 장관 밖으로 누출되면 즉각적으로 염증을 일으킨다. 이는 우리 몸에 침입하는 미생물들을 효과적으로 차단할 때 나타나는 기전과 같아서 미생물의 감염을 막는 몸의 방어작용에 해당한다. 실제 미생물의 감염이 일어나면 방어용으로 생기는 염증은 방어기능 외에 몸의 여러 곳에 많은 손상을 일으키기도 한다. 이런 현상은 나중에 이 책에서 다루겠지만 뇌에도 문제를 일으킬 수 있다.

두 번째 장애물은 그 이름도 걸맞게 붙여진 혈액-뇌장벽Blood-Brain Barrier; BBB이다. 혈액-뇌장벽은 뇌 속의 혈관을 구성하는 특수한 혈관 내피세포로 이루어진다. 뇌 속에는 많은 혈관들이 있지만 뇌에 필요한 특정 영양분과 산소는 혈관 밖으로 이동되고 나머지 물질들은 혈관 밖으로 나가지 못한다. 뇌가 외부물질과 접촉하지 못하도록 하는 중요한 방어기능을 담당하는 혈액-뇌장벽이 있어 화학물질이나 약물을 뇌 속으로 전달하기가 극히 어려워진다. 흥미로운 것은 혈액-뇌장벽이 충분히 작동하기 위해서는 미생물이 필요하다는 동물실험 결과이다. 미생물들이 혈관 내피세포들을 서로 밀착시키고 세포 간 연결부위를 완전히 접착시켜 혈액-뇌장벽을 완성하기 때문에 미생물이 없는 무균동물들은 이 장벽의 투과성이 증가한다고 보고되었다. 놀랍게도 다 자란 무균동물의 혈액-뇌장벽은 완전히 접착되지 않아 투과성이 있지만, 이 동물에 장 미생물을 주입하면 투과성이 줄어들면서 혈액-뇌장벽이 다시 밀착된다.

미생물들이 뇌 기능에 영향을 미치는 방식과 그 작용기전을 완전히 해명하는 작업은 거대하고 복잡하며 아직은 혼란스러운 과제이다. 그러므로 이런 엄청난 과제는 미래 과학자들에게 맡기고, 이 책에서는 뇌기능 중 노화와 관련된 핵심주제에만 초점을 맞추도록 한다. 사실상 노화와 관련된 것만 모아도 적지 않다! 그래서 미생물들이 뇌의 노화질환에 어떻게 관여하는지를 살펴보도록 한다.

이 주제에 관해 새로 알려진 과학정보만 보아도 정말 놀랄 만한 것들이 수두룩하다. 이 정보를 인지건강의 증진에 사용할 수 있는지를 분석하는 중에도 이 분야의 연구는 급속히 발전하고 있다. 지금부터 불과 수 년 후가 될지도 모르지만 가까운 장래에 새로운 발견들이 전 생애에 걸친 정신건강과 건강한 노화에 엄청나게 큰 긍정적인 영향을 미칠 것으로 보인다. 이 책에서는 뇌에 영향을 미치는 미생물들을 활용할 수 있는 유용한 정보와 생활 습관을 쉽게 실천할 수 있도록 요약해 제공하고자 한다.

늙어가는 마음

우리 모두는 열쇠를 못 찾거나 사람 이름이나 약속 장소를 까먹기도 하고 전화번호를 잊어버리기도 한다. 젊었을 때는 이런 실수들에 대해 크게 신경 쓰지 않지만 나이 들면서 점차 심각하게 받아들이게 된다. 65세 이상 노인 10명 중 4명 정도가 연령관련 기억장애age-associated memory impairment; AAMI로 알려진 여러 형태의 기억상실 증세를 나타낸다. 늙어가면서 뇌를 포함한 모든 신체기능이 떨어지므로 이런 증세는 노화의 정상적인 과정으로 병적인 상태가 아니다. 그러나 이런 현상을 경험하기 시작하면 많은 노인들이 치매를 걱정하게 된다. 사고, 기억, 이성과 같은 정신기능을 상실하거나 심지어 개인의 독특한 인간성을 상실하게 될까 우려한다. 우리 주변이나 영화에서 보듯이 할머니가 자식들을 못 알아보거나 이유 없이 고함을 지르는 노인과 같은 말기단계의 치매환자를 떠올리게 되는 것이다.

치매는 전 세계적으로 매 3초마다 한 건씩 발생하고, 기억상실과 혼란이 일어나고 화를 잘 내거나 길에서 방황하고 말을 못하거나 사물을 제대로 인식하지 못하는 상태로 점진적이면서 가차 없이 진행되므로 우리 모두가 두려워하는 것은 당연하다.

그러나 많은 사람들이 노화에 의한 정상적인 기억상실과 치매를 혼동한다. 치매는 일상생활이 크게 방해받을 정도의 인지기능장애를 수반한다. 이 치매는 노화과정에 의해 자연스럽게 일어나는 것이 아니고 그 자체가 단일 질병도 아니다(오른쪽 표 참조). 치매는 알츠하이머병이나 레비소체병,▪뇌혈관질환cerebrovascular disease; CVD▪▪ 그리고 그 외 인지기능 장애질환과 같은 여러 질환과 증세들에 의해 일어나는 일련의 정신기능 장애 증세이다. 그러므로 노화가 치매의 원인이 아니고 다만 가장 큰 위험 인자가 된다. 다른 말로 하면 치매는 모든 연령대의 누구에게나 일어날 수 있지만 65세 이상이 되면 그 발생빈도가 높아진다(60세에서 64세 사

나이 들면서 생기는 기억력 감퇴: 어디까지가 정상일까?	
노화에 따른 정상적인 기억력 변화	**치매가 의심되는 증세**
• 가끔 기억력 감퇴가 있지만 독립적으로 생활할 수 있고 정상 사회생활이 가능한 경우	• 영수증 처리나 목욕, 옷을 단정하게 입는 일과 같이 평범한 일상사를 수행하는 데 어려움을 겪고, 평상시 계속 하던 일들을 어떻게 하는지 잊어버릴 경우
• 잊어버려도 다시 기억할 수 있고 잊어버린 상황을 설명할 수 있는 경우	• 잊어버린 것을 기억하지 못하고 잊어버린 것의 의미 있는 중요성조차 설명 못 하는 경우
• 길이 헷갈려 잠시 서있기도 하지만 익숙한 장소에서는 길을 잃지 않는다.	• 익숙한 장소에서 길을 잃거나 안내판을 따라갈 수 없다.
• 간혹 적절한 단어를 찾기가 어려운 경우도 있지만 대화를 해나가는 데 문제가 없다.	• 자주 단어를 잊어버리거나 잘못 쓰기도 하고 뜻을 왜곡하기도 한다. 대화중에 문장이나 이야기를 규칙적으로 반복한다.
• 판단이나 결정할 수 있는 능력을 유지하고 있다.	• 선택이나 올바른 판단이 어렵고 사회적으로 부적절하게 행동한다.

■ **레비소체병**Lewy body disease _ 알츠하이머병, 혈관치매와 더불어 3대 치매 중 하나.
■■ **뇌혈관질환**CVD _ 뇌경색중과 뇌출혈을 포함한 뇌질병의 총칭.

이에서는 1,000명 중 4명이고 90세 이상이 되면 1,000명 중 105명으로 급증한다). 치매를 치료하고 간호하는데 드는 비용이 전 세계적으로 수십억 달러에 달하며 이 금액은 대략 세계 18위 국가의 경제규모에 해당한다!

우리는 학교에서 선생님으로부터 질문을 받고 대답을 못 한 경험을 가지고 있다. 그때 목덜미가 뻣뻣해지고 목소리는 떨리면서 더듬거리고 손바닥에 땀이 나고 얼굴은 벌게졌을 것이다. 알츠하이머병 환자에게는 이런 상황이 매일같이 일어나서 답을 모르고 큰 교실에 앉아있는 것과 마찬가지다. 이런 알츠하이머병 환자의 고충은 버지니아 벨Virginia Bell과 데이비드 트록셀David Troxel이 쓴《치매: 고귀함을 잃지 않는 삶》▪에 잘 설명되어 있다. 이 환자들의 뇌는 빙산과 같아서 어떤 날은 일부가 녹아서 사라져 버리고 또 다른 날은 다시 얼음이 생기기도 한다. 그래서 알츠하이머 환자들은 자주 혼란스럽고 당황하고 좌절하며 화를 내고 외로워할

▪ 원제는《The Best Friends' Approach to Alzheimer's Care》이고, 우리나라에는《치매: 고귀함을 잃지 않는 삶》(학지사, 2006년)으로 번역되어 있다.

뿐만 아니라 슬퍼하기도 한다.

알츠하이머병은 뇌의 신경세포들의 손상이 서서히 그리고 지속적으로 일어나고 그 과정을 되돌릴 수가 없다. 대부분 환자들은 별다른 해가 되지 않는 건망증에서부터 시작해 점차 단어를 조리 있게 연결시키지 못하거나 스스로 식사를 할 수 없는 상태로 악화가 된다. 이 알츠하이머병은 아주 흔한 병으로 환자수가 매년 증가해 미국 질병관리센터CDC에 의하면 2016년 미국에서 6번째 사망원인이 되었고 환자수가 2050년에 이르면 3배 증가할 것으로 예측했다. 불행하게도 CDC 목록에서 예방하거나 치료할 수 없는 유일한 병으로 분류되어 있다. 이 병으로 진단이 되면 20년 동안 생존한 경우도 있지만 보통 4~8년을 살다가 사망한다.

알츠하이머병을 비롯한 여러 종류의 치매에 미생물은 어떤 역할을 할까? 아직 초기 연구단계이긴 하지만, 미생물군집이 직접적이든 간접적이든 이 질환에 영향을 미친다는 보고들이 많이 있다. 알츠하이머병의 발병률이 선진국에서 훨씬 높다는 사실에 의해 고도의 위생환경과 서구식 식습관, 그에 따른 미생물의 부정적인 변화요인이 관련될 가능성이 예상된다. 또한 도시지역이 미생물이 풍부한 농촌지역보다 발병률이 10배나 높다는 사실도 알츠하이머병과 미생물과의 관련성을 뒷받침한다(미생물과 환경에 대해서는 13장 참조).

고농도의 혈당은 우리 몸과 뇌의 건강에 좋지 않다. 나중에 언급하겠지만 장 미생물들이 당뇨병과 혈당량 조절에 중요한 기능을 가지고 있다. 일반적으로 혈당량이 높은 당뇨병환자들에게서 알츠하이머병의 발병률도 2배 증가하는 경향이 있어서 알츠하이머병을 '제3형 당뇨병type3 diabetes'이라고도 한다.

염증은 상처와 침입하려는 해로운 세균에 대한 우리 몸의 정상적인 면역반응이다. 이런 염증은 우리에게 이로울 수도 있고 해로울 수도 있다. 왜냐하면 염증은 급성의 위험상황에 대한 필수적인 방어기전이기도 하지만 수개월에서 수년에 걸친 장기적인 비특이적 염증은 몸에 손상을 일으키기 때문이다. 그리고 이 만성염증은 몸속 미생물군집에게도 심각한 교란상태를 일으킨다(11장에서 좀 더 자세히 다룰 것이다). 만성의 약한 염증은 알츠하이머병의 중요한 발병요인이 되는데 그 근거로서 알츠하이머병 환자는 세균의 세포주요표면분자인 리포다당류lipopolysaccharide; LPS의 혈중양이 정상인에 비해 3배 정도 높게 나타난다. LPS와 몇 종의 세균분자물질들은 우리 몸에서 염증을 유발시키고 이런 분자들에 대응해 면역계가 위험한 병원균이 침입한 것으로 간주해 비상상태로 반응을 한다. 따라서 염증은 감염을 방어하는 데 유용하지만, 만성상태가 되면 관절염과 같이 우리 몸의 세포와 조직에 심각한 손상을 일으키므로 해로운 현상이 된다. 알츠하이머병을 비롯한 치매환자들은 염증성 사이토카인과 같은 여러 종의 염증인자들이 증가되고 혈중으로 순환되므로 몸 전반적으로 염증이 일어나게 된다.

앞에서 언급했듯이 늙어가면서 장의 장벽gut barrier과 혈액–뇌장벽BBB의 투과성이 증가되어 유해한 미생물 산물이 몸 내부로 들어오지 못하게 막는 능력이 떨어지게 된다. 유해한 물질들이 이 장벽들에 스며들어 통과하면 만성의 약한 염증을 일으키게 된다. 알츠하이머병 환자들은 장 미생물군집이 정상인과 다르므로 이런 불균형에 의해 LPS 방출이 증가되어 염증도 증가될 가능성이 있다. 또한 알츠하이머병 환자들은 혈액-뇌장벽의 투과성도 증가되어 있으므로 미생물의 염증성 산물들도 뇌 속으로 침투가 되어 뇌 속에 더 많은 염증을 유발할 수도 있다.

뇌 속에 있는 특정 세포들은 베타아밀로이드의 생성을 증가시켜 염증에 대응하면서, 알츠하이머병 환자의 뇌 속에서 관찰되는 서로 뒤얽혀 꼬인 모양의 거미줄과 같은 특징적인 베타아밀로이드 단백질 플라크가 신경세포 사이에 축적이 된다. 이런 과정에서 발생하는 신경염증반응들은 또 다시 뇌의 손상을 일으켜 전반적인 학습과 기억능력을 손상시키고 인지력도 감소시킨다. 이 염증을 감소시키기 위해 2년 이상 항염증제를 복용시킨 연구에 의하면 염증의 감소가 알츠하이머병과 파킨슨병의 발병을 상당히 감소시킨다는 결과를 얻었다.

알츠하이머병에 미생물이 관여되어 있다는 가장 강력한 증거는 전통적인 생쥐모델을 이용한 실험에서 얻어졌다. 이 실험에서 알츠하이머 생쥐는 정상 생쥐와는 확연히 다른 미생물군집을 가지고 있고, 이 알츠하이머 생쥐에게 미생물을 제거시키면 병변이 70% 이상 감소되고 뇌 염증도 훨씬 줄어드는 놀라운 결과를 얻었다. 뿐만 아니라 미생물이 제거된 생쥐에 알츠하이머 생쥐의 대변을 주입하면 정상생쥐의 대변보다 알츠하이머 증세가 크게 증가를 해 미생물과의 관련성이 강하게 제시되었다.

특정 미생물의 감염이 알츠하이머병의 발병률을 증가시킨다는 가설이 있으나 아직 증명이 되지 않아 후속 연구가 필요하다. 관련된 미생물로는 단순포진바이러스Herpes simplex virus-1; HSV-1와 폐렴과 눈에 감염을 일으키는 폐렴클라미디아Chlamydia pneumoniae, 라임병Lyme disease, 진드기가 옮기는 세균에 의한 전염병과 관련된 보렐리아Borrelia 등과 같은 세균이 포함된다. 이런 미생물과 알츠하이머병과의 관계가 아직 정확히 밝혀지지는 않았지만 유전적으로 알츠하이머병에 취약한 사람들이 미생물에 훨씬 쉽게 감염이 된다는 사실이 연관성을 암시한다. 이 사실로부터 미생물 감염에 의해 뇌에 염증이 증가하고 이것이 다시 아밀로이드 생성과 플라크형성을 유도해 알츠하이머병을 촉발시킬 것이라는 가설도 가능하다.

예방이 중요하다

앞으로 미생물들이 뇌에 어떻게 영향을 미치는지 정확히 규명하는 것이 커다란 과학적 숙제가 되겠지만, 이 보다 더 큰 질문은 이 성과를 뇌의 건강에 어떻게 적용할 수 있는가? 이다. 현재로는 알츠하이머병이나 다른 치매에 치유법은 없으나, 증상을 완화시킬 수는 있다. 신경퇴행성질환의 진행을 늦추는 약으로 도네페질donepezil, 갈란타민galantamine, 메만틴memantine, 리바스티그민rivastigmine 등이 개발되어 있지만, 생활습관

MIND식사법: 먹는 것을 신경 쓰라

식사와 미생물과의 연관성에 초점을 맞추어 보면 먹는 음식이 미생물을 통해 뇌건강에 영향을 미친다는 신뢰할 만한 증거가 지속적으로 나오고 있다. 지중해식 식사와 DASHDietary Approaches to Stop Hypertension라고 명명된 항고혈압식 사법을 적용한 두 건의 무작위시험에 의해 이 두 종류 식사법이 인지력 감소를 방지한다는 결과가 보고되었다. 시카고 소재 라쉬대학교 의료센터Rush Universtiy Medical Ceter에서는 이 결과를 이용해 뇌보호에 초점을 맞춘 새로운 식사법을 개발했다. 이 새로운 식이요법의 명칭이 MIND로서 신경퇴행 지연을 위한 지중해–대시 요법Mediterranean-Dash Intervention for Neurodegenerative Delay *의 약자이다. MIND식사법은 주로 천연의 식물성 식품으로 구성되어있고 육류와 고포화지방은 최소화한 것이다.

이 식사법에는 치매로부터 뇌를 보호한다고 널리 알려진 식품들이 의도적으로 포함되어 있다. 예컨대 인지능력 감소를 늦춘다고 알려진 채소, 그 중에서도 특히 녹색잎채소가 다량 포함된다. 또 베리berry류도 포함되어 있는데 동물실험에서 베리류가 뇌를 보호한다는 결과가 있고, 특히 포도씨(포도도 베리류에 속한다) 추출물을

이나 식생활을 개선함으로써 치매의 발병을 최소화할 수 있고, 또 치매가 발생했다 하더라도 그 증세를 줄일 수 있는 여러 가지 방안이 있다. 그 방안 중 첫째는 세포에 필요한 산소와 주요 영양분을 고갈시키는 흡연을 피하는 것이다. 둘째는 하루에 적포도주 한 잔 정도로 알코올 섭취를 줄이는 것이다(이 장의 후반부를 보라). 알코올중독의 여러 위험성을 별개로 하더라도 폭음이나 지속적인 과음은 알코올성 뇌손상을 일으킬 수 있다. 셋째는 건강하고 균형 잡힌 식사를 해 뇌가 "녹스는 것"을 방지하는 것이다. 식품과 관련해 커피 소비의 증가가 알츠하이머병의 발생위험을 낮춘다

투여한 쥐에서 장 미생물이 미세영양분을 소화시켜 뇌에 꼭 필요하고 알츠하이머병의 예방효과를 가진 3–하이드록시 벤조산3-hydroxy-benzoic acid과 3–[3'–히드록시페닐]프로피온산3-[3'-hydroxyphenyl]propionic acid의 생산을 증가시켰다.

이런 결과들을 확인하기 위해서 앞으로 더 많은 연구가 필요하지만 MIND식사법이 인지력 감소를 방지할 수 있는 유력한 접근법임이 분명하다. 2015년에 수행한 한 연구에 의하면 MIND식사법을 엄격하고 충실히 지킨 참가자에서 알츠하이머병의 위험을 53% 낮추는 결과를 얻었다(생활습관이나 심장건강과 같은 다른 요인들은 무시했다). 이 식사법을 보통정도로 지킨 경우도 알츠하이머병의 위험을 35% 낮추었다. 뿐만 아니라 이 식사법에는 고혈압이나 심장병, 그리고 뇌졸중의 위험을 낮춘다고 증명된 식품들도 포함되어 있다.

66쪽의 표에 나타난 바와 같이 이 식사법은 쉽게 따를 수 있다. 즉 녹색 샐러드와 채소를 매일 섭취하고, 견과류를 간식으로 먹고, 미각과 뇌를 즐겁게 해주는 포도주를 하루에 한 잔씩 마시는 것이다. 이 표에는 뇌 건강을 증진시킬 목적으로 15종의 식품들이 섭취해야 할 것과 피해야 할 것으로 구분되어 있다.

■ https://www.rush.edu/news/diet-may-help-prevent-alzheimers 참조.

는 보고가 있으나 그 기전은 아직 규명되지 않았다. 다만 커피가 독소 생성과 염증을 유발하는 장 미생물군집의 구성을 바꾼다는 연구결과는 있으므로 관련성을 예상할 수 있다.

이런 건강한 식사와 더불어 평생에 걸쳐 운동하는 것이 필수적이다. 심장을 뛰게 하면 뇌로의 혈류가 증가해 뇌로 더 많은 영양분을 공급하게 된다. 그러므로 정기적인 운동은 치매를 비롯해 고혈압, 당뇨병, 고지혈증의 위험성을 낮춘다. 뿐만 아니라 운동은 나중에 12장에서 언급하겠지

MIND식사법에서 권하는 음식과 피해야 할 음식	
섭취해야 할 것	**피해야 할 것**
• 녹색 채소: 매일	• 붉은색 육류: 일주일에 4회 이하
• 다른 채소: 적어도 하루에 한 번씩	• 버터와 마가린: 하루에 한 테이블스푼 양 이하
• 통곡물: 하루에 세 번씩	• 치즈: 일주일에 한 번 이하
• 견과류: 매일	• 튀김이나 패스트푸드: 일주일에 한 번 이하
• 포도주: 하루에 한 잔	• 정제된 설탕과 페스트리나 과자 같은 탄수화물: 특별한 경우를 제외하고 가능한 한 줄일 것
• 콩류: 이틀에 한 번씩	
• 베리류: 일주일에 적어도 두 번씩. 특히 블루베리와 딸기	
• 가금류: 일주일에 적어도 두 번씩	
• 어류: 일주일에 적어도 한 번씩	
• 올리브오일	

MIND 식사법이 탁월한 점은 명시된 그대로 엄격하게 따르지 않더라도 뇌를 이롭게 하는 이들 식품 중 좋아하는 것 중심으로 즐겁게 식사하면서 뇌에 유익한 미생물도 부양할 수 있다는 것이다.

만 미생물에게도 영향을 미친다. 여러 연구에 의해 정기적인 에어로빅 운동이 알츠하이머병이나 여러 치매에 대해 예방효과가 있고, 이미 치매가 있다 하더라도 생활의 질을 높여준다고 알려져 있다. 과학적 실험의 표준 기준인 무작위 대조실험에 의해 알츠하이머 환자가 에어로빅운동을 하면 인지점수가 높아지고, 기억력과 주의력이 좋아지고 생각이 체계화되면서 불안감이나 짜증, 그리고 우울감은 감소하는 것으로 나타났다. 이 결과를 더 증진시키기 위해 야외활동의 동기를 부여하고 심리적으로나 사회적으로 참여할 수 있는 여러 육체활동을 권장할 필요가 있다. 친구와 같이 걷거나 가볍게 뛰기, 또는 단체로 하는 운동 강습, 동물보호시설이나 정원가꾸기의 자원봉사활동 등 무엇이든지 자신이 하고 싶은 활동을 하는 것이 중요하다.

파킨슨병

브렛은 학창시절부터 수준 높은 클라리넷 고전음악 연주자였는데 40대 초반 중년의 위기를 거치면서 쿨재즈조용한 모던재즈의 한 형식 색소폰연주자로 탈바꿈했다. '오스카힉스 재즈 6중주단Oscar Hicks Jazz Sextet'으로 알려진 6인조 그룹에서 테너색소폰과 다른 목관악기를 연주하기 시작했다. 이 그룹의 베이스기타 연주자인 로드는 재즈와 함께 숨 쉬고 살아가는 뛰어난 음악가였다. 그는 이 6인조 그룹을 즉흥연주는 엄두도 못내는 초보 수준의 전통적인 재즈그룹에서 공연료를 받고 재즈 연주회를 할 수 있는 꽤 유명한 재즈밴드로 탁월하게 변모시켰다. 이렇게 끈끈하게 연결된 재즈밴드는 12년이 지난 지금도 함께 밴쿠버의 여러 공연 장소에서 연주활동을 활발히 하고 있으며 매주 수요일 저녁에는 연습을 한 후 향기 좋은 싱글몰트위스키를 마시곤 한다. 이것이야말로 중년의 위기를 극복하는 좋은 방법이지 않을까?

그런데 약 2년 전부터 60대 초반인 로드에게 가만히 있어도 왼쪽 손이 떨리고 경련이 일어났다. 그리고 걸음걸이도 조금씩 뻣뻣해지고 웃을 때도 얼굴이 굳어져 갔다. 그래서 신경과에 가서 진찰을 받은 결과 파킨슨병으로 진단되었다. 손의 떨림 외에도 손의 소근육 운동 조절이 잘 되지 않았다. 결국 손이 마치 골프채와 같이 단단하게 느껴졌으며 베이스기타를 연주하기가 매우 어려워졌다. "매끄러운 연주에 필요한 손의 예민함과 미묘한 움직임이 사라지면서 연주하는 게 거칠고, 초보적이고 결국 아무런 감흥이 일어나지 않게 되었어요."라는 말을 뒤로하고 그는 베이스기타 연주를 그만두었다.

다행히 파킨슨병은 서서히 진행이 된다. 스스로를 "파키스들Parkies"이라고 부르는 파킨슨병 환자들은 완치는 할 수 없지만 증세를 조절해 오랫동안 사회생활을 유지할 수 있다. 로드는 그동안 육류를 주로 먹었고 과일 종류를 사기는 했지만 상하도록 방치하기 일쑤였다. 그러나 파킨슨 환자가 된 후 자신이 먹는 식품과 그 식품이 미생물에 미치는 영향에 많은 주의를 기울이고 바꾸게 되었다. 그래서 아침식사로 라스베리, 딸기, 바나나, 그리고 망고가 들어간 과일주스를 먹고, 전반적으로 식사량과 육류의 비중을 줄였다. 그리고 주로 앉아있던 생활습관을 하루에 두 번씩 애완견과 같이 산책을 하고 자전거를 자주 타는 것으로 바꾸었다. 또한 하루에 세 번씩 시네메트Sinemet, 상품명은 카르비도파(Carbidopa)와 레보도파(Levodopa)를 섭취한다. 이 시네메트는 체내 도파민의 양을 증가시키는 약물이다. 도파민은 근육운동을 조절하는 신경전달물질인데 파킨슨 환자에서 그 양이 저하되어 있다. 그 결과 그의 증세는 현재 잘 조절이 되고 있다. 그리고 캐나다에서는 법으로 허용된 의료용 마리화나를 처방받아 경련을 줄이고 우울감에서 벗어나면서 잠을 자도록 하고 있다. "시간이 지나면 새로운 기회가 생기지요."라고 그가 말했듯이, 주위 모든 이들에게 다행스럽게도 로드는 다시 기타를 연주하게 되었고, 다른 멤버들과 같이 연습도 하고 공연도 하게 되었다. (물론 즐기던 위스키도 다시 마시면서). 이런 로드의 상황에 걸맞은 재즈 가사가 있다. "오늘밤을 마음껏 즐기자."

파킨슨병은 알츠하이머병 다음인 두 번째로 흔한 신경퇴행성 질환으로서 65세 이상 인구의 1~2%가 걸린다. 이 병은 신경계 질환으로 로드가 경험한 증세인 떨림, 근육강직, 느린동작서동증, 그리고 안면경직 등이 나타난다. 진단받은 환자들은 이와 같은 신경퇴행성 증세가 처음 나타나긴 하지만, 실제 파킨슨병은 이런 증세가 나타나기 20~30년 전에 대장에서 먼저 시작했을지 모른다. 파킨슨병과 밀접하게 관련된 두 가지 초기증상이 대장의 변비 증세와 후각의 상실로서, 이 두 가지가 다 미생물과 관련성을 가지고 있어서 이에 대한 연구가 필요하다. 파킨슨병 환자들은 일반적으로 수명에 지장을 받지 않아 병이 생기더라도 오랫동안 생존하므로 운동이상의 증세는 도파민으로 상당기간 잘 조절할 수가 있다. 이 병에 걸린 무하마드 알리나 마이클 폭스 같은 유명인들에 의해 이 병이 세간의 주목을 받게 되었고, 그러면서 아주 심하게 되기 전까지 상당기간 대부분의 일상생활을 유지할 수 있다는 사실도 대중에게 널리 알려졌다.

파킨슨병은 신경전달물질인 도파민을 분비해 근육조절을 관장하는 부위인 중뇌의 흑질substantia nigra을 알파 신뉴클레인α-synuclein 단백질이 서서히 파괴시켜 일어난다. 그런데 이 알파 신뉴클레인 단백질이 장에서도 생성이 되는데, 흥미롭게도 장에서는 이 단백질이 잘못된 구조를 가지고 있다. 이 잘못된 구조라는 것은 뜨개실 뭉치가 엉켜서 매듭이 된 것을 상상하면 된다. 이렇게 잘못된 구조의 신뉴클레인 단백질이 도미노같이 미주신경에서 뇌까지 잘못된 구조로 변화되면 알츠하이머병과 유사하게 플라크를 형성하면서 도파민 생성세포를 파괴하기에 이른다. 이 현상은 매듭을 무턱대고 잡아당기면 매듭이 점점 더 커져서 커다랗게 엉킨 덩어리가 되는 것과 비슷한 것이다.

파킨슨병에 생긴 중뇌의 흑질에 일어난 손상을 되돌릴 수 있는 방법은 알츠하이머병과 마찬가지로 현재로서는 없다. 줄기세포를 이용한 연구가 추진되고 있으나 아직까지 성공하지 못했다. 현재로서는 건강한 식습관과 운동, 그리고 앞에서 설명한 MIND식사법과 같은 적합한 식사법 등이 파킨슨병의 진행을 상당히 늦출 수 있고, 도파민과 같은 약물이 증세를 완화시키는 데 사용할 수가 있다.

앞에서도 이야기한 바와 같이 최근 들어 파킨슨병의 초기단계에 변비가 생기므로 장이 어떤 역할을 하고 후각의 상실도 일어나므로 입과 코 부위도 관여할 가능성이 있어서 여기에 서식하는 미생물군집이 파킨슨병의 발생에 관여할 가능성이 제기되었다. 미생물과 파킨슨병 사이의 명확한 인과관계는 아직 얻어지지 않았지만, 이들의 관련성에 대한 명백한 단서는 점차 보고되고 있으므로 이 책에도 그 관련성을 다음과 같이 소개한다. 이 단서들을 종합하면 파킨슨병은 뇌에서 증세가 나타나기 전에 장 미생물과 연관이 되어있다는 사실을 최근 데이터들이 명확하게 보여주고 있으므로 이에 근거해 파킨슨병에 대한 개념이 획기적으로 바뀌고 있다.

장과 뇌의 주연결통로인 미주신경을 기억하고 있지요? 그런데 이 미주신경이 파킨슨병과는 관련이 없을 가능성에 대한 임상시험 결과가 있다. 덴마크에서 1977~1995년 사이에 위궤양 통증을 줄이기 위해 미주신경을 절단한 5,000명 이상의 환자를 대상으로 절단 5년 후 파킨슨병의 발병률을 추적 조사했다. 놀랍게도 미주신경을 완전히 절단한 환자들은 부분 절단한 경우나 절단하지 않은 경우와 비교했을 때 발병률이 오히려 감소했다. 뿐만 아니라 최근에 미주신경을 절단한 만 명의 환자를 대상으로 스웨덴에서 실시한 임상시험 결과도 덴마크 연구결과와 유사하게 완전 절단된 경우가 부분절단이나 절단 안한 경우보다 파킨슨병에 대해 방어 효과를 나타내었다. 이런 결과들에 의해 미주신경을 절단함으로써 잘못 접힌 신뉴클레인 단백질이 뇌에 도달하는 통로가 차단되거나 이 결과는 쥐 실험으로 증명됨 미생물을 포함한 장의 어떤 신호가 차단되어 나타난 현상이라고 추측할 수 있다.

최근의 동물실험에 의해 파킨슨병이 장에서 시작한다는 좀 더 설득력 있는 증거가 제시되었다. 실험동물은 생쥐로서 알파 신뉴클레인이 과다 발현되어 운동장애를 나타내고 당연히 신뉴클레인 단백질 덩어리를 가지고 있다. 이 생쥐를 무균상태로 키우면 운동장애와 신뉴클레인 덩어리가 현저히 줄어든다. 그러나 무균상태 생쥐에게 장 미생물이 생산하는 짧은사슬지방산short-chain fatty acids, 단쇄지방산을 섭취시키면 파킨슨병의 증세가 나타난다. 그리고 가장 주목할 연구결과는 파킨슨병 환자의 대변을 이 무균생쥐에게 주입하면 파킨슨병의 증세가 나타나고 정상인의 대변은 증세를 나타내지 않는다는 것이다.

노화와 노화에 관련된 질환을 조사해 보면 공통적으로 만성 염증이 증가되어 있으므로 이를 염증성 노화inflammaging라고 할 수 있다. 이 만성 염증을 일으키는 핵심물질은 LPS리포다당류로서 여러 종의 세균의 표면에 존재한다. 알츠하이머병과 마찬가지로 파킨슨병에서도 장의 투과성이 증가되어 있어서 미생물의 생성물들이 장밖으로 빠져나와 다른 부위로 이동이 되어 장 내부뿐만 아니라 몸의 다른 부위에도 염증을 일으킨다. 뇌에서 증세가 나타나기 전 이런 염증이 수 년 간 지속이 되면서 알파 신뉴클레인 단백질의 잘못접힘misfolding 현상이 미주신경을 포함한 장 신경계를 거쳐 뇌까지 일어날 가능성이 있다.

이러한 염증의 진행이 일어나는 초기요인은 무엇일까? 그것은 바로 대장 미생물인 것으로 알려져 있다. 그동안 여러 연구에 의해 파킨슨환자의 장 미생물 중 염증성 LPS를 생성하는 균은 증가를 하고 염증을 약화시키는 균 종류는 감소되어 결과적으로 염증이 증가하고 이 증가된 염증이 파킨슨병과 관련이 있는 것으로 알려졌다.

그리고 소규모 인간을 대상으로 한 연구에서도 파킨슨병 환자의 미생물군집은 정상인과 다르다는 사실이 보고되었다. 특히 프레보텔라균 *Prevotella*, 절대혐기성의 그람음성세균이 환자에서 정상인에 비해 77%나 감소되어 있다는 깜짝 놀랄 결과도 있다. 따라서 이 세균의 감소 정도를 측정해 환자와 정상인을 구분할 수 있다고 보고되었다. 현재 파킨슨병의 초기 단계를 진단할 수 있는 바이오마크가 없으므로 신경계의 이상증세가 나타날 때까지 이 병의 진단이 이루어지지 않는 상황에서 이 연구결과는 초기진단에 큰 의미를 가진다. 프레보텔라균은 짧은사슬지방산의 생산을 증가시키고 염증은 감소시키면서 비타민류도 합성하므로 장을 건강한 상태로 유지하는 데 기여를 한다. 이 균은 식이섬유와 과일, 채소가 풍부한 식품을 섭취하는 사람에서는 증가되어 있다고 알려졌다. 이 결과는 앞에서 이미 언급한 것이다.

또한 LPS를 생산하는 장내세균과*Enterobacteriaceae*의 균들은 염증을 증가시키는데 이 균들은 운동장애가 심한 환자들과 관련이 있다. 이 프레보텔라균과 장내세균과 균들의 개체 수 차이는 파킨슨병 외에도 또 다른 신경계 질환인 자폐증*autism*에서도 유사하게 나타난다. 그 외의 후속연구에 의해서도 파킨슨병 환자에는 항염증성의 '좋은' 미생물의 수는 감소되어 있고, 염증성의 '나쁜' 미생물의 수는 증가되어 있다고 보고되었다.

변비는 파킨슨병의 또 다른 위험인자인데 환자의 80% 정도가 이런 위장관 증세를 나타낸다. 변비 증세에 의해 장에서 알파 신뉴클레인의 이동이 정체되면서 축적되어 잘못접힘 구조를 이루게 되면 파킨슨병을 유발할지도 모른다. 변비 증세는 미생물의 불균형 전에 일어나거나 반대로 미생물의 불균형 후에 일어날 수 있는데 결과적으로 장의 투과성과 염증을 증가시킨다. 파킨슨병 환자의 약 반 정도가 우울증으로 고통을 받는다. 다음 장에서 다루겠지만 우울증도 미생물군집의 변화와 크게 관련이 되므로 아마도 장의 미생물군집의 불균형이 파킨스병 환자의 우울증 증세를 일으킬 가능성이 있다.

파킨슨병의 발병을 감소시키는 두 가지 놀랄 만한 요인이 있다. 한 가지는 흡연으로서 36~50%의 감소효과가 있다. 또 다른 한 가지는 규칙적인 커피 음용인데 발병률을 약 1/3 감소시킨다. 커피가 이런 감소효과를 어떻게 나타내는지에 대해서는 여러 가설이 있지만 증명된 것은 없고 가설 중 한 가지는 장과의 관련성이다. 아침에 모닝커피를 마시는 사람은 잘 알겠지만 커피는 마신 후 4분 내로 장의 운동을 촉진시킨다. 그러므로 커피를 규칙적으로 마시면 파킨슨병과 연관된 변비를 줄일 가능성이 높다. 그리고 커피에는 항산화제가 포함되어 있어서 염증을 줄이게 되어 알파 신뉴클레인α-synuclein의 잘못접힘 구조를 방지할 가능성도 있다.

정신건강

우울증은 노인들에게 나타나는 가장 흔한 정서장애 중의 하나이지만 많은 경우 진단이 되지 않고 적절한 치료도 이루어지지 않고 있다. 노인의 우울증은 늙으면 건강문제가 생기고 주변의 사랑하는 사람들이 사망하면서 일어나는 자연적인 증세로서 피할 수 없는 현상으로 여겨지고 있다. 그러나 이것은 사실이 아니다! 이 분야 전문가들에 의하면 미국과 여러 나라에서 시행한 대규모 연구에 의하면 요양시설이 아닌 독립적으로 살고 있는 노인들인 경우 우울증 발생률이 1~5%로서 일반 미국인의 6.7%보다 오히려 낮다고 보고되었다. 그러나 이 우울증 발생률이 병원에 입원하거나 질병이 있는 경우에는 30%이상으로 급격하게 증가한다. 특히 뇌졸중이나 심장마비 또는 암과 같은 환자들에서는 40%이상이고 요양원에 거주하는 노인들에서는 50%정도라고 알려졌다. 그리고 우울증을 가진 노인들의 반 이상이 60세 이후에 증세가 나타나기 시작한다.

스트레스와 불안감은 우울증과 동시에 일어나는데 젊은 성인에게는 불안감이 우울증보다 먼저 나타나고, 우울증을 가진 노인층에서는 적어도 50%이상이 불안장애를 겪게 된다. 우울증을 가진 노인과 젊은이 사이에는 그 양상이 사뭇 다르게 나타난다. 예를 들면 노인인 경우는 일반적으로 슬픔이나 자신이 무가치하다는 감정이 없는 대신 불면증, 무관심, 활력 감소, 식욕상실, 흥분, 기억과 집중력 감퇴, 그리고 온 몸이 쑤시고 아픈 증세가 주로 보고되어 있다.

우울증의 원인은 정확히 알려져 있지 않아서 진단과 치료도 어려운 상황이다. 설상가상으로 노년기의 우울증, 특히 그 중에서도 남성인 경우 여러 가지 건강문제와 복용하는 여러 약물들이 뒤섞여 아예 우울증으로 진단이 되지 않거나 오진이 되기도 한다. 진단이 안 되어 우울증이 방치가 되면 심각한 상태로 발전해 자살이 일어나기도 한다. 이 자살은 노인층에서 거의 2배로 증가해 큰 사회문제가 되고 있는데 그 중 85세 이상 백인 남성 집단의 자살률이 미국에서 가장 높다. 우울증의 원인은 여러 가지이므로 모든 사람에게 적용될 수 있는 단일 치료법은 없고, 여러 가지 요법과 약물, 그리고 생활습관 교정 등을 복합적으로 사용한다.

앞에서 살펴본 바와 같이 장 미생물군집도 우리가 상상하는 것 이상으로 뇌기능에 지대한 영향을 미친다. 최초의 실험동물 연구에 의해 행동, 불안감, 스트레스, 우울증이 모두 장 미생물과 관련이 있다는 신빙성 있는 결과가 보고되었다. 특히 어린 시절의 미생물군집이 이런 감정기분장애에 핵심역할을 한다는 것은 거의 확실하다.

성인의 미생물군집에 대해서도 더 많은 연구결과들이 나오고 있는데 예를 들면, 먹이사슬의 아래에 놓인 먹잇감 동물에 속하는 생쥐도 정상적인 경우 매우 조심스럽게 행동하는 데 비해, 무균생쥐는 정상생쥐보다 훨씬 대담성을 나타내어 정상생쥐와 다른 행동양식을 보인다. 그뿐만 아니라 스트레스를 받아 불안과 우울 증세를 나타내는 설치류의 대변을 다른 정상 실험동물에 주입하면 그 정상 동물들도 같은 증세를 나타낸다는 놀라운 사실이 보고되었다. 이런 행동장애들이 실험동물에서 단지 장 미생물군집을 조정함으로써 교정이 될 수 있다는 사실에 의해 인간도 마찬가지로 장 미생물군집에 의해 이런 정신질환의 치료 가능성이 예상되었고 후속적으로 이에 대한 많은 연구가 이 가능성을 현실화시켜주고 있다.

두 건의 소규모 연구에 의해 정신건강문제를 가진 사람들에게 장 미생물군집이 변화되었다는 사실이 확인되었다. 그 중 한 연구는 34명의 우울증 환자와 17명의 정상인의 대변 미생물군집을 비교한 결과, 확연한 차이가 발견되었다. 즉 우울증환자들에게는 LPS를 생성하는 염증성 미생물인 프로테오박테리아proteobacteria와 박테로이데테스bacteroidetes들이 증가되고, 항염증 작용을 가져 염증성이 약한 후벽균Firmicutes문은 감소되어 있다. 또한 미생물들이 생성하는 이소발레르산isovaleric acid 같은 소분자 물질들이 우울증환자에서 증가된 것이 발견되었다. 이 이소발레르산은 화학 구조적으로 감정조절작용을 나타내는 신경전달물질인 GABA*와 유사해 혈액-뇌장벽을 관통해 GABA수용체에 경쟁적으로 결합함으로써 신경전달 기능에 영향을 미친다. 이 발견은 뇌로부터 몸 전체로 전해지는 화학 신호를 미생물들이 조절할 수 있다는 사실을 의미한다. 또 실험대상의 숫자가 비슷한 다른 연구에서도 미생물군집의 변화가 있었고 박테로이데테스*bacteroidetes*균은 증가하고, 래크노스피래세애*Lachnospiraceae*균은 감소한 양상을 발견했다. 그러나 이 두 연구결과는 변화된 미생물종 간의 상관관계가 매우 복잡해 명확하게 그 의미가 규명되지 않았다. 따라서 미생물종의 차이를 규명하기 위해서는 더 많은 환자들이 참여한 대규모 집단연구가 필요하다. 그럼에도 불구하고 '우울증을 유발하는 미생물'과 그 대사산물이 감정조절 장애에 관여할 것이라는 개념이 앞으로 이런 질환들에 대해 새로운 관점으로 접근할 수 있는 가능성을 열고 있다.

장 미생물이 우울증에 관여한다는 가장 확실한 증거는 항생제를 사용한 연구에 의해 얻어졌다. 이 항생제가 인체 미생물군집에 미치는 영향에 대해서는 나중에 자세하게 다루도록 한다.

영국에서 실시한 대규모 집단연구로서 우울증환자 20만 명을 대상으로 항생제 사용에 대한 후향성 연구retrospective study가 대표적이다. 한 종류 항생제를 한 차례 이상 투여받은 환자들을 1년 동안 추적 조사한 결과, 7종류의 항생제가 우울증을 증가시키는 양상을 나타냈고 그 중 페니실린을 다섯 차례 이상 투여한 집단에서 우울증이 50% 증가했다. 그 외 항생제는 불안감도 증가시켰다. 이 연구에서 우울증은 항바이러스 약물과는 관련이 없었고, 항진균제는 여러 차례가 아닌 한 차례 투여한 소규모 집단에서만 우울증과의 관련성을 나타냈다. 이 결과에 의해 우울증에

■ GABA _ gamma-aminobutyric acid의 약자. 포유류의 중추신경계에 작용하는 신경전달 물질이다.

세균이 관여되고 바이러스나 진균은 아닌 것으로 예상된다. 이 연구를 시행한 시기는 항생제가 여러 측면에서 해로울 수 있다는 사실이 막 제기되던 때였다. 그러므로 항생제 과다사용은 신체적인 건강뿐만 아니라 우울증이나 불안감, 스트레스 같은 정신건강에도 영향을 미칠 수 있는 것으로 확대되었다. 만성 스트레스는 불면증에서 체중 증가와 심장질환의 증가, 그리고 면역과 소화기능의 장애에 이르기까지 여러 종류의 부정적인 건강문제를 일으킨다. 스트레스는 장 투과성도 증가시킨다. 이 사실은 실험대상자에게 대중 앞에서 연설하게 하거나 찬물을 끼얹어 스트레스를 일으켜서 얻은 연구결과이다. 또한 73명의 노르웨이 군인을 대상으로 한 연구에서 배급량을 엄격하게 통제하고 45kg의 배낭을 메고 4일간에 걸쳐 51km의 크로스컨트리 스키를 타서 스트레스가 크게 증가되었을 때 장 투과성과 염증이 증가되고 장의 미생물조성에도 현격한 변화를 나타냈다. 이는 스트레스와 장 미생물의 관련성을 입증하는 결과이다.

앞에서 이미 설명한 바와 같이 장의 투과성이 증가되면 LPS 같은 미생물 유래 염증성 산물들이 장밖으로 새어 나가게 된다. 우울증 환자에 염증으로부터 자신을 보호하는 항-LPS 항체가 증가되어 있다는 사실은 LPS에 대한 장의 투과성이 증가되어 있음을 의미한다. 만성염증과 우울증과의 관련성은 식이요법 연구에 의해 증명되기도 한다. 즉 건강에 해로운 식품들은 만성염증과 우울증의 발생과 밀접하게 관련이 되어있고, 지중해식 식이요법을 엄격하게 준수하면 우울증의 위험이 감소한다.

　프로바이오틱스가 스트레스 감소에 효능을 나타내는 기전은 정서에 영향을 미치는 장 투과성을 감소시킨다는 사실과 연관되어 있다. 동물실험에 의해 프로바이오틱스는 우울증과 불안감, 그리고 스트레스를 감소시킨다고 알려졌다. 이와 유사한 신경퇴행질환과 정서장애에 대한 동물실험 모델도 개발되어 있어서 동물을 대상으로 한 연구가 많이 진행되고 있다. 그러나 사람에 대한 연구는 최근에 시작해 그 연구결과가 많지 않으므로 앞으로 다양한 건강 상태를 가진 대규모 인간 집단에 대한 연구가 필요하다. 소규모 예로서 55명의 건강한 사람을 대상으로 프로바이오틱스인 락토바실러스 헬베티커스*Lactobacillus helveticus*와 비피도박테리움 롱검*Bifidobacterium longum*을 30일 동안 투여하거나 위약을 투여한 임상시험이 있다. 투여 후 불안감, 우울증, 스트레스, 그리고 대응기제coping mechanism, 위협이나 위험에 대처하는 반응양식 등을 측정한 결과, 프로바이오틱스를 투여 받은 사람들이 훨씬 양호한 양상을 보였다. 이와 유사하게 20명의 건강한 사람을 대상으로 한 시험에서도 프로바이오틱스의 혼합제제를 투여받은 그룹이 슬픔 감정과 연관된 부정적인 사고가 감소됨을 보고한 것도 있다. 그러나 이 시험들은 건강한 사람을 대상으로 했기에 향후 환자들에 대한 연구도 추진되어야 한다. 그리고 프로바이오틱스들은 신경염증을 감소시키는 효능과 뇌기능에 직, 간접적인 영향을 나타내는 화학물질을 생산해 뇌의 건강에 다양한 방식으로 관여한다. 따라서 앞에서 예를 든 초기의 소규모 실험들의 후속으로 향후 더 많은 대규모 연구가 진행될 것으로 예상된다.

뇌졸중

당신이 당신의 몸 안에 갇혀 있다고 상상해 보라. 육체는 마비되어 있으나 정신은 멀쩡한 상태를. 이런 상황이 뇌졸중에서 실제로 일어나서 노인들 사이에 치매와 더불어 가장 두려운 건강 문제로 대두되고 있다. 사실상 뇌졸중은 미국에서 사망원인 중 다섯 번째에 해당해 성인에서 신체불구의 가장 큰 원인이 되고 있다.

뇌졸중은 뇌로 들어가는 혈액의 흐름이 막혔을 때 일어난다. 뇌의 혈액 공급이 부족하면 뇌의 세포들이 죽게 되는데 뇌세포가 죽는 영역에 따라 무감각, 마비, 언어장애 등의 여러 증세가 나타나게 된다. 조기에 처치하고 치료를 하면 뇌의 손상을 최소화할 수 있고 몸의 기능도 회복할 수 있지만, 일반적으로는 치료를 하더라도 뇌의 손상이 남아 있어서 완전하게 회복되지는 않는다. 뇌졸중은 두 가지 타입이 있다. 가장 흔한 타입은 허혈성 뇌졸중으로 뇌에 영양분과 산소를 공급하는 혈관의 내부가 막혀서 일어난다. 또 다른 타입은 출혈성 뇌졸중으로 허혈성 뇌졸중보다 발생빈도는 낮지만 일어나면 더 치명적이다. 이 경우에는 뇌혈관이 파열되어 출혈이 일어나는 것으로서 고혈압과 관련이 높다.

지방성 콜레스테롤이 혈관 내에 침착되는 것이 이 두 종류 뇌졸중의 주원인으로서 혈관 내 혈액의 흐름을 차단시킨다. 뇌졸중의 제어 가능한 발병요인들은 고혈압, 당뇨병, 비만, 고콜레스테롤증, 과음 그리고 흡연 등으로 이들이 뇌졸중 발생의 반을 차지한다. 나머지 반은 비제어성 요인들로서 나이65세 이상, 성별남성이 발생률이 높고 여성은 낮은 반면 치명적인 경향이 있다, 인종아프리카계 미국인이 발생률이 높다, 그리고 가족력 등이 포함된다.

심장에 혈액 공급이 중요하듯이, 뇌로의 혈액공급도 뇌기능에 필수적이므로 혈액공급에 문제가 생기면 뇌졸중 외에도 몸에 여러 가지 큰 이상을 일으킨다. 따라서 혈액을 공급하는 동맥의 건강이 뇌와 심장에 결정적으로 중요할 뿐 아니라 몸의 다른 부위에도 마찬가지다.

동맥 내에 콜레스테롤과 지방으로 이루어진 플라크가 쌓이면 혈관을 막아 심혈관질환cardiovascular disease; CVD를 일으키고 뇌로 들어가는 동맥에서 일어나면 뇌졸중을 발생시킨다. 이 책의 8장에서 심장마비, 뇌졸중, 심혈관질환과 미생물군집과의 관련성을 좀 더 자세히 설명하겠다.

미생물군집은 혈관의 건강에 지대한 영향을 미쳐 심혈관질환 발생에 관여를 하며 더 나아가 뇌졸중에도 연관이 있다. 붉은 고기를 먹으면 거기에 들어 있는 미생물들에 의해 고기 성분 중 일부가 트리메틸아민trimethylamine; TMA이라는 특정 화합물로 전환되므로 이 화합물을 같이 섭취하게 되고, 이 화합물은 간에서 트리메틸아민 N-옥사이드 trimethylamine N-oxide; TMAO와 같은 여러 유도체로 다시 전환이 된다. 이런 유도체들이 혈관 내에 플라크의 축적을 일으켜서 심혈관질환의 원인이 된다. 붉은 고기를 먹지 않으면 그 고기에 함유된 미생물도 없는 셈이므로 이런 유도체들이 만들어지지 않게 되어 심혈관질환과 뇌졸중의 발생률을 크게 감소시킨다. 그러므로 붉은 고기의 섭취는 발병요인이 되는 화합물을 합성하는 미생물을 다수 먹는 것과 같은 의미이다. 이런 개념에서 TMAO의 수치와 TMA 생성 미생물의 수가 뇌졸중 위험지표로 사용할 수 있다.

심혈관질환 위험을 감소시킬 수 있는 쉬운 방법으로는 붉은 고기의 소비를 줄이고 섬유질의 섭취를 증가시키는 것이다. 섬유질 섭취는 뇌졸중의 위험도 감소시키는 좋은 방법이다. 다량의 식물성 섬유질을 섭취하는 완전 채식주의자나 그보다 느슨한 일반 채식주의자, 그리고 미생물이 없는 무균생쥐를 대상으로 한 연구결과에 의하면 이들 그룹에서는 심혈관질환이 거의 없거나 아예 없었다. 이 결과에 의해 섬유질이 미생물군집에 지대한 영향을 미친다는 것은 이미 밝혀져 있으므로 미생물들이 이런 질병 발생과 어떤 관련성이 있을 것을 강하게 암시한다. 최근 여러 연구결과들을 종합해보면 뇌졸중의 위험과 섬유질의 섭취는 역상관관계를 나타낸다. 하루에 7g씩 식이섬유 섭취를 증가시키면 뇌졸중의 위험이 7%씩 감소된다. 이런 관점에서 보면 미국 여성의 하루 평균 섬유질 섭취량은 13g으로 권장량인 21~25g에 많이 미달하고, 남성인 경우도 평균 섭취량은 17g으로서 30~38g의 권장량에 한참 모자란다. 권장량을 채우려면 힘들어 보이지만 실제 7g의 섬유질은 통밀 파스타 70g 2/3컵 정도과 곁들여 먹는 약간의 과일과 토마토에 해당하므로 쉽게 섭취할 수 있다. 나중에 다시 언급하겠지만 섬유질은 미생물에게 아주 훌륭한 먹이로서 뇌 뿐만 아니라 우리 몸 전체에 도움을 주는 역할을 한다.

미생물은 심혈관질환과 뇌졸중의 발생시기뿐만 아니라 뇌졸중 후 회복단계에서도 중요한 기능을 발휘한다. 뇌졸중 환자의 미생물군집을 조사한 결과, 뇌졸중 발생 24시간 내에 군집의 이상이 나타나며 뇌졸중이

시차증과 피한객

많은 사람들이 은퇴 후의 로망으로 장기간의 호화롭고 이국적인 여행을 자주 거론한다. 누구나 부양할 가족과 직장의 짐을 벗고 세계 각처의 경이로운 곳을 구석구석 둘러볼 시간을 가지고 싶을 것이다. 캐나다에서는 겨울에 눈에 갇힌 거주 도시를 떠나 따뜻한 해변에서 보내고 봄에 돌아오는 은퇴자들을 가리키는 "피한객의 여행"이라는 전 국가적인 휴가 행사가 있다. 그러나 이런 장거리 여행은 시차증이라는 불편이 동반된다. 머리가 어쩔어쩔하고 기운이 없거나 잠이 잘 오지 않고 정크푸드를 닥치는 대로 먹는 과다식욕 등의 이런 불쾌한 기분을 여러분들도 느꼈을 것이다. 그리고 처음 며칠 동안은 따뜻한 해변을 제대로 즐길 수 없게 된다. 왜냐하면 한낮에 잠에 빠지거나 심한 일광욕 후유증으로 고통스럽기 때문이다. 시차증이나 신체의 내부 시계인 생체리듬의 혼란이 위와 같은 일시적인 신체변화에만 국한되지 않고 비만, 당뇨, 암의 증가와 같은 심각한 건강문제에도 연결된다. 그리고 이런 질환들이 전부 다 미생물과 연관성을 가지고 있다. 지난 수년 간의 연구결과에 의하면 미생물군집이 전혀 생각하지 못한 방식으로 시차증이나 생체시계 리듬의 이상과 관련이 있다는 사실이 밝혀졌다.

이 생체리듬은 뇌의 시상하부가 관장하는데 시상하부는 빛과 몇 가지 인자들의 영향을 받아 수면, 식욕과 같은 일상적인 리듬을 컨트롤하는 뇌의 영역이다. 최근에 밝혀진 바에 의하면 인체의 다른 부위에도 그 자체의 분자시계를 가지고 있어

심할수록 그 이상이 더 크게 나타났다. 이것은 흥미로운 발견이지만, 그 내면의 의미는 아직 규명되지 않았다. 그러나 더 많은 실험적 증거에 의해 미생물군집이 뇌졸중의 발생에 관여한다는 사실은 확실하고 몸의 면역계에도 지대한 영향을 미친다는 것은 이미 증명된 것이다(11장 참조).

뇌졸중 후에 빈번하게 일어나는 조직 손상은 면역계에 의해 일어나는

서 뇌의 시상하부 시계와 같이 작동하도록 동기화된다고 한다. 예를 들면 간과 장에는 낮 시간에 음식을 소화시켜야 할 때는 기능을 깨워 활발히 작동시키고, 밤에 자고 있을 때는 천천히 쉬게 하는 생체시계가 있다. 또한 2014년에 장 미생물들은 자체적인 생체리듬을 가진다는 사실이 발견되었다. 즉 생쥐의 생체분자시계의 유전자 중 일부에 돌연변이를 일으켰을 때 미생물군집의 생체리듬의 반복 현상이 손상되었다. 이 돌연변이에 의해 미생물종의 약 15%에서 주기적인 변화를 일으킨다는 것이 발견되었고, 하루 중 특정 시간에 변화되는 미생물종이 있다는 실험결과에 의해 생체시계가 미생물군집을 실제로 조절한다는 사실이 제시되었다. 그러나 이런 변화들은 사람들이 여행 후 시차증을 극복하듯이 규칙적인 먹이주기에 의해 해소가 되므로 생쥐들도 주기적인 먹이공급에 의해 정상 생체리듬으로 회복을 한다. 그러나 먹이공급을 불규칙적으로 하면 생쥐 뇌 속의 중추시계가 음식의 소화와 관련된 장의 시계 같은 지엽적인 시계와 연동되지 못하게 된다. 이런 연구결과는 예상한 바와 같이 생체시계가 손상되면 소화 같은 여러 생체기능과 장 미생물군집에 영향을 미치게 된다는 것을 확인시켜 준다.

영양분을 분해해 에너지를 얻는 체내 대사활동의 변화는 비만이나 당뇨병을 유발하기도 한다. 이런 체내 대사활동의 변화는 시차증을 가진 생쥐의 대변이나 학술회의 참석차 외국을 다녀온 대학원생의 대변을 무균생쥐에 주입해 얻을 수 있다. 생쥐에게 시차증을 일으키는 방법은 생쥐를 비행기에 태워 세계 각국에 보내는 것이 아니고 생쥐 사육장의 빛을 3일 동안 8시간씩 바꾸어서 일어나게 한다.

염증성 손상이다. 그러므로 뇌졸중 후 세균감염을 막기 위해 투여되는 항생제들이 염증을 줄이므로 뇌졸중 후 조직손상을 감소시킬 수 있다. 그리고 동물실험에서도 항생제를 투여하면 핵심 면역 반응의 활성화를 억제시켜 뇌의 손상을 줄인다고 보고되었다. 이 핵심 면역반응의 억제에는 염증을 약화시키는 조절 T세포를 증가시키고, 조직손상을 일으키는 델타

이런 실험을 통해 탄수화물과 정크푸드를 과도하게 섭취해 비만과 당뇨병을 일으킬 수 있는 시차증의 증세가 대변을 통해 무균생쥐로 전달될 수 있음이 밝혀졌다. 즉 시차증 생쥐나 시차증 사람의 대변을 생쥐에 주입하면 생쥐의 정상 미생물군집을 붕괴시켜 대사과정이 현저히 변화되어 생쥐가 당뇨병이나 비만에 더 취약하게 된다. 그리고 고지방식도 생체리듬이나 미생물군집, 허리둘레에 나쁜 영향을 미친다. 그 외에도 암컷생쥐가 시차증에 의한 미생물군집의 변화가 수컷에 비해 더 민감하게 나타났고, 암수 모두에서 알코올 섭취에 의해 이런 변화가 더 악화되었으며, 정상적인 수면과 휴식시간의 손상에 의해 장내감염이 증가한다고 보고되었다.

이런 연구결과를 우리가 대서양을 가로질러 멀리 가는 휴가기간에 어떻게 하면 충분히 활용할 수 있을까? 아쉽게도 아직은 이런 종류의 연구가 초기단계에 불과하고 대부분의 연구가 동물을 대상으로 한 것이므로 사람에게 바로 적용하기는 어려운 상황이다. 이런 상황에도 불구하고 다음과 같은 사실들은 명백하다. 즉 고지방식과 알코올섭취는 시차증을 악화시키므로 정상적인 가정식을 제시간에 먹고 낮 시간에 햇볕을 쬐는 것이 우리 몸과 몸속 미생물군집을 신속하게 정상화시킬 수 있는 방안이 될 것이다. 앞으로 우리 몸과 미생물군집 간의 복잡한 상호작용을 더 잘 이해하게 되면 장거리 해외여행 후의 불면증도 쉽게 해소시킬 수 있는 프로바이오틱스나 프리바이오틱스도 조만간 개발할 수 있을 것이다.

감마 T세포의 수는 감소시키는 것이 포함된다. 그러나 항생제가 항생제 내성문제와 미생물군집에 미치는 악영향 등 여러 가지 이유로 뇌졸중을 방지하는 데 사용되지는 않는다. 현재 뇌졸중에 관련된 미생물을 확인하는 시도들이 계속 추진되고 있으므로 앞으로 뇌졸중을 줄이거나 회복을 증진시키는 데 미생물들을 활용할 수가 있을 것이다.

미래에는

이 책에서 다루는 모든 신체부위 중 뇌와 미생물군집과의 관련성이 발견됨으로써 평생의 행복과 건강한 노화분야에서 뇌가 앞으로 미생물을 이용해 가장 크게 발전할 장기이다. 위에서 살펴본 바와 같이 알츠하이머병, 파킨슨병, 일반적인 치매, 불안장애, 스트레스, 우울증, 그리고 뇌졸중 등의 모든 뇌질환들이 미생물과 관련이 있다. 좀 더 많은 연구를 통해 MIND식사법이 어떻게 잘 작동할 수 있는지에 대해 한층 더 명확한 아이디어를 얻을 수 있을 뿐만 아니라, 뇌 건강에 좀 더 좋은 식이법도 고안할 수가 있을 것이다.

또 미생물 검출방법이 더 발전하면 각 개인별로 인지장애에 관련된 장미생물군집의 특징적인 분포도를 얻을 수 있을 것이며, 더 나아가 인지손상이 진행되기 전에 미리 진단할 수도 있을 것이다. 또한 유용한 미생물들을 과학적으로 조제한 칵테일 형태의 차세대 프로바이오틱스가 개발이 되면 이런 "마음을 개조할 수 있는" 미생물에 의해 우울증이나 여러 정신건강 문제들을 좀 더 잘 조절하거나 예방할 수도 있을 것이다. 더 나아가 특정 미생물 효소를 타킷으로 해 뇌졸중과 심혈관 질환에 대한 예방약과 항생제 복용 후 유익한 미생물군집으로 재구축하거나 뇌졸중회복을 도와줄 수 있는 프로바이오틱스의 개발도 가능하리라 생각된다. 전반적으로 우리 몸의 미생물들을 잘 활용함으로써 인지저하를 줄이고 노화와 관련된 여러 증상에 대한 두려움을 해소시킬 수 있을 것으로 예측된다.

유용한 정보

- **뇌도 운동시키자** 뇌도 몸의 다른 부위와 마찬가지여서 건강하려면 운동이 필요하다. 유산소 운동은 심장박동을 증가시켜 뇌로의 혈액공급도 증가된다. 이렇게 함으로써 뇌기능을 증진시키고 알츠하이머병이나 다른 치매로부터 뇌를 보호한다. 또한 운동은 스트레스를 감소시키고 기분을 좋게 한다(물론 체내 미생물에게도 긍정적인 영향을 미친다).

- **티본스테이크 대신 순무를 먹자** 붉은 고기는 뇌졸중의 위험을 높이는데 비해 섬유질이 풍부한 식품은 뇌졸중을 크게 낮춘다. 뇌와 장 미생물에 유익한 고섬유질 식품으로는 통곡물, 과일(베리류, 열대과일, 나무열매 등), 채소(녹색잎줄기채소, 뿌리채소 등), 콩, 견과류와 씨앗 등이 포함된다.

- **생체시계를 다시 맞추자** 수면은 뇌 건강에 필수적이고 미생물군집에도 큰 영향을 미친다. 시차증과 같이 규칙적인 숙면 시간의 부족은 기억이나 사고 그리고 기분(감정)에도 문제를 일으킨다.

- **모닝커피를 즐기자** 규칙적인 커피는 변비에 좋을 뿐만 아니라 파킨슨병이나 알츠하이머병의 위험도 낮춘다.

04

건강한 미소, 건강한 당신:
구강 미생물

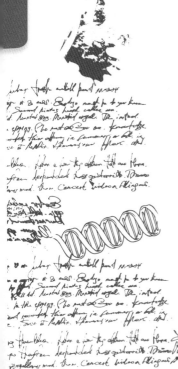

1683년 안톤 판 레이우엔훅Antonie van Leeuwenhoek, 1632~1723이 직접 제작한 현미경을 사용해 자신의 구강 속에 모국인 네덜란드의 전 인구보다 많은 극미동물animalcules, 현재는 세균으로 명명됨들이 존재한다는 획기적인 관찰결과를 발표했다. 이것은 인간이 미생물을 처음 본 것이고 놀랍게도 우리의 입안이 살아있는 유기체의 서식지라는 사실을 알게 된 것이다. 많은 혁신적인 과학적 발견이 늘상 그러하듯이 처음에는 어느 누구도 이 "미친 네덜란드인"을 믿지 않았다. 미생물을 상세하게 기술한 편지를 런던에 있는 왕립학회에 보내어 세상 사람들이 믿게 된 것은 무려 수십 년이 지나서였다. 다른 사람들이 레이우엔훅의 현미경을 통해 자세히 들여다보면서 그의 경이로운 발견이 확인되었고, 미생물학이라는 학문 영역이 탄생했다.

구강은 입안에 있는 모든 것을 의미해 입술에서부터 치아, 잇몸, 경구개, 혀 등을 포함하며 정상적인 상황에서도 수많은 미생물로 가득 차있다. 그러므로 우리들은 하루에 침 속에 있는 수십억 마리의 세균을 삼킨다. 입안의 환경은 수분과 양분, 그리고 적절하게 따뜻한 온도가 지속적으로 유지되므로 세균들이 자라기 좋은 곳이다. 입안에 거주하는 미생물들은 스스로의 생존을 위해 혓바닥, 뺨의 안쪽, 치아, 그리고 잇몸에 단단히 붙어서 물이나 음식을 삼킬 때 휩쓸려 내려가지 않도록 한다. 이런 사실이 알려진 것은 수백 년의 미생물학 역사에 비추어보면 아주 최근의 일이다. 캐나다 토론토대학교 치과대학의 은퇴교수인 리처드 엘런Richard Ellen 박사는 구강 미생물 생태학 분야에서 널리 알려진 권위자이다. 그가 회상하기를 "제가 치대에 들어간 1970년대만 해도 '미생물군 유전체나 미생물군집microbiome'이라는 용어가 없었어요." 치과의사가 된 후 하버드대학교의 포시스 치과센터Forsyth Dental Center의 연구원이 되어 미생물 생태학자인 로널드 기번스Ronald Gibbons 박사를 만나면서 이 분야 연구를 하게 되었다.

기번스 박사는 입안의 표면에 세균이 어떻게 붙어 있는지, 그리고 몸의 다른 부위에서 세균이 붙어서 병을 일으킬 때도 동일한 원리가 작동하는지 연구하고자 했다. 그래서 엘렌에게 패혈증 인두염Strep throat에서 세균흡착의 가능성에 대한 문헌조사를 지시했다. 이렇게 해 치의학 미생물학도의 관심을 사로잡을 수 있는 의미 있는 공동연구가 시작되었다. 엘렌은 그 후 자신의 전문지식을 활용해 잇몸과 같이 치아를 지지하는 조직과 그에 관련된 질병을 연구하는 치주과학 분야에서 미생물 생태학을 연구하기 시작했다.

기번스 박사의 옆방 동료 미생물학자인 지그문트 소크란스키Sigmund Socransky 박사는 그 당시 최신의 실험방법을 구강의 여러 표면에 서식하는 세균집단을 검출하는 데 사용했다. 그 실험방법은 "각각의 세균 군락을 따로 집어내어 배지에 배양한 다음, 자라는 미생물들을 동정同定하는 것으로 많은 노력이 필요했습니다."라고 엘런 박사는 설명했다. "이 방법에 의해 구강의 혀나 뺨, 치아, 침에 존재하는 꽤 많은 미생물들을 동정할 수 있었습니다. 그러나 구강상주세균의 대부분은 이런 방법으로 배양이 되지 않았기 때문에 구강 세균들의 다양성을 가늠하기는 어려웠지요." 그러나 그 후 세균의 동정법에 획기적이고 놀랄 만한 발전이 일어났다. 엘렌 박사는 다음과 같이 회상한다. "제가 이 분야 연구를 시작했을 때는 구강샘플에서 핵심적인 소수의 미생물 집단만을 동정할 수 있는 시기였으므로 격세지감이 듭니다. 지금은 신속한 DNA 염기서열 분석법에 의해 구강 미생물군집의 분석이 가능해져 마치 행성 간의 여행을 하는 기분이 들 정도로 발전했지요!"

과학자와 치과의사들이 파악한 바에 의하면 일반적으로 수백 종의 구강 미생물종들이 종별로 집단적으로 모여 있지 않고 다른 종들과 섞여서 살고 있다(마치 대도시가 수많은 다양한 사람과 건물들로 북적대는 것과 같다). 이런 복잡한 구강 미생물공동체는 성인 시기에는 상당히 안정하게 유지되지만 노인이 되면 큰 변화가 일어나게 된다. 노인구강환자들에는 구강 미생물공동체가 축소되면서 병원균들이 침입해 이들이 집락을 이루고 번창하게 된다. 이런 현상은 치아와 잇몸뿐만 아니라 우리 몸 전체에서도 일어난다.

입은 평생 살아가는 동안 전체적인 건강의 척도를 나타내고 소화관을 식이 통과하는 입과 항문 사이의 위장관과 면역계, 그리고 외부환경과의 첫 번째 핵심 접촉부위이다. 위장관을 강으로 상상해보면 입은 강의 발원지로서 이곳으로부터 강물이 흘러 아래로 내려간다. 사실상 여러 기관 또는 몸 전체가 관여된 모든 시스템적인 질환 중 많은 경우가 구강에 병의 신호나 증세를 드러내 보인다.

구강위생과 관련해 구강 미생물군집과 치매가 연결된다는 놀랄 만한 연구결과가 있다. 대규모 쌍둥이 집단을 대상으로 한 연구에서 쌍둥이 중 한쪽에 35세 이전에 치아가 빠진 그룹이 치매 발생률이 높게 나타났다. 가장 놀라운 통계는 칫솔질을 하지 않은 그룹이 매일 세 번씩 칫솔질한 그룹보다 치매위험률이 22~65%나 증가했다는 사실이다!

꼼꼼하게 칫솔질하는 것이 치매에 어떻게 영향을 미칠 수 있을까? 사람이 늙어가면서 "타액의 분비가 줄어드는데 타액에는 항균작용이 있을 뿐만 아니라 타액이 성가신 구강 미생물들을 씻어버리거나 삼킬 수 있는데 타액이 줄어들면 입안에 저강도의 염증이 증가될 수 있다. 이와 연관되어 아마 입안 미생물의 숫자도 증가하고 미생물이 생성하는 염증성물질도 그에 따라 증가해 염증성 물질이 혈액 속으로 스며들어 온몸을 순환하면서 또 다른 염증을 유발시킬 수 있다. 구강 미생물에 대한 항체가 혈액 속에 증가하면 간접적이긴 하지만 구강 미생물이 체내로 침투했고 이를 면역 시스템이 인지를 한 것으로 해석이 되고, 이 현상은 알츠하이머병의 위험을 직접적으로 증가시키는 요인이 된다.

궁극적으로 구강의 건강은 단지 매력적인 미소보다 훨씬 더 중요성을 가진다. 왜냐하면 입은 몸 전체의 상황을 반영하고, 건강에 관한 문제를 판별하고 방어할 수 있는 핵심적인 위치와 여건에 놓여있기 때문이다.

칫솔과 치실의 반복적인 사용

구강 미생물군집은 생물막이라고 부르는 아주 축약된 미생물 도시에 거주하고 있다. 이 미생물도시들의 '마천루'는 세포외다당류extracellular polysaccharides; EPS에 의해 만들어졌고, 이 EPS는 미생물 주변에서 점성 구조를 형성해 미생물 자신을 혹독한 환경으로부터 보호하는 역할을 한다. 생물막은 도처에 존재하지만 몸에서 가장 많이 있는 곳은 입안이고 플라크의 형태로 되어 있다. 생물막에는 어떤 미생물들이 서식하는지가 중요한데 이것은 가장 먼저 정착하는 미생물에 달려있다. 먼저 자리 잡은 미생물이 그 다음에 올 미생물들을 선정하는데 마치 이웃에 누가 이사해 올지를 정하는 것과 같아서 처음 정착한 미생물에 따라 구강 내 이웃그룹의 구성이 좋아지기도 하고 나빠지기도 한다. 구강생물막의 처음 정착자로서 가장 흔한 종은 연쇄상구균*Streptococcus*인데 이 균은 후속적으로 다른 유익균이 이주하도록 도와준다. 다른 균들이 정착을 하고 전체 그룹이 확장이 되면 플라크 내에 약 100종의 미생물들이 혼재되어 서식하게 된다. 이때 300~500개의 세포들이 겹쳐져서 세포막의 두께를 만드는데 이것은 사실상 미생물로 이루어진 마천루나 마찬가지다!

플라크가 점점 커지는 게 어떤 느낌인지 어느 정도는 다들 경험했을 것이다. 치과위생사가 치아에서 긁어내는 흰색 또는 어두운 색의 조각이 치석인데, 이것은 세균이 만든 생물막인 플라크가 석회화되어 단단한 접착성 덩어리가 된 것이다. 치석을 제거하면 아쉽게도 즉시 후속적으로 플라크가 생기기 시작해 6개월에 한 번씩 치과병원에 가는 간격 사이에 쉽게 없어지지 않는 덩어리로 축적이 된다. 이렇게 플라크가 잇몸 주위에 생기기 시작하면서 생물막과 잇몸 조직이 직접 접촉하게 되어 염증이 일어난다. 잇몸의 염증은 우리 몸의 119 신고와 같아서 미생물을 잡아서 제거하는 면역세포인 대식세포와 호중성 백혈구들을 소집하게 된다.

이런 잇몸염증이 장기간에 걸쳐 반복적으로 일어나면 잇몸주위 조직에 이차적인 손상을 일으켜 파괴적인 잇몸질환인 치주염이 된다. 이 치주염이 더 진행이 되면 치주염을 일으킨 미생물이 더 병원성 집단으로 전환되면서 연조직과 그 아래의 잇몸 뼈까지 손상을 일으킨다.

놀랍게도 전 세계적으로 가장 흔한 감염질환 두 가지가 보통 생각하는 AIDS, 말라리아, 또는 결핵과 같은 강력한 세계적인 유행병이 아니다. 그 두 가지는 바로 치주염과 충치이다. 거의 모든 사람들이 적어도 하나 이상의 충치를 가진 적이 있고, 절반 가까이는 치주염을 경험한다. 그리고 위의 세 가지 중대한 감염병과는 달리 치주염과 충치 같은 구강 질환들은 한 종류의 특정 병원체가 아니라 여러 종의 미생물군집에 의해 일어난다. 치주염인 경우 확연히 다른 미생물조성을 나타내고, 그 중 포르피로모나스 진지발리스*Porphyromonas gingivalis*와 트레포네마 덴티콜라*Treponema denticola*균들이 흔하게 발견이 된다. 이런 관점에서 무균실험동물들은 미생물이 없으므로 당연히 치주염도 일어나지 않는다.

노인들은 치주염에 더 취약하다. 미국 질병관리센터CDC에서 조사한 바에 의하면 30세 이상 성인의 47.2%가 여러 형태의 치주염을 가지고 있고 65세 이상이 되면 그 비율이 70.1%로 증가를 한다. 그러나 이런 현상이 노화의 자연적인 결과가 아니어서 청결한 구강위생과 건강한 구강 미생물군집이 치주염을 방지할 수 있다. 치주염을 방지할 수 있는 잘 알려진 방법들은 꼼꼼하게 칫솔질하기, 치실로 치아 사이 청소하기, 그리고 정기적인 치과 진료가 있다. 앞으로는 프로바이오틱스를 사용해 잇몸에 유익균들이 우점종이 되어 병원균이 접근하지 못하게 할 수도 있을 것이다. 이 프로바이오틱스에는 락토바실러스*Lactobacili*와 비피더스균*Bifidobacteria*의 두 가지 균종이 대표적이다. 그리고 구강 미생물군집은 일반적으로 안전한 것으로 판명되어 앞으로 구강 프로바이오틱스나 식품 재료로 사용될 수 있다. 이런 프로바이오틱스가 풍부한 유제품은 요구르트, 케피르카프카스 지방의 전통발효유, 코티지치즈cottage cheese, 버터밀크가 포함되며, 유제품이 아닌 것으로는 사워크라우트나 콤부차와 같은 발효 야채가 있다.

그러나 발효할 수 있는 탄수화물을 자주 섭취하는 사람에게는 락토바실러스나 비피더스균이 오히려 해로울 수도 있으니 조심해야 한다. 이런 종류의 탄수화물로는 설탕이 들어간 과자, 케이크, 청량음료, 캔디 등이 있으며 이보다는 덜하지만 빵, 크래커, 바나나, 아침식사용 시리얼 등도 이에 포함된다. 이런 먹거리에 들어간 설탕을 락토바실러스나 비피더스균이 산으로 전환시킨다. 이 균들은 산을 생성하고 믿기 어려울 정도의 산성 환경에서도 성장할 수 있고 충치를 일으키는 깊은 플라크에서 서식한다. 이 균들에 의해 탄수화물에서 산이 생산되면 플라크는 더 악화된다.

구강 프로바이오틱스는 확실한 임상연구결과가 부족해 치과 전문영역에서는 아직 널리 사용되지 않고 있다. 그러나 결국은 구강 프로바이오틱스가 새로운 치료전략으로서 구강과 시스템적 건강에 기여할 것으로 예상된다. 예를 들면, 락토바실러스 액시도필러스*Lactobacillus acidophilus* 배양액을 국소처리하면 치은염이나 치주염과 같은 치주질환의 회복에 크게 도움이 된다. 또한 락토바실러스*Lactobacillus* 균종인 루테리*L. reuteri*, 브레비스*L. brevis*(CD2), 카제이 시로타*L. casei Shirota*, 그리고 살리바리우스*L. salivarius* WB21과 바실러스 서브틸리스*Bacillus subtilis*, 고초균가 잇몸의 건강을 증진시키고 치주부위의 병원균 수를 줄이는 효과를 나타낸다는 보고가 있다. 프로바이오틱스껌(98쪽 "구강건강을 위해 꾸준히 실천하자" 참조)을 씹는 것도 잇몸건강을 증가시키고 치주질환은 감소시키는 쉬운 방법이다. 이런 껌을 씹는 것은 구강 프로바이오틱스를 공급할 뿐 아니라 침 생성량이 적은 노인들에게 입안에서 침의 유동성을 높이는 이점이 있다.

치주염과 마찬가지로 충치발생에도 미생물이 핵심역할을 한다. 치아의 에나멜 층에 생물막이 쌓이면 충치와 관련 있는 스트렙토코쿠스 무탄스*Streptococcus mutans* 같은 세균들이 집단을 이루고 그에 따라 치아 미생물군집이 변하게 된다. 그래서 미생물의 다양성이 줄어들고 스트렙토코쿠스 무탄스*S. mutans*나 락토바실러스균*Lactobacilli*과 같은 몇 종의 성가신 세균들이 크게 증가한다(무탄스의 비율이 전체 미생물 중 2%에서 30% 이상으로 증가한다). 이런 미생물들이 치아의 표면에 서식지를 만들고 우리가 매일 열심히 공급해주는 설탕과 탄수화물을 행복하게 받아 먹게 된다. 그런 다음 여러 종류의 산젖산lactic, 포름산formic, 초산acetic, 그리고 프로피온산propionic acids을 생산하는데, 이 미생물들은 이런 산들이 있더라도 아무렇지 않게 살아가지만 우리 치아는 그렇지 못하다. 이 산들이 치아의 에나멜을 녹이고 그 아래의 상아질을 부식시키면 충치가 생긴다. 그 결과는 우리에게 너무나 익숙한 치통과 씹을 때나 달거나 뜨겁고 찬 음식을 먹을 때 자극성 통증으로 나타난다.

충치의 발생에 관한 그동안의 연구에서 미생물의 역할은 대체로 무시되고 주로 우리가 좋아하는 단 음식에 집중되었다. 그러나 무균동물들은 고당도 식이를 해도 충치가 생기지 않는다! 잘 알려진 치아관리습관과 식습관칫솔질, 치실사용, 단 음식 줄이기 등 외에 구강 내 생태학적으로 균형 잡히고 다양한 미생물군집이 충치를 줄이는 데 관여할 것으로 보인다. 이와 관련하여 락토바실러스나 비피더스균이 포함된 프로바이오틱스를 섭취하면 침에서 무탄스의 숫자를 줄일 수 있다는 보고가 있다. 그리고 구강용 프로바이오틱스 제품에 많이 포함된 스트렙토쿠스 살리바리우스 *Streptococcus salivarius* M18균은 해로운 무탄스균을 파괴하고 입안의 산도를 중성으로 바꿀 수 있다. 이런 점을 이용하면 미생물의 방어력을 부양시켜 충치의 근본원인을 제거할 수 있을 것이다.

규칙적인 칫솔질이 구강건강에 중요하다는 것은 다들 잘 알고 있다. 그러나 모든 치약이 같은 것이 아니고 미생물군집에 긍정적인 영향을 줄 수 있는 것이 건강에도 유익하다. 최근에 실시한 무작위 이중맹검 연구에 의하면 111명의 건강한 성인을 대상으로 해 불소를 첨가한 치약으로 하루에 두 번씩 칫솔질을 4주 동안 한 다음, 두 그룹으로 나누어 한 그룹은 동일한 불소함유 치약을 계속 쓰게 하고 다른 그룹은 젠디움Zendium이라고 하는 3종의 항균단백질과 항미생물 대사산물을 생성할 수 있는 3종의 효소를 추가한 불소함유 치약을 14주 동안 하루에 두 번씩 사용한 다음, 구강 미생물들의 변화를 분석했다. 그 결과는 극히 고무적이다. 즉 3종의 효소가 추가된 치약은 미생물군집을 좋은 쪽으로 변화시켜 나이세리아 *Neisseria*균과 같은 유익균 12종이 증가를 하고, 치주염을 일으키는 트레포네마*Treponema*균과 같은 해로운 균 10종은 감소를 시켰다. 따라서 효소가 첨가된 치약은 타액과 흡사하게 생체 단백질과 효소를 공급해 입안의 자체 방어력을 증가시킨 것으로 보인다. 이 젠디움 치약은 대부분의 유럽과 중동국가에서 판매가 되고 있으며 아마존이나 북미의 온라인 소매상에서도 구입할 수 있다.

제시카는 이 젠디움 치약을 사용해보고 거품을 일으키는 소듐 라우릴

설페이트sodium lauryl sulfate가 포함되지 않아 기존의 치약과는 느낌이 좀 다르다고 했다. 이 치약은 청결감을 주는 거품은 없지만 맛도 괜찮고 입안이 깨끗해진 느낌을 주었다고 했다. 앞으로 구강 미생물군집을 균종 수준에서 이해할 수 있을 정도로 과학기술이 발전하면 치약도 좀 더 특정 미생물을 함유한 것이 향후 개발될 가능성이 높다. 구강건강이 구강내 건강에 유익한 균과 질병유발균 사이의 균형에 크게 좌우된다는 것을 감안하면 치약 외의 보조적인 구강 제품들도 저울추를 건강에 유리한 쪽으로 기울게 하는 방향으로 개발될 것이다.

구강건강을 위해 꾸준히 실천하자

치주염, 충치, 구취, 그리고 다양한 구강질환들이 모두 다 구강 내에 거주하는 고약한 미생물들에 의해 일어나므로 이런 나쁜 세균들을 좋은 미생물로 대체해 해결할 수 없는가? 이런 해결책으로 구강 프로바이오틱스를 사용할 수 있다. 현재 프로바이오틱스로 사용되고 있는 균은 스트렙토코쿠스 살리바리우스 Streptococcus salivarius K12로서 독소인 박테리오신Bacteriocin을 생성해 치주염과 구취를 일으키는 미생물들을 죽일 수 있다. 이 유익균을 28일간 매일 100억 마리를 섭취시킨 무작위 임상시험에서 사람에게 안전한 것으로 판명되었다. 이 프로바이오틱스의 효능을 검정하기 위해 현재 좀 더 정밀한 임상시험이 진행 중에 있고, 이미 소규모 집단연구에서는 이 프로바이오틱스가 구취를 감소시키고, 패혈증과 인두염, 그리고 편도선염 같은 목구멍 감염을 낮춘다고 보고되었다.

스트렙토코쿠스 살리바리우스S. salivarius균은 블리스BLIS K12라는 프로바이오틱 껌으로도 변신해 상품화되고 있다. 이 추잉껌은 스피어민트-페퍼민트향과 산

침과 입마름 없애기

침은 구강건강을 유지하는 데 중요한 역할을 한다. 입안을 매끄럽게 하고 맛감각을 도와주며 음식을 소화시키고 미생물의 플라크가 과다하게 축적되는 것을 막아준다. 그리고 침에는 유익한 미생물이 가득하다. 차숟가락 한 잔의 양에 약 5억 마리의 세균이 포함되어 있다. 침이 잘 흘러나오면 습기와 영양분을 미생물에게 공급해주고 충치를 일으키는 미생물이 생산한 산을 중화시키거나 씻어내는 역할도 한다. 사람들은 각자 평생 상당히 안정하게 유지되는 고유한 구강 미생물군집을 가지고 있다.

그러나 늙어가면 침이 마르게 되어 침분비저하증이나 구강건조증이

딸기-석류 맛의 두 종이 판매되고 있다. 이 껌에는 설탕과 인공감미료가 없고 그 대신 5억 마리의 스트렙토코쿠스 살리바리우스균이 포함되어 있다. 제시카는 이 껌이 궁금해 스피어민트-페퍼민트향의 껌을 한 통 온라인으로 주문해 처음에는 사용방법대로 잠자기 전에 칫솔질을 한 후 하루에 하나씩 5~10분씩 씹었다. 민트향이 좀 빨리 없어지기는 했지만 맛은 괜찮았다. 그러나 8개들이 껌 한통의 값이 13.50달러나 되어 비용이 비싼 단점이 있어 생활비가 빠듯한 대학원생에게는 부담이 되었다.

제시카는 비용문제가 있어서 이 껌을 자주 씹지는 못하고, 치과에 가서 방금 깨끗해진 치아에 유익균들이 서식할 수 있도록 집으로 돌아오는 길에 이 껌을 씹기로 했다. 그리고 노인들에게는 추잉껌이 타액의 흐름을 증가시킬 뿐 아니라 입 전체의 프로바이오틱스를 공급해줄 수 있는 손쉬운 방법이 될 수 있다.

또 다른 종류의 프로바이오틱 추잉껌은 락토바실러스 루테리*L. reuteri* ATCC 55730균과 ATCC PTA 5289균을 함유하고 있어 염증성 사이토카인의 생성을 감소시키므로 구강과 전신 건강에 도움을 줄 수 있다.

노인의 1/3에서 나타나고, 80세가 넘으면 그 비율이 40%에 달한다. 구강건조증이 생기면 씹기, 먹기, 삼키기, 말하기, 그리고 입으로 하는 가장 간단한 휘파람불기 같은 것들이 하기 어려워진다. 더 나아가 침의 방어와 영양분 공급 같은 기능도 줄어들면서 유익하고 건강을 지켜주는 미생물들도 생존하지 못해 병원균의 감염에 한층 더 취약해진다.

약을 복용하지 않는 건강한 노인들은 침 분비의 감소가 심하게 일어나지 않으므로 구강건조증이 피할 수 없는 골칫거리는 아니다. 구강건조증이 생기더라도 하루 생활 중 물을 조금씩 꾸준히 마시면 입안이 건조해지지 않고 식사 중에도 좀 더 맛을 느낄 수 있다. 그리고 입안을 건조하게 하는 당도 높은 음료나 진한 커피는 피하는 게 좋다. 미국 국립보건원에서 침 분비를 촉진하기 위해 무설탕 껌이나 딱딱한 캔디들을 권장하고 있으며, 이런 캔디로는 감귤류, 계피, 민트가 들어간 것을 추천하고 있다.

그리고 일시적으로 입안 조직을 촉촉하게 하고 매끄럽게 해주는 인공 타액, 습윤 스프레이, 젤 등을 약국에서 처방전 없이 구입할 수 있다. 아마도 앞으로 프로바이오틱 껌이 구강 미생물을 증진시키고 침 분비를 자극할 가능성이 있다. 이 프로바이오틱 껌에 포함된 락토바실러스 *Lactobacillus*균종인 루테리*L. reuteri*, CDSM 17938과 ATCC PTA 5289, 람노서스 *L. rhamnosus* GG ATCC 53103, 그리고 람노서스 LC705균들과 프로피오니박테리움 프로이센라이히 셰르마니 *Propionibacterium freudenreichii ssp shermanii* JS균이 침분비저하증의 위험을 감소시키고, 미생물이 풍부한 침을 보충시켜 줌으로써 구강건조증을 완화시킨다는 연구결과가 있다.

현재 빈번히 처방되는 약물 중 400종 이상이 구강건조증을 일으킨다는 사실이 환자나 의사에게도 잘 알려져 있지 않다. 이런 위험은 하루에 4가지 이상의 약을 복용하면 증가할 가능성이 높으므로 지금 여러 약을 복

용하고 있어 구강건조증의 문제가 걱정되면 복용약의 용량이나 구강건
조증의 위험이 있는 약의 변경에 대해 의사와 상의하는 것이 좋다.

미생물이 풍기는 냄새

여러분들은 입안에 있는 모든 나쁜 미생물들을 죽이기 위해 구강세정
제를 사용하지 않습니까? 레이우엔훅이 수세기 전에 최초의 구강세정제
실험을 했는데 그 당시 자신의 입안에서 채집한 '극미동물'을 알코올이나
식초로 죽일 수 있을 거라 생각했다. 그래서 모든 뛰어난 과학자들이 그
러하듯이 자신을 실험대상으로 삼아 알코올과 식초로 입안을 헹구고 입
안의 미생물을 다시 관찰했다. 그러나 예상과 달리 알코올과 식초에 입안
미생물들은 영향을 받지 않아서 살상효과가 없었다. 그 이유는 입안 미생
물이 생물막이라는 거주지 속에 강력한 보호막으로 둘러싸여 있기 때문
이었다. 이 오래전의 레이우엔훅의 실험은 지금도 유효하다. 보통 처방
전 없이 살 수 있는 구강세정제들은 일반적으로 아주 한정된 효과만 나타
낸다. 구강세정제들이 칫솔질이나 치실 청소에서 놓친 음식찌꺼기를 헹
구어 내고 잇몸 위의 플라크를 억제시키고 구취를 없애는 데는 탁월하지
만 충치를 일으키는 미생물이나 잇몸과 치아 경계부에 깊숙이 서식하고
있는 미생물들을 제거하지는 못한다.

엘렌 박사에 의하면 구강세정제는 처음에 구취를 일으키는 세균을 제
거할 목적으로 상품화되어 일종의 화장품 범주에 속했다고 한다. 구강세
정제 제조회사들이 보건건강문제를 주장하지 않았기 때문에 미국 식품
의약국FDA의 승인도 받을 필요가 없었다. 그 후 치아 플라크와 치은염

사이의 관련성에 대한 연구가 진행이 되고 입안 세정에 대한 임상모델이 확립되면서 구강세정제의 의료용 기능이 대두되었다. 플라크에 의한 치은염을 방지할 목적으로 개발된 첫 번째 항균용 구강세정제는 클로르헥시딘chlorhexidine으로서 지금은 북미에서 병원 처방약이 되었다. "그 약의 맛은 끔찍하지만 효과는 있습니다." 엘렌 박사는 계속 설명했다. "이

매일 양파를 먹으면 사람들이 멀어진다

우리는 아침에 일어나면 다른 사람들을 만나기 전에 양치질을 한다. 잠자는 동안 입안이 건조해지고 이것이 아침에 생기는 입냄새의 원인이 된다. 구취만성의 구강 악취는 인구의 약 25%에서 발생하고 그로 인해 삶의 질을 현저히 떨어뜨린다. 이 구취는 혀의 표면에 있는 미세한 틈새에 살고 있는 미생물에 의해 생긴다. 이런 미생물들은 악취를 내는 150가지의 휘발성 물질을 생산해 공기 중으로 확산시키는데 이 휘발성 물질에는 황화수소hydrogen sulphide 같은 황화합물썩은 달걀냄새, 썩은 배추냄새, 부패된 해초나 생선냄새 그리고 마늘냄새를 내는 것들이 포함된다. 이런 역겨운 냄새는 단일 미생물에 의해 일어나는 것이 아니라 혀에 서식하고 있는 여러 종의 미생물 집단에 의해 복합적으로 발생한다. 노인들은 특히 침분비저하증에 의해 이런 악취를 유발하는 미생물과 그 화합물을 침으로 잘 씻어내지 못해 구취가 심하게 된다. 그리고 틀니가 잘 맞지 않으면 그 틈새에 혀의 표면과 마찬가지로 세균들이 서식해 악취를 내는 물질을 생산한다.

이런 구취를 없애기 위한 방법은 양치질, 치실사용, 혀 닦기, 구강세정, 그리고 다량의(충분하게) 물 마시기 등이 있다. 이 모든 방법에는 한계가 있다. 최근의 임상연구에 의하면 악취유발 세균을 다른 유익균으로 대체하는 방법이 구취에 더 효과적일 수 있다고 보고되었다. 여기에 사용할 수 있는 프로바이오틱스로는 스트렙토코커스 무탄스 1917, 살리바리우스 K12, 그리고 유산균의 일종인 웨이셀

구강세정제는 플라크의 축적을 방지해 칫솔질을 할 수 없는 환자들, 예를 들면 치아 청소용 의료장비를 쓸 수 없는 노인환자들에게 유용해 플라크를 줄이고 치은염의 위험을 감소시킵니다. 그러나 이 약을 계속 쓰는 것은 권하지 않습니다. 왜냐하면 클로르헥시딘으로 헹구는 것은 잇몸 아래까지 도달하지 못하므로 파괴적인 잇몸병을 개선하지는 못하기 때문입

라 콘푸사*Weissella confusa*균들이다. 앞에서 언급한 프로바이오틱겸인 블리스 K12에 5억 마리의 살리바리우스 K12균이 포함되어 있다는 사실을 상기하면 구취제거제에도 이런 방법을 쉽게 적용할 수 있을 것이다.

대장균 니슬레*E. coli Nissle* 1917균은 이미 구강보조제에 쓰고 있는데 이런 제품들은 아주 조심스럽게 사용해야 한다. 왜냐하면 미생물군집과 면역 시스템 둘 다에 결함이 있는 경우 심각한 부작용이 생길 수 있기 때문이다. 웨이셀라 콘푸사균도 프로바이오틱스로 사용이 시도되고 있으나 이 균에 의해 사람과 동물에서 패혈증이나 심각한 감염증을 일으킬 수 있으므로 조심해야 한다.

위의 두 가지 예가 프로바이오틱스의 개발에 세심한 주의를 기울여야 하고 꼼꼼한 문헌조사가 필요함을 상기시켜 준다. 1장에서 언급한 바와 같이 미국 식품의약국은 프로바이오틱스를 식품으로 간주해 의약품으로 취급하지 않는다. 이 말은 프로바이오틱스 제조회사는 제약회사와 달리 자신들 제품의 안전성과 효능에 대해 과학적으로 증명할 의무가 없다는 뜻이다. 따라서 이런 제품들은 어떤 특정 효능에 대해 엄격하게 검증되지 않았기 때문에 잘못된 정보와 허위 효능이 난무하게 되었다. 그러므로 새로운 프로바이오틱스 제품을 사용하기 전에 거기 들어있는 균종에 대해 조사하는 게 좋다. 구글Google에 들어가면 미국 국립생물정보센터에 접속이 되므로 거기에 공개된 다수의 과학적 정보를 얻을 수 있다.

이런 방법을 통해 의학적으로 검증된 프로바이오틱스에 대한 상세한 정보를 어떻게 습득할 수 있는지는 14장에서 다룰 것이다.

니다."

그러면 처방전 없이 구입할 수 있는 항균용 구강세정제는 무슨 의미가 있을까? 클로르헥시딘과 같이 이런 세정제들은 유익균과 유해균을 구별하지 않고 살상하지만 치주질환의 방지효과는 없는 편이다. 그러므로 엘렌 박사는 세정제 바닥에 작은 글씨로 쓰인 주의사항을 잘 읽어보고 제품의 한정된 용도를 파악하는 것이 필요하다고 조언한다. 이런 제품들이 일반적으로 무해하기는 하지만 장기간 사용하면 치아 변색이나 항균제 내성과 같은 부작용이 발생할 가능성이 있다.

눈을 돌려 프로바이오틱 구강세정제를 살펴보면, 이런 제품들이 최근에 대두되고 있고 기존의 것보다 구강청결제로 더 효과가 있을 것으로 예상된다. 초기단계의 예비 연구결과에 의하면 3종의 구강 연쇄상구균 *Streptococci*을 함유한 프로바이오틱 구강세정제가 플라크와 스트렙토코쿠스 무탄스*S. mutans*에 의한 충치를 감소시켰다. 지금 여러 가지 제품들이 나와 있으니 어느 것을 사용하는 게 좋은지 치과에 가서 상의해보라. 그렇지만 엘렌 박사가 조언하듯이 현재의 구강세정제가 칫솔질과 같은 일반적인 치아관리법을 대체할 수는 없다. "구강세정제는 국소적이고 임시적이어서 치주질환으로 깊게 파인 치주포켓periodontal pocket이나 치아 사이 또는 깊게 갈라진 틈까지 그 효능이 미치지 못합니다." 따라서 구강세정제는 구강 위생을 유지시키는 한가지 대안으로서 양치질이나 치실 또는 치간 칫솔로 치아 사이의 청소, 그리고 정기적인 치과진료를 통한 치아 건강관리에 부차적으로 적용될 뿐이다.

흡연자의 구강

흡연은 구강 미생물에 막대한 영향을 미친다. 왜냐하면 구강 미생물이 고농도의 담배연기에 노출되기 때문이다. 흡연을 하면 치주질환을 일으키는 병원균이 잇몸 밑에 있는 생물막에 집단적으로 서식하도록 도와준다. 그뿐만 아니라 흡연은 정상 미생물이 입안에서 충분히 자라서 원치 않는 병원균이 번식하지 못하게 하는 것을 방해한다. 그러므로 담배 연기가 입안 미생물군집에 해로울 뿐만 아니라 입안 조직에도 직접적으로 해가 되므로 흡연자의 입안에 치주질환이 생기면 잘 낫지 않는다. 미국에서 발생하는 치주염의 약 42%가 흡연에 의한 것인데, 이런 흡연의 위험에도 불구하고 미국성인 중 4,500만 명이 흡연자이고 그 숫자가 전 세계적으로 10억 명에 달한다.

흡연자의 구강 미생물군집은 훨씬 더 불안정하다. 따라서 건강하고 다양한 미생물들이 부족해지고 그 대신 병원균들이 코인두 부위에 자리잡아 서식하게 된다. 이렇게 되면 혀나 목구멍 감염과 같이 상기도에 추가적인 문제가 특히 감염에 취약한 노인들에게 일어나서 목구멍에서 중이 사이에 세균들이 밀집하게 된다. 여기에 손상이나 부상 또는 치주질환이 생기면 병원균들이 더 창궐하게 되어 흡연자는 구취가 더 심하게 된다.

흡연기간이 길어질수록 흡연에 의한 손상이 축적이 되어 이런 질환의 위험이 더 커지게 된다. 살리바리우스L. salivarius WB21균이 함유된 알약이 흡연자의 잇몸건강을 개선시키고 플라크 내의 치주질환 병원균 수를 감소시킨다는 보고가 있다. 살리바리우스균은 프로바이오틱 보조제나 살균하지 않은 유제품에 포함되어 있다. 이런 연구결과에 의해 구강 프로바이오틱스에 있는 유익균들이 치주질환과 상기도 감염에 대한 방어 장벽을 견고하게 해준다고 할 수 있다. 물론 금연이 가장 좋은 방책이고 모든 연령대의 사람에게 결과적으로 건강상 이득을 주고, 특히 노인에게는 더 그러하다. 그러므로 흡연자는 몸속 미생물과 자신의 건강을 위해 금연용 껌과 패치를 사용하고 금연상담을 받기를 권한다.

기대되는 미래

지금은 우리가 구강 미생물들이 무슨 역할을 하는지 알기 시작하는 단계로서 앞으로의 성과가 크게 기대가 된다. 가까운 장래에 건강한 미생물들이 입안에 다시 집단을 이루어 강력한 미생물군집을 구축하는 것이 치과 영역과 개인의 위생 분야에서 중대한 과제가 될 것이다. 그리고 구강 미생물들을 증진시키기 위한 프로바이오틱 껌과 프로바이오틱 치약과 같은 새로운 제품들이 붐을 이룰 것이다. 또한 새로운 프로바이오틱 구강 세정제가 구취나 충치, 그리고 치주염을 일으키는 병원성 세균의 숫자를 감소시킬 수 있을 것으로 예상이 된다.

잇몸 건강이 평생 동안의 활력에 필수적이므로 의학계에서는 잇몸질 환에 관련된 미생물에 대해 높은 관심을 가지고 연구하고 있다. 구강은 몸의 다른 부위보다 접근하기가 훨씬 용이하므로 노인들의 구강 미생물의 분포도를 조사해 질병의 위험도를 알아내고 거기에 맞는 치료법을 수립할 수 있을 것이다. 그뿐만 아니라 구강 미생물군집을 교정하기 위한 개인별 맞춤 처치법도 예상이 되고 음식이나 프리바이오틱스, 그리고 프로바이오틱스를 통해 유익균을 용이하게 공급할 수 있을 것이다. 이제 이런 분야의 연구성과가 조만간 본격적으로 가시화될 것이다!

- **칫솔질, 치실 사용하기, 입안 헹구기를 계속 하자** 치아가 빨리 없어지면 치매발생이 증가한다. 칫솔질(이상적으로는 하루에 세 번씩)을 규칙적으로 하는 것이 일반적인 치매와 알츠하이머병의 위험을 낮출 수 있다.

- **새로운 프로바이오틱스에 주목하자** 신뢰할 만한 구강 건강제품들은 많은 경우 락토바실러스와 비피더스균을 포함하고 있다. 이런 입안 미생물들을 유제품이나 발효식품(예를 들면, 요구르트 배양액, 케피르, 사워크라우트 등)으로 섭취하거나 특정 균주가 들어 있는 식품 보조제로 보충할 수 있다. 유익균이 들어있는 추잉껌이나 치약도 구취를 줄이고 구강건강을 개선시킬 수 있다. 특히 항생제 복용 후나 치과에 다녀온 후에 프로바이오틱스 제제를 사용하면 면역계를 도와주는 건강한 미생물들이 다시 정착하는데 유리하다.

- **반복적인 습관이 중요하다** 규칙적인 칫솔질과 치아 사이의 청소, 그리고 정기적인 치과진료가 잇몸병과 노화에 따른 충치를 획기적으로 감소시킨다. 치실사용은 플라크를 생성하는 미생물의 증식을 억제시키는 데 특히 중요하다.

- **구강 건조증을 피하라** 구강건조증이 있으면 치과나 병원에 가보라. 먹는 약이 원인일 수 있으니 다른 약으로 바꾸거나 용량을 바꾸어야 한다. 먹는 약을 바꿀 수 없으면 물을 많이 마시고 무설탕껌(또는 프로바이오틱스껌)을 씹는게 좋다. 그리고 담배와 술은 피해야 한다. 항생제 복용 후에는 프로바이오틱스(예를 들면 루테리나 람노서스균)를 복용해 보라.

- **악취를 풍기는 미생물을 피하자** 알코올로 만든 구강세정제는 미생물 에 영향을 주지 못하고 항균 구강세정제는 유익균 과 병원균을 가리지 않고 죽인다. 이렇게 되면 오히려 구취를 유발하는 미생물들이 경쟁 없이 손쉽게 집단을 이룰 수 있다. 구취를 없애기 위해 치실과 칫솔질을 규칙적으로 해 미생물의 증식을 억제시키고, 프로바이오틱스가 함유된 구강세정제나 스트렙토코쿠스 살리바리우스균이 들어 있는 추잉껌을 사용하는 것도 유용하다.

05 심호흡을 합시다:
폐 미생물

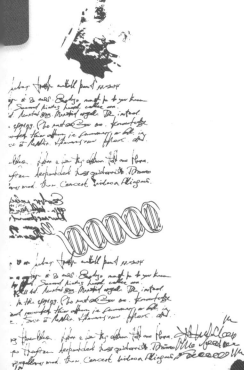

깊게 심호흡을 하고 멈추었다가 숨을 내쉬어 보자. 무엇을 느낄 수 있는가? 지금은 숨 쉴 때 의식적으로 근육의 움직임을 조정했지만, 일상적인 숨쉬기의 자율운동과정에 대한 정확한 메커니즘을 순간순간 파악할 수는 없다. 이것은 다음과 같이 이루어질 것이다. 숨을 들이마시면 폐의 바로 아래 흉곽의 바닥에 위치한 횡격막이 수축하면서 아래로 밀게 된다. 이런 운동에 의해 폐가 확장이 되어 공기를 채울 수 있도록 흉곽의 공간을 넓혀주는 데 이 운동에는 갈비뼈 사이의 늑간근육도 관여한다. 이렇게 확장된 폐는 몸 바깥에서 코와 입을 통해 공기를 흡입하게 된다. 공기는 기관을 통해 폐로 들어가고 더 깊이 기관지를 거쳐 조그마한 공기주머니인 폐포에 도달하게 된다. 이때 주변공기에 있는 미생물도 같이 흡입이 된다. 폐포에 들어간 공기 중 산소는 폐포의 얇은 벽을 관통해 주변의 미세혈관 속으로 들어간 다음 몸 전체로 확산이 된다. 동시에 미세혈관 속의 이산화탄소는 폐포 속으로 이동한다. 그런 다음 횡격막과 늑간근육이 이완되면서 흉곽의 공간이 축소되면 숨을 내쉬게 되어 폐와 기관에 있던 이산화탄소와 습기가 배출된다.

이 호흡과정이 하루에 1만 7,000번에서 3만 번 정도 일어나고, 쉬고 있을 때는 평균적으로 1분에 12번에서 20번가량 힘들이지 않고 자연스럽게 일어난다. 이런 숨쉬기가 중단된다면 우리는 당연히 죽게 된다. 음식을 먹지 않고도 상당기간 생존할 수 있고, 물이 없으면 생존기간이 며칠로 줄어들지만 공기가 없으면 단지 몇 분을 견디지 못한다. 매일 우리는 약 8,000ℓ의 공기를 들이마신다. 폐가 한 번에 공기를 들이마실 수 있는 최대 용량은 약 6ℓ로서 큰 음료수병 3개에 해당한다.

폐는 중앙에 있는 기관지의 역 Y자 모양의 양쪽 끝에 각각 1개의 폐엽이 달려 있는 구조이다. 내부구조를 좀 더 자세히 살펴보면 산소와 이산화탄소의 교환이 잘 이루어지도록 폐의 표면적을 증가시키기 위해 수천 개의 조그마한 폐포가지로 이루어진 복잡한 형태를 가지고 있다. 이런 미세한 공기통로를 평평하게 펼쳐서 폐의 표면적을 계산해보면 우리 몸 피부면적보다 30배나 더 크다!

폐의 노화

우리가 늙어가면 폐에는 무슨 변화가 일어날까? 무엇보다 먼저 폐 기능의 최대치숨 들여마시기와 내뱉기의 최대 압력가 자연스럽게 감소한다. 30세가 넘으면 기도를 통한 공기양이 서서히 감소하고 폐포에서 혈액 속으로 확산되는 산소의 양도 줄어든다. 점차 발생하는 다른 구조적인 변화도 폐 기능에 영향을 미친다. 즉 흉곽도 근육이 줄어들면서 점점 얇아지고 형태도 변하게 되어 폐의 확장과 수축에 관계된 골격과 횡격막도 바뀌게 된다. 횡격막이 더 이상 확장되지 못하면서 약화되면 숨을 들여마시고 내쉬는 최대 용량도 떨어지게 된다. 기도를 구성하는 근육과 조직이 점차 탄력을 잃을 수 있고 폐포도 형태를 상실해 헐렁해진다. 노인이 되면 노화에 따른 기능저하로 인해 호흡을 관장하는 뇌 부위에서도 폐와 기침을 유발하는 기도의 신경에 강한 신호를 보내지 못해 외부침입 입자에 덜 민감해진다. 또한 면역 시스템도 약화되어 폐렴이나 기관지염과 같은 폐감염증과 다른 질환에도 몸이 적절히 대처하지 못한다. 이런 변화의 결과, 노인들은 숨가쁨 증세와 저산소증, 그리고 수면 무호흡증과 같은 비정상적인 호흡이상 증세의 위험이 증가한다.

나이가 들면서 폐기능이 감소하지만 그럼에도 매일 일상생활에 필요

Myth
근거 없는 믿음

노인들은 폐활량이 줄어들어 일상생활을 영위할 수 없게 된다.

Fact
입증된 사실

건강한 젊은이는 여분의 폐활량을 가지고 있으며 30세 무렵부터는
감소하기 시작하지만, 이런 여분의 폐활량 덕분에 나이가 들어도
일상생활을 지속할 수 있는 건강한 폐기능이 유지된다.

한 폐기능을 유지할 수 있는 이유는, 우리가 젊었을 때 '여분의' 폐기능을 가지고 있었기 때문이다. 이 여분의 폐기능 때문에 젊은 사람이 폐 전체를 수술로 제거하더라도 숨을 상당히 원활하게 쉴 수 있어서 생존할 수 있는 이유가 된다. 따라서 건강한 사람에게는 노화에 따른 폐기능의 변화가 심각한 상태로 되지 않는다. 그 대신 심장건강이 좋지 않거나 비만이 폐와 그 주위의 변화보다 오히려 호흡질환의 주범이 된다. 그러므로 운동이 몸 전반의 건강과 호흡에 필수적이다. 이에 관련된 연구에 의하면 운동과 에어로빅이 노쇠한 노인인 경우에도 폐기능을 향상시킨다고 한다. 운동은 가장 중요한 두 가지 기관인 폐와 심장을 단련시키는데, 에어로빅 체조는 폐활량을 5~10% 늘린다. 규칙적인 운동은 지구력을 향상시키고 산소용량을 증가시켜 숨찬 증세를 감소시킨다. 또 하나 폐에 가해지는 노화의 영향을 최소화할 수 있는 최선의 방법은 무엇보다 금연이다. 다른 어떤 인구통계학적 요인보다 폐건강을 위해 노인들이 서서 주위를 걷고 심호흡을 규칙적으로 하는 것이 중요하다. 병이 있거나 수술을 받은 후에는 특히 더 그러하다. 노인뿐만 아니라 모든 연령에 해당되는 것으로 침대에 누워 있거나 장시간 앉아 있으면 폐안에 점액이 고여 폐감염의 위험에 더 취약해진다.

폐 미생물 탐색하기

숨을 들이쉴 때마다 생명유지에 필수적인 산소만이 몸속으로 들어가는 것이 아니다. 우리 주위 공기에는 수많은 미생물로 가득 차 있어서 호흡을 하면 입속에 있는 다른 미생물들과 섞여서 기관과 그 아래로 들어가게 된다. 우리 몸은 이렇게 외부에서 침입하는 미생물에 대해 강력한 방어체계를 가지고 있는데, 그 중 하나가 폐의 표면으로서 미생물들을 포획할 수 있는 끈적끈적한 점액으로 덮여 있다는 것이다. 폐의 세포들은 이 점액을 입 쪽으로 밀어올리고 입에서 삼키면 점액 속에 포획된 미생물을 소화시켜 제거한다. 이 과정을 점막섬모점액성 작용이라고 한다. 감기에 걸리면 기침으로 가래를 많이 내뱉는 것도 우리 몸이 원치 않는 세균과 파손된 세포 잔해를 배출하는 방식이다. 이 외에도 폐포 대식세포라고 하는 특수한 세포가 폐의 하기도를 돌아다니면서 해로운 미생물을 집어삼켜서 파괴하기도 한다(11장의 면역 시스템 부분 참고).

호흡작용에는 폐만 관여되어 있는 것이 아니다. 여기에는 기도도 관여하는데 기도는 코, 인두 그리고 후두로 구성된 상기도와 기관, 기관지와 폐로 이루어진 하기도로 나누어진다. 기존의 모든 의학 교과서에 하기도는 무균상태로서 미생물이 서식하지 않는다고 기술되어 있다. 이런 이론의 배경을 조사하기 위해 제임스 호그James Hogg 박사와 인터뷰를 했다. 호그 박사는 브리티시컬럼비아대학교 병리학과의 명예교수로서 밴쿠버에 있는 세인트 폴 병원에서 오랫동안 폐를 연구했다. "그 이론은 이제 폐기되었습니다. 폐는 결코 무균상태가 아닙니다! 최근에 미생물군집에 대한 관심이 높아지면서 규명된 사실입니다."라고 분명하게 이야기했다. 그러면 폐가 무균이라는 이론이 왜 그렇게 널리 퍼져 있었는지 질문하자

Myth 근거 없는 믿음	폐는 세균이 자라기 어려워 무균상태이다.
Fact 입증된 사실	폐는 매일 수백만 마리 이상의 세균들에 노출되고 있으며 그 자체 에 독특한 미생물군집을 가지고 있을 가능성이 높다.

그는 연구자들의 오해에서 상당부분 비롯되었다고 답변했다. 즉 기도와 폐의 이상을 검사하는 기관지내시경검사bronchoscopy를 할 때 기도를 깨끗이 세척하는 세척술이 부분적으로 연관있다고 했다. 이 기관지세척술로 기관지 내부에 특히 보이지 않는 부위에 식염수를 살포하고 내시경으로 표피의 세포들을 채취해 현미경으로 조사하게 된다. 이때 내시경이 입에서 기도로 삽입되면서 세척을 하더라도 구강의 미생물이 빈번하게 오염이 되는 문제가 발생하므로 기관지 부위에서 발견되는 미생물들은 구강에서 오염되어 검출된 것으로 판단해 폐 자체에는 미생물이 없다고 생각했다.

폐가 무균상태라는 기존의 믿음이 나온 배경에는 과학자들이 폐에서 어떤 미생물도 전통적인 실험방법인 한천 배지를 이용해 배양하지 못한 것도 일조를 했다. 이 한천 배지는 해초에서 분리한 영양분인 한천을 굳혀서 만든 페트리 접시로서 미생물을 배양하고 증식시킬 수 있다. 그러나 최근에 이러한 배양과정을 거치지 않는 DNA 서열법이 개발되면서 폐의 내부 깊숙한 곳에 있는 미생물의 존재를 검출할 수 있게 되었다. 예전의 많은 발견들과 마찬가지로 폐에 미생물이 존재한다는 주장도 논란을 불러일으켰다. 일부 과학자들은 폐 미생물은 세척단계에 상기도에 있던 미생물이 흘러 들어가서 오염된 것이라고 주장했다.

이에 대해 호그 박사는 구강으로부터의 오염문제는 아직도 논쟁거리이고 해결이 쉽지 않은 복잡한 문제임을 인정한다. 이런 오염문제를 피하기 위해 그는 시체로부터 폐를 분리해 연구하기도 했다. 지난 몇 년 사이에 샘플 채취기술이 발달하고 폐 미생물조성이 구강 부위와는 다른 결과들에 의해 이 논쟁의 대부분은 해소가 되었지만 아직도 완전히 결론에 도달한 것은 아니다. 호그 박사는 이런 논쟁을 해결하기 위해 병리학자들이 다양한 폐 샘플을 모으기 위해 끊임없이 병원을 샅샅이 뒤지고, 여러 가지 임상시험을 시도하는 모습이 조직을 찾아 헤매는 사냥개와 같다고 농담 삼아 우스갯소리를 했다.

이제는 폐 미생물군집에 대한 공감대가 임상의사와 연구자 사이에 점차 확산되고 있지만 아직은 좀 더 확실한 과학적 근거가 필요하다. 호그 박사는 "많은 사람들이 말은 하고 있지만 실제로 결과가 얻어지지는 못하고 있다."고 했다. 그래서 폐 미생물들을 아직 배양하지 못해 "폐미생물군집"이라는 개념이 완전히 정착되지 못했다. 더구나 폐의 미생물 숫자는 몸의 다른 부위에 비해 월등히 적다. 즉 구강에 비해서는 천분의 일 정도이고 장에 비해서는 백만분의 일에서 십억 분의 일 정도에 불과하다. 이런 비율로 계산해보면 폐 조직의 $1cm^2$ 당 약 2,000마리의 세균이 존재하는 것으로 추산되는데, 이것은 꽤 많아 보이지만 미생물 수준에서는 극히 미미한 숫자에 지나지 않는다. 그러나 이 모든 결과를 종합해 확실하게 이야기 할 수 있는 것은 폐에 소수의 미생물이 존재할 가능성이 매우 높다는 것이다. 이런 주장이 좀 모호하기는 하지만 폐 미생물군집이 향후 의학적 연구와 개인 건강에 많은 영향을 미칠 것은 분명하다.

폐 미생물이 우리를 어떻게 보호할 수 있을까?

폐는 공기 중의 여러 입자들에 끊임없이 노출되므로 폐 미생물은 우리
가 흡입하는 모든 것에 반응할 것이다. 오염물질들은 폐에서 산화 스트
레스와 염증을 일으키고 이것은 다시 폐 미생물군집의 변화를 유발한다.
아마도 폐 미생물조성은 오염물질에 대응해 변화하는 것으로 보인다. 예
컨대, 폐 미생물들은 흡입된 오염물질을 분해하거나 폐의 면역 시스템을
조정할 것이다. 산불이나 흡연에 의한 연기에 노출된 사람들은 폐렴균
Streptococcus pneumoniae(*S. pneumoniae* 또는 *pneumococcus*)에 의한 폐렴 발생률이 높
다. 따라서 다른 안전문제뿐만 아니라 매연경보가 발효될 때에는 실내에
머물러야 한다. 지금은 많은 건물이 공기 중의 매연 입자를 걸러내어 우
리 몸과 더불어 우리 몸의 미생물들도 건강하고 용이하게 호흡할 수 있도
록 도와주고 있다.

또한 항생제 복용도 항염증제나 스테로이드 약물과 더불어 폐 미생물
군집을 바꾸게 된다. 아직 폐 미생물군집에 대한 지식이 한정되어 있으
므로 이런 변화가 해로운지 어떤지 판단하기는 시기상조이다. 그럼에도
불구하고 몸에 있는 정상적인 미생물군집은 어떤 경우라도 혼란이 일어
나면 언젠가 해로운 영향을 나타낸다는 것만은 거의 확실하다. 그러므
로 항생제를 피하는 것이 미생물군집 유지에 의한 여러 유익한 점뿐만
아니라 폐 기능의 개선과도 관련 있다고 조만간 규명될 것이다. 또한 폐
미생물군집은 폐기종이나 기관지염과 같은 만성 폐쇄성 폐질환Chronic
Obstructive Pulmonary Disease;COPD, 천식, 낭포성섬유종 같은 질환에도
관여한다고 알려져 있다. 폐 미생물군집의 변화가 이런 질환들을 유발하
는지 아니면 이런 질환들에 의한 폐환경의 변화에 따라 후속적으로 일어

난 현상인지는 아직 알려지지 않았지만 앞으로 폐 미생물군집에 대한 확장된 지식과 정보가 노화에 따른 폐건강과 폐질환을 개선하고 방지하는 새로운 방안을 모색하는 데 크게 활용될 수 있을 것이다.

흡연

일련의 연구에 의하면 흡연은 구강과 상기도의 미생물군집에 영향을 미치지만, 하기도 미생물군집에는 변화를 초래하지 않는다고 한다. 4장

장-폐 축

장-뇌 축과 매우 유사하게 주로 면역 시스템을 통해 장-폐 축The Gut-Lung Axis이 이루어진 것으로 보인다. 저자인 브렛Brett 박사의 연구결과에 의하면 어린 시절에 형성된 장 미생물군집이 나중에 천식 발생에 큰 영향을 미친다고 알려졌다. 이 결과는 다른 연구들에 의해서도 확인이 되었다. 어린 시절의 장 미생물이 면역 시스템의 발달에 영향을 미쳐 성장하면서 천식의 발생에 관여하는 것으로 보인다. 이렇게 어린 시절의 장 미생물이 면역 시스템을 통해 폐에 영향을 미친다. 그리고 락토바실러스lactobacilli 같은 구강 프로바이오틱스가 장-폐 축에 의해 폐의 염증을 조절한다는 보고도 있다. 구체적인 예로서 락토바실러스 루테리Lactobacilli reuteri와 락토바실러스 플란타럼Lactobacillus plantarum균들이 알레르기성 기도염증을 감소시키고 락토바실러스 카제이Lactobacillus casei는 생쥐에서 세균 및 바이러스에 의한 폐렴에 효과적이라고 알려져 있다.

폐에 세균이 존재한다는 사실이 점차 알려짐으로써 건강한 폐 기능에 미생물의

에서 언급한 바와 같이, 흡연자들은 우선 정상적이고 유익한 구강 미생물이 적고 그 대신 병원성 미생물들은 증가되어 있다. 이 현상은 흡연자들에게 폐렴균에 의한 폐렴 발생률이 높고 호흡기 감염에 취약하다는 것과 관련이 있을 것이다. 따라서 흡연이 정상적인 미생물군집을 파괴해 해로운 병원균을 방어하지 못하게 된다는 가설이 제기되었다. 이 가설에 의하면 흡연은 면역 시스템을 약화시키고 호흡기에 있는 우리 몸의 방어기전을 손상시켜 전반적으로 감염을 증가시키게 된다. 흡연자에게 한 가지 희망적인 소식은 금연을 하게 되면 미생물군집도 건강한 정상적인 조성으로 되돌아간다는 사실이다.

역할이 확인되고 있으며 현재는 미생물이 폐에 정착하는 경로를 조사하기 시작했다. 상기도와 하기도는 서로 연결되어 있으므로, 숨 쉬기와 반사운동에 의해 폐 속으로 미생물이 흡입된다. 미생물이 붙어 있는 미세입자들이 들숨과 함께 들어와 상기도에서 하기도로 여러 미생물을 전달시킬 수 있다. 이렇게 형성된 하기도 미생물군집은 대략 140종으로 이루어져 있어 미생물다양성은 매우 낮지만 여러 종의 호기성균(산소가 많은 페이므로 산소를 이용해 생존할 수 있는 미생물과 내기성균, 그리고 일부 혐기성균들도 포함된다. 이 내기성균은 산소를 이용하지는 못하지만 활성산소로부터 자신을 보호할 수 있고, 혐기성균은 산소가 있는 조건에서는 생장하지 못하므로 산소를 피해 조직 깊숙이 또는 산소가 없는 부위에서 서식한다. 하기도 미생물의 기능 중 하나는 폐의 병원균을 죽일 수 있는 항균물질을 생산해 호흡할 때 들어오는 병원균이 서식하는 것을 억제시킨다. 또 다른 기능은 기도 점막의 면역반응을 변화시켜 일상생활 중 접하게 되는 감염과 여러 건강 위험요소를 낮출 수 있다.

과학자들에게 수수께끼 같은 점은 흡연에 의해 멀리 떨어진 장 미생물 군집도 변화가 일어난다는 현상이다. 흡연자의 장에는 미생물 중 후벽균문/의간균문의 비율이 감소하고(이는 건강하지 못하다는 징후이고 이런 핵심 장 세균에 대해서는 7장 참조), 항염증성의 비피더스균*bifidobacteria*의 수도 감소되어 있다. 이에 비해 흡연자들의 장에는 병원성 세균 수가 증가되어 있다. 그러나 흡연이 장 미생물에 미치는 기전이 무엇인지 아직 정확하게 규명 되어있지 않다. 이에 대한 한 가지 가설은 흡연과 같은 주위 환경의 영향을 받은 인체가 그에 따른 변화를 일으키고, 이 변화가 면역 시스템에 충격을 주어 이것이 다시 장내미생물에게도 영향을 미칠 것이라는 가설이다.

이런 변화를 유발하는 대표적인 예인 흡연이 크론병의 잘 알려진 위험 요인이라는 사실은 미생물과의 관련성을 강하게 암시한다. 그러나 흡연은 궤양성대장염과 파킨슨병인 경우는 반대로 예방효과가 있다는 것이 문제를 복잡하게 만든다. 그럼에도 예방의학 분야에서 흡연을 권장하지 않는 이유는 해악이 더 크다고 판단하기 때문이다.

만성 폐쇄성 폐질환(COPD)

만성 폐쇄성 폐질환COPD은 폐기종과 만성기관지염을 포함해 호흡곤란을 일으키는 일련의 만성 폐질환을 의미한다. 심장질환이나 암, 뇌졸중이 신문이나 TV 등 대중매체와 의학문헌에 빈번하게 발표되어 관심을 끌고 있지만, COPD도 널리 퍼진 치명적인 질환이다. 2013년 통계에 의하면 전 세계 인구의 5%에 해당하는 3억 2,900만 명이 COPD환자이다. 이로 인해 매년 290만 명이 사망을 하는데 그 중 90%는 개발도상국에서 발생한다. 이 숫자는 에이즈, 결핵, 말라리아의 연간 사망자수를 다 합친 것과 비슷해 믿기 어려울 정도로 많다. 미국에서도 COPD가 사망원인 중 3번째를 차지한다. 1,100만 명 이상의 미국인이 COPD환자로 알려져 있지만 미국폐학회에서는 자신이 환자인 줄 모르는 사람들을 포함하면 2,400만 명이 COPD환자일 것으로 추산하고 있다. 이 질환은 장기간에 걸쳐 심각한 장애를 일으키고 사망에도 이르게 하지만 현재로서는 치료법이 없다.

COPD의 원인은 대기오염, 간접흡연, 먼지, 산불의 매연, 야외에서 불로 요리할 때 나오는 오염물질, 그리고 작업장의 화학물질 등에 노출되는 것이다. 특히 흡연자는 COPD의 위험성이 극히 높아져서 흡연자의 약 20%가 환자이고, 개발도상국 COPD환자의 85~90%는 흡연자이다. 담배가 탈 때 7,000종 이상의 화학물질이 방출되므로 이런 독성 물질을 흡입하면 다른 외부 오염물질과 마찬가지로 폐기능을 약화시키고 손상을 일으킨다. 따라서 흡연과 COPD 발생률은 정비례 관계를 보이고 흡연기간이 길수록 COPD 위험도 그만큼 증가를 한다.

COPD는 초기 증세가 잘 드러나지 않으므로 병이 상당히 진행될 때까지 대체로 진단이 되지 않는다. 숨이 가빠지고 만성기침과 많은 점액의 배출이 COPD의 증세이다. 호흡기의 잦은 감염, 검푸른 입술과 손톱 청색증, 피로, 쌕쌕거림 등도 이 질환의 초기증세이다. 이런 초기증세들이 더 악화되지 않도록 관리하는 것이 매우 중요하다. 왜냐하면 초기 진단이 COPD의 성공적인 치료에 필수적이기 때문이다. 일단 폐조직의 손상이 일어나면 복구시킬 수 없지만, 증세들을 치료해 COPD를 관리할 수는 있다. 이에 대해서는 약물치료, 수술, 그리고 생활의 질을 높일 수 있는 처치 등 몇 가지 치료방안이 있다. 증세는 좋아졌다가 나빠지기를 반복하고 갑작스럽게 악화가 될 때 폐에 가장 큰 손상을 일으킨다. 이런 돌발적인 악화는 호흡기 바이러스의 감염에 의해 일어나므로 독감과 폐렴 백신의 접종이 COPD환자에게 매우 중요하다. 돌발적인 악화가 일어나면 기관지 확장제나 비강투여 코르티코스테로이드 같은 약물들이 염증을 가라앉히고, 점액 분비를 줄여서 숨쉬기가 쉽도록 해준다. 이 COPD를 예방하고 관리할 수 있는 가장 좋은 방법은 담배를 끊거나, 아예 시작하지 않는 것이다.

미생물과의 관련성으로 COPD환자는 폐 미생물군집에 큰 변화가 생긴다고 알려져 있으며 특히 증세가 악화될 때 그러하다. 증세의 사이클이 점차 악화가 되는 쪽으로 진행되면서 폐의 방어기능도 약화되고 세균의 다양성이 감소하면서 미생물군집의 불균형이 증가해 군집의 붕괴가 일어난다. 이 미생물군집의 붕괴는 여러 면에서 해로운 현상으로서 폐의 염증을 더 악화시킨다.

폐 미생물군집의 변화는 COPD 초기부터 일어나서 프로테오박테리아*Proteobacteria*와 몇 종의 호흡기 병원균 수가 증가하므로 아직 확실하게 증명되지는 않았지만 미생물들이 COPD에 관여할 것으로 예상이 된다. 또 다른 증거로는 폐렴을 일으키는 병원균이 COPD환자에서 높은 비율로 검출이 된다. 따라서 폐 미생물군집의 변화에 따른 면역반응이 COPD의 발병기전의 하나가 될 것이라는 가설이 대두되고 있다. 이에 관련해 COPD가 악화될 때 항생제를 7~10일 정도 투여하면 증세를 줄일 수 있다는 보고가 있다. 그러나 이 항생제 효과는 COPD증세가 약하거나 보통일 때는 거의 나타나지 않으므로 그 효과에 대해 논란의 여지가 있다.

COPD와 미생물과의 관련성은 향후 연구가 더 진행되면 COPD의 초기단계 진단에 활용할 수 있다. 이런 시도로써 폐에 있는 10종의 미생물종이 검출되어 초기진단의 적용가능성이 연구되고 있다. 이런 연구에 의해 미국인 2,400만 명의 COPD환자 중 상당수가 COPD인 줄 모르고 있으므로 이런 미생물을 이용하면 초기진단이 가능하고, 또한 다른 폐질환이 아닌 COPD로 확진할 수도 있을 것이다.

앞에서 이야기했듯이 프로바이오틱스가 염증을 줄이므로 COPD에도 적용할 수 있다. 이에 대한 소규모 연구결과 락토바실러스 람노서스Lactobacillus rhamnosus와 비피도박테리움 브레베Bifidobacterium breve가 감염부위에서 병원균을 포식해 제거시키는 대식세포백혈구의 일종로 인한 염증반응을 저하시킨다는 보고가 있다. 그리고 락토바실러스 카제이Lactobacillus casei균은 흡연자로부터 분리한 특수한 자연살해세포Natural killer cell; NK세포, 선천적인 면역을 담당하는 백혈구의 일종의 기능을 증가시켰다. 그뿐만 아니라 몇 종의 프로바이오틱스는 COPD 생쥐모델에서 폐염증을 감소시킨다는 보고도 있다. 이와 연계되어 인간 COPD의 진행과 악화과정, 그리고 치료에 폐 미생물군집이 관여한다는 연구결과들이 향후에 다수 발표될 것으로 예상이 되므로 그 결과에 따라 새로운 COPD 치료법의 개발도 기대된다.

죽음의 천사

폐렴은 세균과 바이러스 또는 곰팡이 등에 의해 일어나는 흔한 폐 감염 증으로, 가장 흔한 것은 세균인 폐렴균또는 폐렴구균S. pneumoniae에 의한 것이다. 이 세균은 구강의 정상 상주균이지만 폐가 약화되면 기회성병원균으로 작용해 폐렴을 일으킨다. 이 균이 상기도의 방어선을 뚫고 들어가서 하기도에 정착을 하면 하기도에 심각한 손상과 염증을 발생시킨다. 이 염증에 의해 점액과 세포 잔해 성분이 축적이 되어 폐의 한쪽 또는 양쪽 모두에 폐렴을 일으킨다.

폐렴의 증세는 약한 것에서부터 심각한 것까지 다양한 양상을 보인다. 감염이 초기에 발견되어 확산이 되지 않거나 다른 질병이 없는 건강한 면역 시스템을 가진 젊은 사람에게는 신속하게 회복이 된다. 대부분의 건강한 사람들은 1~3주 사이에 회복하지만, 유아나 소아, 그리고 노인과 만성적인 건강문제를 가진 사람들에게는 생명의 위협이 된다. 폐렴은 다른 어떤 감염병보다 사망률이 높아 세계적으로 매년 350만 명이 사망을 한다. 이 사망률이 노인에게는 급격히 상승해 전인구의 사망률이 5~10%인 데 비해 85세 이상의 노인인 경우는 44%를 상회한다. 따라서 이 병은 이미 약해지고 부서지기 쉬운 노인에게 임종에 따른 고통을 덜어주었으므로 역사적으로 "죽음의 천사"라고 불렸다. 죽음의 천사에 대한 폐의 방어력은 감염에 의해 약화되거나 노화나 흡연 등에 의해 면역 시스템이 감소하면 더 쉽게 무너질 수 있다.

폐렴은 두 가지가 있는데 폐의 한쪽 엽에 발생하는 대엽성 폐렴lobar pneumonia과 폐의 양쪽 엽에 걸쳐 광범위하게 발생하는 기관지 폐렴 bronchial pneumonia이 있다. 폐렴은 흔히 가래가 나오는 기침과 발열, 떨림, 오한, 호흡곤란 등의 증세를 보인다. 이런 초기증세들은 일반적인 감기나 독감과 유사하다. 그러나 감기는 치료하지 않더라도 면역 시스템이 회복되면서 1~3주 안에 낫지만, 폐렴은 완치를 위해서는 치료해야 한다.

대부분의 경우 수분을 많이 섭취하는 것이 가래를 잘 뱉어내게 한다. 이런 이유로 폐렴이나 다른 호흡기 질환에 수액이 일반적으로 자주 사용된다. 또한 푹 쉬거나 처방전 없이 구입할 수 있는 해열제도 도움이 되고, 증세가 심해지면 항생제를 처방받는다. 그리고 의사의 지시 없이 기침을 억제하는 기침약을 복용하지 않아야 한다. 왜냐하면 기침은 과다한 점액을 뱉어내는 몸의 작용으로서 증세를 개선시킬 수 있기 때문이다. 과거에는 페니실린이 세균성폐렴 치료에 탁월했으나, 지금은 항생제 내성균의 증가로 새로운 종류의 항생제들이 사용된다. 증세가 위중하면 입원해 수액을 공급받고, 산소치료, 그리고 좀 더 강력한 항생제를 투여해야 한다.

폐렴 발생에 외부 세균만이 아니라 폐속에 이미 있는 미생물들도 관여할까? 최근 연구에 의하면 폐속 미생물도 예상보다 훨씬 큰 역할을 하는 것으로 보인다. 또한 구강 미생물군집의 불균형이 일어나면 폐렴균과 같은 병원균의 과증식이 쉽게 일어나고, 폐렴균이 과다하게 증식하면 하기도에서 폐렴이 발생한다. 이 결과는 구강 미생물군집이 폐를 보호하거나 하기도에서 병원균의 감염을 막는 데 핵심역할을 할 것이라는 사실을 암시한다. 또 다른 연구결과에 의하면 상기도 미생물군집이 폐렴 환자와 정상인에서 현저하게 다르다고 보고되었다. 이 연구결과에 의해 상기도에 있는 5종의 특정 미생물균종을 이용해 폐렴 발생의 예측을 95%의 특이성과 84%의 정확도로 조사할 수 있다.

미생물군집에 대한 지식을 폐렴의 방지에 어떻게 이용할 수 있을지에 대해서는 아직 연구가 초기단계이긴 하지만 생쥐모델에서는 상당한 성과를 거두고 있다. 예를 들면 생쥐에 광범위 항생제를 투여하면 폐렴균에

폐렴의 위험을 낮추는 방법

1. 매년 독감백신을 맞아라(128쪽의 "독감백신을 맞아야 할까?" 참고). 왜냐하면 독감에 의해 폐에 손상이 생기면 폐렴에 잘 걸리게 된다. 미국 질병관리센터에서는 2세 이하의 유아와 65세 이상의 노인, 그리고 기저질환이 있어 폐렴균에 의한 세균성폐렴의 위험도가 높은 경우는 다른 종류의 백신을 권장한다. 그래서 자신에 맞는 백신 종류를 의료진과 상의해야 한다.

2. 감기와 독감이 유행할 때는 손을 자주 씻는 습관을 가져라. 기침, 재채기, 호흡에 의해 바이러스가 공기 중으로 확산이 되어 주위 여러 군데의 표면에 붙게 되면 손으로 만져서 감염된다.

3. 흡연을 피해라. 담배는 폐가 감염과 싸울 수 있는 능력을 손상시킨다.

의한 폐렴에 생쥐가 훨씬 취약해진다는 결과가 있다. 이는 항생제에 의해 구강 미생물군집이 훼손되어 일어난 현상과 관련될 것으로 예상이 된다. 그런 다음 정상적인 건강한 생쥐의 대변 미생물군집을 이식하면 이 현상이 역전된다! 즉 폐렴균에 감염된 생쥐가 폐렴으로부터 회복되었다. 회복이 된 이유는 장 미생물군집의 재구축에 의한 것인지, 대변이식을 구강을 통해 실시했으므로 구강 미생물군집에 의해 일어난 것인지는 아직 불명확하다. 어느 쪽이든 특정 프로바이오틱스 미생물균주가 미래에는 폐렴을 예방하고 치료하는 데 사용될 가능성을 제시한 것으로 매우 고무적인 결과다.

미래를 바라보면

폐 미생물군집이 구강 미생물군집과 연계되어 있다는 사실에 의해 폐질환을 완전히 다른 시각에서 바라보게 한다. 차세대 프로바이오틱스 제제들이 폐렴과 같은 호흡기 계통의 질환을 낮출 목적으로 조만간 개발될 것이다. 호흡기 질환의 주범이 염증인데 이 염증이 미생물군집에 영향을 미친다. 이에 관한 초기연구로서 락토바실러스 프로바이오틱스가 폐염증을 감소시킨다는 보고가 있다. 미래에는 개인별 미생물군집을 조사하고 핵심 균종을 검출해 COPD나 폐렴과 같은 폐질환들을 진단할 수도 있을 것이다. 이렇게 되면 가슴의 X-선 사진촬영을 줄일 수 있고, 호흡기 질환을 지금보다 초기단계에 검진해 훨씬 신속하게 병의 진행을 막을 수도 있을 것이다.

독감백신을 맞아야 할까?

그렇다!

독감은 인플루엔자 바이러스가 일으키는 바이러스성 감염증으로서 주로 코, 목, 기관지, 가끔은 폐에 증세를 나타낸다. 우리들 대부분은 독감에 걸려 어느 정도 고통을 받은 적이 있다. 즉 발열, 근육통, 두통, 인후통, 기침, 오한, 피로감 등이다. 노인들이 특히 독감에 잘 걸린다. 독감으로 인한 사망자의 80~90%는 65세 이상의 노인들이다. 이는 늙으면서 면역 시스템이 약화되고 감염에 취약해져서 독감발생이 높아지고, 독감이 심장병이나 폐질환 및 천식과 같은 기저질환을 더 악화시키기 때문이다. 그리고 독감은 호흡기의 방어기능도 현저히 저하시켜 흔히 이차적으로 치명적인 세균성폐렴을 유발하기도 한다. 이런 이유로 65세 이상 노인에게는 기존의 독감백신과 다른 정부에서 승인된 고용량의 백신이 사용된다. 이 고용량 백신은 일반백신의 4배 용량으로 훨씬 강력한 면역반응과 항체 생성을 유도한다.

우리는 많은 시간을 실내에서 보내고 감염이 피크를 이루는 겨울을 대비해 가을에 주로 독감백신을 맞는다. 인플루엔자 바이러스는 공기 중으로 사람 사이에 전파되므로 바깥보다 밀폐된 실내에서 훨씬 쉽게 감염된다. 다른 종류의 백신과는 달리, 독감백신으로 독감증세가 나타나지는 않는다. 왜냐하면 독감백신은 죽은, 즉 비활성화된 바이러스로 제조하기 때문에 백신에 의해 기껏해야 발적^{피부가} _{빨갛게 부어오르고 열이 나는 것}과 통증, 그리고 부기가 약하게 일어날 뿐이다. 이런 독감백신에 대한 약한 생체반응은 미생물군집에 의한 것이라는 보고가 있다.

미생물의 생성물질들이 체내 면역반응을 자극해 백신에 대한 반응도 증가시키는 것으로 생쥐실험에서 보고되었다. 독감백신에 대한 이런 반응을 건강을 위해 받은 명예훈장 정도로 생각하는 것이 좋다! 이 반응은 우리 면역 시스템이 백신을 인식하고 그에 따라 독감에 대한 방어선이 구축되었다는 것을 의미하기도 한다.

아마도 어떤 해에는 그 전과는 달리 독감백신의 효능이 떨어진다는 말을 들은 적이 있을 것이다. 그 이유는 인플루엔자 바이러스는 카멜레온과 같이 변신의 명수이기 때문이다. 인플루엔자 바이러스는 자신의 표면을 지속적으로 변화시켜 우리의 면역 시스템을 회피할 수 있는 위장능력이 우리의 방어력을 능가하고 있다. 따라서 이렇게 계속 변화되는 바이러스인자인 H와 N항원예를 들면 H1N1에 대항해 방어할 수 있는 백신을 우리도 계속 새롭게 조합해 생산하게 된다. 그러므로 WHO는 매년 2월에 남반구에서 유행한 독감바이러스 타입을 조사해 그해 가을에 북반구에 유행할 바이러스 타입을 예측하게 된다. 그러면 백신제조 회사들은 그해에 필요한 백신을 생산하기 위해 나머지 6개월 동안을 정신없이 바쁘게 보내야 한다. 이렇게 생산한 백신이 어떤 해는 그 예측이 적중해 좋은 효능을 나타내지만, 어떤 해에는 백신 생산중인 6개월 사이에 또 다른 변이를 일으켜 새로운 타입의 바이러스가 만들어지면 그 백신은 효능이 당연히 떨어지게 된다. 이 독감백신 생산과정은 WHO가 면밀히 관장하며 남반구에서도 겨울이 되어 독감백신이 필요한 시점에 맞추어 북반구와 같이 동일하게 반복한다. 매년 독감백신의 효능이 달라서 예방효과가 떨어지는 때가 있더라도 어느 정도의 예방효과가 있기 때문에 매해 백신을 접종받는 것이 권장된다. 또한 백신은 매년 다른 타입의 바이러스에 대해 교차 방어효과도 나타내므로 그해 백신이 완전한 방어 기능이 없을 경우에도 백신을 맞으면 독감에 걸리더라도 덜 심하게 된다.

아직도 확신이 서지 않으면 다음 사항을 고려해 보자. 생쥐 실험에서 독감백신은 치매와 호흡기 감염과 관련된 염증을 감소시켜 심혈관질환 또는 제2형 당뇨병과 같은 염증성 질환들을 줄일 가능성이 보고되었다. 즉 어린 생쥐에 백신을 주사하면, 더 건강해지고 노화가 되어도 만성질환이 줄어들었다. 이 결과는 어릴 때부터 자주 백신을 맞아야 한다는 것을 제시하지만, 캐나다인의 2/3와 미국 성인의 60%가 독감백신을 접종하지 않고 있다.

백신에 대해 심각하고 치명적인 알레르기를 나타내는 극소수를 제외하고는 6개월 이상의 모든 사람들이 매년 독감백신을 맞아야 한다.

유용한 정보

- **손 세척방법** 가능한 한 항균비누는 피하라. 일반 비누와 흐르는 물로 씻는 것이 질병과 감염을 방지할 수 있는 가장 좋은 방법이다.

- **경고의 신호를 알아차려라** 폐렴이나 COPD의 초기증세는 일반 감기나 노화에 따른 변화로 생각하기 쉽다. 그러나 이런 증세가 지속이 되면 즉시 병원에서 진찰을 받아야 한다. 조기발견이 효과적인 치료에 필수적이다.

- **신선한 공기를 들이마시자** 담배연기나 해로운 오염물질에 가능한 한 노출되지 않도록 한다. 만일 흡연을 하고 있다면, 호흡기 건강과 폐 미생물군집을 증진시킬 수 있는 최선의 방법은 바로 금연임을 명심하자.

- **프로바이오틱스를 활용하자** 락토바실러스균을 함유한 프로바이오틱스 복용은 알레르기성 폐질환 관리에 유용하다. 또한 프로바이오틱스는 염증을 줄여서 COPD증세도 개선시킨다.

- **백신을 접종하자** 매년 독감백신을 맞자. 65세 이상이 되면 세균성폐렴의 위험이 증가하므로 폐렴균에 의한 수막염이나 폐렴을 예방하기 위해 폐렴백신도 같이 접종하는 것이 좋다.

06

뱃속 터줏대감:
위 미생물

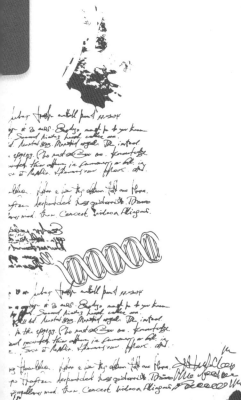

먹는 것은 비교적 단순한 과정이다. 음식을 입에 넣고 잘게 씹은 다음 삼키면 된다. 그런데 그 다음에는 어떤 일이 일어날까? 음식이 실제로 어떻게 소화되어 몸에 이로운 영양분으로 변하는지 생각해 본 적 있는가?

위는 대략 1ℓ의 음식을 넣을 수 있다. 위 내부는 음식을 분해시키는 작용을 가진 염산이 분비되어 매우 높은 산성상태가 되어 pH가 2 정도로서 배터리의 산성도와 동일하다. 염산 외에도 음식물의 분해는 단백질과 복잡한 탄수화물 성분을 잘게 잘라낼 수 있는 단백질 분해효소와 여러 종류의 소화효소들도 관여를 한다. 그러나 음식물의 소화는 위에서 끝나는 것이 아니다. 위의 산성 소화통을 지나 음식물은 소장으로 이동해 그곳에서 사실상 소화과정의 대부분이 일어난다. 소장에서 여러 소화효소들이 작용해 지방, 단백질, 탄수화물들이 그 구성성분으로 더 미세하게 분해되어 몸에 필요한 미세영양 성분이 되면 혈관 속으로 흡수가 되어 혈액을 따라 몸 전체로 순환하면서 몸 곳곳에 영양분을 공급하게 된다. 나머지 음식물 찌꺼기는 대장으로 이동하게 되는데 이곳에는 수조 마리의 엄청난 숫자의 미생물들이 우리가 섭취하지 못해 남긴 섬유질이나 프리바이오틱 탄수화물을 게걸스럽게 먹어치우게 된다. 이 대장에서 음식찌꺼기를 먹고 서식하는 미생물군집들은 먹이를 공급받는 대신 우리에서 필요한 비타민B12와 비타민K와 같은 여러 종류의 비타민을 합성해 공급해준다.

위는 극산성 조건이어서 미생물이 생존할 수 없는 장기로 오랫동안 생각되어 폐와 같이 무균상태로 간주되었다(폐 경우와 마찬가지로 지금은 이 견해가 바뀌었다). 이런 극산성 조건은 외부의 감염으로부터 우리 몸을 보호하기 위해 음식을 먹을 때 위속으로 삼켜져 들어오는 외부 미생물을 살상할 목적으로 구축되었다고 생각된다. 그러나 위가 무균이라는 개념은 1982년 나선모양의 헬리코박터 파일로리*Helicobacter pylori*(*H. pylori*)균이 위속에서 놀랍게도 발견되면서 완전히 바뀌게 되었다. 그 후 잘 알다시피 헬리코박터 파일로리균에 의해 위의 건강과 질병, 치료에 관한 책들이 다시 쓰이게 되었다.

최근에 DNA서열분석법에 의해 위에도 장과는 확연히 다른 소규모 미생물군집이 확실히 존재한다는 사실을 알게 되었다. 위액 1ml당 천에서 만 마리 정도의 미생물들이 서식하고 있다. 이 정도의 숫자가 꽤 많아 보이지만 대장에는 1ml당 10억 마리의 미생물이 있다는 사실과 비교해 보면 극히 적은 숫자이다. 이런 위 미생물들은 섭취한 음식이나 구강으로부터 옮겨오거나 점액을 삼키는 작용에 의해 폐에서도 올 수 있고 위와 직접 연결된 상부장관에서 오기도 한다.

위에 가장 많이 서식하는 미생물은 세균이 대표적이고 세균 중에서도 헬리코박터 파일로리*H. pylori*를 포함한 프로테오박테리아문, 후벽균문, 의간균문, 방선균문, 그리고 퓨조박테리아문이다. 이들 세균의 조성은 인체의 다른 부위와 마찬가지로 사람에 따라 크게 차이가 난다. 헬리코박터 파일로리균은 전 세계 인구의 반 이상이 보유하고 있어서 위에서 우점종이다. 이 균은 위에 염증을 일으켜 위의 환경과 위 미생물군집을 변화시킨다. 현재로서는 위에 미생물이 존재한다는 것은 확실하지만, 그 미생물이 어떤 역할을 하는지는 아직 규명되지 않았다. 그러나 위 미생물군집에 대한 지식이 축적이 되면 위의 건강과 약물 개발에도 활용될 것은 분명하다.

위궤양과 미생물

브렛이 성장하는 동안 그의 아버지는 아마도 과도한 걱정과 스트레스로 인한 위궤양을 앓았다. 위궤양은 식도와 위 또는 소장에서 발생해 통증을 유발한다. 이 병으로 진단이 되면 휴식을 취하고 매운 음식을 피하라는 말을 누구나 들었을 것이다. 그 당시에 위궤양의 증세를 치료하는 유일한 방법은 펩토비스몰Pepto-Bismol과 같은 제산제를 복용하는 것이었다. 브렛은 그의 아버지가 증세를 완화시키고 위손상을 줄일 목적으로 매일 마셨던 커다란 분홍색 병에 들어있던 흰 분필색의 액체를 지금도 기억하고 있다. 이 약의 주성분은 차살리실산 비스무트bismuth subsalicylate로서 식도와 위의 쓰린 부위를 코팅해 위산으로부터 보호할 수 있다. 이 약물은 지금도 위의 속쓰림 증세를 완화시킬 용도로 사용되고 있지만, 헬리코박터 파일로리H. pylori균을 발견하고 나서는 많은 것이 바뀌었다.

뉴욕대학교 의과대학에서 미생물학의 저명한 교수인 마틴 블래저Martin Blaser 박사는 세계적인 헬리코박터 파일로리H. pylori 권위자이다. 그는 지난 40년 이상 미생물을 전문으로 다룬 의사로서 헬리코박터Helicobacter균을 포함한 인간미생물군집을 집중적으로 연구했다. 블래저 박사는 특정 질환이 있는 환자에게 헬리코박터균이 감소된 현상이 있다고 강조하면서 "이 균이 줄어들면서 그 질환이 생길 가능성이 있으므로 이 균이 나쁜 것만은 아닐 수도 있습니다. 그래서 이 균의 영향력은 복합적이어서 사람에게 해롭기도 하고 이로울 수도 있는 것 같습니다."라고 이야기 했다. 그는 임상의사로서 위산 역류현상과 천식과의 관계를 잘 알고 있다. 그러면서 미생물학자로서 헬리코박터균이 감소를 하면 천식이 증가하는 현상에 착안해 임상 현장과 미생물연구를 연결시켜 헬리코박터균이 천식을 방지한다는 가설을 제안했다.

대부분의 임상의사들은 위궤양 환자가 헬리코박터균을 보유하고 있으면 이 균을 박멸해야 한다는 구태의연한 사고방식으로 치료를 하고 있다. 이 블래저 박사의 가설이 지난 20년간 헬리코박터균의 박멸에 치중한 현실에 큰 변화를 일으켰다. 다시 말하면 헬리코박터균과 위궤양에 관련되어 인식이 변화되는 새로운 물결이 일어나고 있다. 블래저 박사는 이에 대해 다음과 같이 이야기 했다. "헬리코박터균이 가지고 있는 질병 예방 가능성에 대해 미생물학자들에게 설명하면 그들은 '아, 그렇네요. 충분히 이해가 됩니다.'라고 응답합니다. 이에 비해 임상분야의 의사들은 계속 헬리코박터균을 찾아내어 없애려고 합니다. 환자의 증세가 조금이라도 헬리코박터균과 위장관 문제와 연관이 되면, 의사들은 이 균을 어떻게

든 제거하려고 하지요. 이것은 아주 한정된 지식에 기반해 엄청나게 확대 적용을 하고 있는 셈입니다." 그는 이 헬리코박터균을 탄광 속에 있는 카나리아에 비유해 이 균이 사라지면 이 균이 가지고 있던 질병예방 기능과 유용성도 상실되므로 그에 따른 부정적인 결과를 우리는 감수해야 할 것이라고 강조했다.

헬리코박터균은 전 세계 인구의 반 이상이 감염되어 있어서 이 지구에서 가장 흔한 사람병원균이다. 이 균은 지난 6만 년에서 10만 년에 걸쳐 인간과 같이 공진화(142쪽의 "외치 아이스맨" 참조)했고 유아기에 감염되는 데 주로 어머니에게서 전달이 된다. 이 균의 모양은 코르크 마개뽑이처럼 생긴 나선형이고, 편모라는 특수한 꼬리를 가지고 있어 생존이 가능한 pH6~7 정도인 위의 점액층 아래로 깊게 파고 들어갈 수 있다. 또한 헬리코박터균은 요소를 생산해 위산을 중화시키는 기능도 가지고 있다. 게다가 이 균은 주사기형태의 특수한 구조를 가지고 있어서 이를 통해 위 조직세포에 자신의 병독성 인자를 주입해 자신에게 적합하도록 성질을 바꾸기도 한다. 이와 같이 헬리코박터균은 10만 년에 걸쳐 인간과 공진화해 위 내부에 자신의 거처를 마련해 공존하고 있다!

지금은 헬리코박터균을 보유한 10%의 사람들이 소화성궤양을 가지고 있다는 사실이 부각되어 이 균에 대해 아주 나쁜 인식을 주고 있다. 궤양도 필연적인 결과가 아님에도, 이런 연결성이 존재하기 때문에 만성위궤양과 이 균의 유전자 돌연변이가 위암을 일으킬 것이라고 우려한다. 그러나 이 균의 보균자 중 1~2%만이 위암환자가 된다. 그럼에도 불구하고 헬리코박터균은 전 세계적으로 세 번째로 흔한 암인 위암 중 80%의 경우에서 발병원인으로 보고되어 헬리코박터균은 담배와 동등한 발암성을 가진 A등급 발암물질로 분류된 유일한 미생물로서 특별함을 가진다. 위궤양과 위암 환자의 다수에서 헬리코박터균이 발견되었지만, 헬리코박터 보균자의 대다수는 위궤양과 위암 환자가 아니다. 사실상 위암발생의 큰 요인은 나이이다. 헬리코박터균이 인체 내에 잠복하는 기간이 길어질수록 세균의 세포분열에 따른 돌연변이에 의해 암을 일으킬 확률이 높아진다. 대부분의 위암은 60대 후반에서 80대에 걸쳐 진단받는다.

헬리코박터균이 이 모든 문제를 일으킨다면 인간이 지난 몇 년 사이에

노벨상을 받은 우연과 희생의 업적

헬리코박터균이 발견된 스토리는 전형적인 무명선수의 성공담이다. 앞에서 언급한 바와 같이 위는 오랫동안 무균상태이고 생물체에 적대적인 강산성조건으로 알려져 왔다. 그러나 이미 1875년에 발표된 독일논문에서 위에서 관찰한 나선형 세균의 존재를 보고했으나 아무도 배양하지는 못해 그 후 잊혀졌다. 1893년에는 이탈리아 학자들도 이 균을 관찰했고, 1899년에 폴란드 과학자들도 이 균을 보고했다. 그러나 1950년대에 들어와서 미국에서 광범위한 위조직 검사를 시행했음에도 불구하고 이 균의 존재가 확인되지 않았으므로 1970년대에 들어와서 위는 무균상태라는 개념이 확고하게 되었다. 그로부터 수년 후 1979년 호주의 위장병 전문의인 로빈 워런Robin Warren 박사가 나선형의 미생물을 관찰하고 자기연구실의 내과 전공의인 베리 마샬Barry Marshall 박사와 같이 이 균에 대해 공동연구를 시작했다. 그들은 이 나선균이 위궤양과 연관되어 있다고 확신했고, 이 배양할 수 없는 미생물을 규명하기 위해 배양을 다시 시도했다. 이 균의 발견과정은 알렉산더 플레밍이 페니실린을 발견한 것과 놀랄 만큼 유사하다. 마샬 박사가 긴 부활절 휴가기간 동안 배양용기를 우연히 실험실 벤치 위에 두고 갔다. 휴가 후 돌아왔을 때 무엇을 발견했을까? 바로 미생물이었다. 그 미생물은 위궤양과 위염을 가진 환자에서 본 것과 같이 나선형이었다. 이 발견에 의해 그들은 위궤양은

이 균을 박멸하기 전에 왜 우리 몸에서 사라지지 않았을까? 이에 대해 블 래저 박사는 이 균이 있음으로서 많은 이점이 있는 대신 없어진다고 해서 얻을 수 있는 진화상 이득은 크지 않을 것이라고 조심스럽게 언급한다. 이에 대한 근거로서 역학 연구에 의하면 헬리코박터균이 천식, 비만, 알 레르기, 그리고 여러 종류의 감염증과 염증성 대장질환을 예방한다고 보 고되었다.

스트레스나 매운 음식이 아니라 바로 이 미생물에 의한 것임을 확신하게 되었다. 1982년에 이 결과가 처음 발표되었을 때는 다른 과학자들이 믿지 않았지만, 그 후 수개월 만에 다른 미생물학자들도 재현함으로서 널리 알려지게 되었다. 그런 다음 헬리코박터균이 실제로 위궤양을 일으키는지에 대한 증명실험은 마샬 박사 가 자신을 실험대상으로 함으로써 과학발전을 위해 스스로를 희생했다.

먼저 위내시경을 해 자신의 위에 헬리코박터균이 없음을 확인했다. 그런 다음 환자로부터 분리한 헬리코박터균이 자라고 있는 페트리 디쉬 두 장을 긁어 균을 모았다. 조심스럽게 이 균이 항생제에 의해 죽일 수 있는지 조사해 자신에게 투 여해도 괜찮은지 점검했다. 그런 다음 자신에게 투여했고 처음에는 증세가 나타 나는 데 수년이 걸릴 것으로 예상했지만 5일이 지나자 현기증과 구토가 나면서 아프기 시작했다. 이때 위내시경을 다시 실시해 자신이 위염에 걸린 것을 확인했 다. 이 위염은 급성의 자기한정성 감염인 것으로 추측된다. 그리고 거기에 헬리코 박터균이 집단적으로 서식하고 있었다. 이런 확인과정을 거친 후 항생제를 투여 해 완전히 회복했다. 이 연구과정이 전 세계적인 관심을 불러일으켰다. 그 후 의 학계도 이 균이 위염을 일으킨다는 그의 발견을 점차 인정하게 되어 지금은 모든 의사들이 위염과 위궤양, 그리고 대부분의 위암이 이 균에 의해 일어난다는 사실 을 잘 알고 있다. 이 발견의 공로로 마샬 박사와 웨런 박사는 2005년도 노벨생리 의학상을 공동으로 수상했다.

헬리코박터균의 이런 예방효능에 의해 여러 측면에서 인간이 생존할 수 있도록 도와주었을 것으로 보인다. 블래저 박사는 더 자세히 설명했다. "인간과 헬리코박터균은 명백하게 공진화의 역사를 가지고 있다. 이 공진화는 인간이 노화되었을 때는 그 대가를 치루어 그 대가가 위암으로 크게 나타나기도 하고 그보다는 작게 위궤양으로 나타나기도 할 것이다. 그러나 어릴 때 헬리코박터균으로 얻는 혜택은 아직 확실하게 규명되지는 않았지만 아마도 다른 균들의 감염을 격퇴시키는 이점이 있을 것이다. 왜냐하면 우리는 이미 건강한 미생물군집이 중요하다는 사실을 잘 알고 있으며 헬리코박터균도 당연히 이런 범주에 속한다. 적어도 지난 10만 년 동안 인간은 이 균과 같이 살아왔으니 무언가 중요한 역할을 했을 것이다. 그러나 지금은 미국과 독일, 그리고 스칸디나비아 국가에서는 아이들의 5% 미만만이 이 균을 보유하고 있을 뿐이다. 이런 현상은 몇 세대 사이에 일어난 엄청난 생태학적인 변화로서 두려울 정도이다. 우리는 우리의 유산을 잘 활용해야 할텐데 그렇지 못한 것 같다." 이런 관점에서 블래저 박사는 위암을 일으킨다고 알려진 헬리코박터균을 무차별적으로 박멸하지 말고, 위암 발생 위험에 이 균의 관여도를 정확하게 규명해 선별적으로 처리할 필요가 있다고 강조했다. 즉 위암 발생위험이 높지 않은 사람들은 이 균의 예방효과를 우선시해야 하고, 이 균의 천식예방기능을 고려한다면 다음세대 아이들에게 이 균의 보유를 어떻게 해야 할 것인가도 고민해야 한다고 이야기한다.

헬리코박터균을 제거하지 않아야 하는 두 번째 이유는 이 균이 가지고 있는 우리 몸에서 믿기 힘든 지속성에 있다. 이 균을 제거하는 백신이 아직 개발되지 않았고 7종의 항생제에 내성을 가지고 있어서 이 균을 완전히 박멸할 치료법이 없다. 현재의 헬리코박터균 치료법은 두 종류의 항생

Myth 근거 없는 믿음	위암이 생기면 통증을 느낀다.
Fact 입증된 사실	위암 환자들은 초기단계에서는 증세가 거의 없다. 이것이 조기진단이 어려운 이유 중 하나이다. 미국에서는 위암환자 5명 중 1명 정도가 다른 부위로 전이가 되기 전에 조기진단이 되고 있을 뿐이다.

제와 위의 산성을 감소시키는 위산분비억제제proton pump inhibitor ; PPI를 복합 투여하는 것이다. 전 세계적으로 수천만 명이 PPI를 복용해 이 약이 세계적으로 가장 많이 판매된 약 중 하나가 되었다. 현재까지 PPI는 안전해서 해를 끼치지 않는다고 알려져 있으나 이제는 이런 관점의 전환이 필요하다. 왜냐하면 PPI는 위 미생물군집에 강력한 충격을 주는데 그 중 하나는 식중독균인 클로스트리디움 디피실리균Clostridium difficile과 폐렴균의 감염을 증가시킨다. 이뿐만 아니라 이 약제는 처방이 너무 남발되어 지금은 효과가 많이 떨어져서 처방의 70% 이상이 부적절하고 그 효능도 헬리코박터균의 50~70% 정도에만 유효한 상황이다.

세 번째 이유는 위암이 헬리코박터균 단독이라기보다 미생물군집이 관여한다는 증거가 나오기 시작하고 있다. 생쥐 실험결과 미생물군집이 변화되면 헬리코박터균에 의한 위궤양 정도도 달라진다는 보고가 있다. 남미의 콜롬비아에서는 해안지역 사람들이 고지대 사람보다 위암 발생률이 훨씬 낮다고 알려졌다. 물론 두 지역 사람들 간에 먹는 음식물이 많이 다르다. 즉 해안지역에서는 과일, 채소와 해산물을 더 많이 먹는 반면, 고지대에서는 감자와 누에콩을 더 많이 섭취한다. 여기에 더해 최근 안데스 산맥 쪽 고지대 주민과 해안마을 주민을 대상으로 각각 20명씩 나이와 성별을 맞춘 다음 위암발생률과 위 미생물군집에 대해 조사했다. 그 결과 고지대 주민들이 해안지역 주민보다 위암 위험률이 25배나 높게 나타났다. 그리고 위 미생물군집은 예상한 대로 같은 지역 사람들은 다른 지역 사람에 비해 서로 간에 높은 유사성을 나타냈고, 두 지역 간에는 매우 다른 양상을 보였다. 특히 2가지 미생물그룹 렙토트리키아 와데이*Leptotrichia wadei*와 베일로넬라*Veillonella*균종이 고지대 주민에서 훨씬 높게 나타나고 다른 미생물그룹들은 해안지역 주민에서 월등하게 많이 검출되었다. 이런 균종의 차이는 그들이 섭취하는 식품의 종류가 엄청 다르다는 사실과 연관이 된다.

그러나 놀랍게도 두 집단 간에 헬리코박터균의 수치는 비슷하게 나타

외치 아이스맨(Ötzi the Iceman): 얼어붙은 시간

1991년 독일 도보여행자들이 알프스의 빙하 속에 갇혀있는 한 사체를 발견했다. 이 사체를 빙하에서 끄집어내어 오스트리아 연구실로 보내 조사한 결과, 대략 5300년 전인 BC 3359년에서 BC 3105년 사이에 사망한 것으로 추정되었고 발견된 외치탈Öztal 계곡의 이름을 따서 외치로 명명되었다. 외치에 대해서는 발견된 이후에 많은 사실이 알려졌다남성이고 키는 159cm, 나이는 46세. 그의 염색체 염기배열을 조사해 그가 오늘날의 코르시카와 사르디니아 지방 사람들과 매우 흡사하다는 사실이 발견되었다. 외치는 61개의 문신을 가지고 있어 가장 오래된 문신을 한 미이라가 되었다. 그의 장에는 기생충인 편충이 있었고, 젖당락토스 소화장애증과 심혈관질환, 오랜 도보로 인한 무릎이상(아마도 목동이었던 것 같다)을 앓고 있었고, 구리 도끼를 가지고 있었다.

죽기 전 며칠 동안의 상황도 상당히 잘 알게 되어 마지막 식사는 붉은 사슴고기

났다. 이 결과는 두 집단 간에 식품의 종류와 위암 발생률이 많은 차이를 나타내는 반면, 헬리코박터균의 수치는 비슷해 위암 발생과 헬리코박터균 사이의 연관성을 규정할 수 없었다. 그리고 이들 사이에 어떤 상관성이 있는지 아직 밝혀지지 않았다. 즉 식품들이 헬리코박터균의 발암성에 영향을 주는지, 아니면 두 집단에 존재하는 헬리코박터균 내부에 어떤 차이가 있는지, 또는 다른 미생물도 위암 발생에 관여하는지? 아직 헬리코박터균 외에 다른 미생물이 위암에 관여한다는 증거는 없지만, 앞으로 다른 미생물들의 연관성을 더 연구할 필요가 반드시 있을 것이다. 물론 식품과 식이요법도 필히 연구대상에 포함해야 할 것이다.

와 빵이었고 사인은 등 쪽에 맞은 화살 또는 두개골 파손으로 살해된 것으로 보인다. 사망 직후 눈에 덮이고 추운 산악환경에 의해 냉동건조되어 다른 포식동물이나 부패에 의해 그의 몸이 훼손되지 않고 온전히 남아 현재의 우리에게 그 당시 인류의 많은 정보를 제공했다. 외치는 심지어 자신을 계속 연구하는 '미이라와 아이스맨 연구소the Institute for Mummies and the Iceman'가 이탈리아 볼자노에 세워질 정도로 특별한 존재이다.

발견 후 수년이 지나 과학자들은 외치의 위가 처음 생각과 달리 몸속에 숨겨져서 온전하다는 것을 알게 되었다. 이 위로부터 미생물의 유전 물질을 검출할 수 있어서 염기서열을 분석한 결과 아주 오래된 헬리코박터균H. pylori을 발견하게 되었다! 이 균주는 오늘날의 유럽인 균주가 아니라 아시아인 균주에 더 가까웠다. 이 발견은 헬리코박터균이 인간집단에서 어떻게 진화해 왔는지를 보여주는데 현재 유럽인 헬리코박터균은 5000년 전 외치가 죽고 난 이후에 아프리카 균주로부터 유래된 것이 확실시되고 있다.

프로바이오틱스와 위산분비억제제

　헬리코박터균을 안전하고 효과적으로 제거하기가 쉽지 않으므로, 프로바이오틱스를 이용하는 방법이 대두되고 있다. 살아 있는 미생물들을 구강으로 복용해 헬리코박터균과 경쟁하며 우월해지게 함으로써 헬리코박터균이 자랄 수 있는 공간과 일으키는 염증반응을 줄일 수 있을 것이다. 이런 목적의 프로바이오틱스로는 락토바실러스*Lactobacillus*, 비피더스균*Bifidobacter*, 그리고 사카로마이세스 보울라디*Saccharomyces boulardii*, 효모의 일종 등이 거론되고 있는데, 이 미생물들은 흔할 뿐 아니라 위 안의 낮은 pH 조건에서도 생장이 가능하기 때문이다. 현재까지의 결과로는 헬리코박터균을 완전히 제거하지는 못하고 위궤양 증세를 일부 개선시키고 있다. 이 후보미생물 중 락토바실러스 루테리*Lactobacillus reuteri*균이 염증을 낮추는 데 가장 효과적이었다. 그리고 이 프로바이오틱스들을 기존의 표준 치료법인 2종의 항생제와 PPI요법과 병용했을 때 표준 치료법 단독보다 균의 박멸에 더 효과적이다. 그뿐만 아니라 표준 치료법의 부작용인 설사와 복통이 줄어 환자가 훨씬 편안하게 치료받을 수 있다. 또 다른 흥미로운 연구로는 프로바이오틱 요구르트와 PPI 병용요법과, 2종의 항생제와 PPI 병용요법을 비교한 것으로서, 치료효과는 비슷한 반면 요구르트와 PPI 병용그룹에서 부작용이 적게 나타났다. 이런 결과들을 종합하면 기존의 표준 치료법에 프로바이오틱스를 첨가하면 효과는 증가하면서 위궤양 치료에 따르는 부작용은 줄일 수 있을 것으로 예상된다.

　헬리코박터균이 위의 건강과 질병에 중추역할을 한다는 것은 의심할 여지가 없다. 그러나 위의 다른 미생물들도 헬리코박터균의 집단적인 서식과 이에 따른 염증에 영향을 미쳐 위의 건강과 질병에 깊이 관여할 것으로 보인다. 특히 최근에 알려진 헬리코박터균의 항생제 내성이 증가한다는 사실을 감안하면 이 균의 집단서식과 위의 염증반응에 영향을 미칠 새로운 프로바이오틱스가 점점 더 개발될 필요성이 대두된다. 앞으로 이

헬리코박터 파일로리 검사법

헬리코박터균 감염여부는 다음 네 가지 방법으로 검사한다.

1. **호흡검사법**: 체내에서 단백질이 분해되면서 생성되는 요소를 함유한 알약, 물약 또는 푸딩을 삼킨다. 만일 헬리코박터균이 있으면 요소를 이산화탄소로 전환시키므로 호흡으로 배출되는 이산화탄소 양을 측정한다. 이 검사법으로 거의 모든 헬리코박터 보균자를 찾아낼 수 있다. 또 헬리코박터균이 제거되었는지 확인하는 데에도 사용된다.

2. **대변검사법**: 대변 속에 남아있는 헬리코박터균의 흔적을 검출할 수 있다. 그 방법은 헬리코박터의 감염과 관련된 항원을 대변 속에서 검사하는 것이다. 이 검사법은 헬리코박터 감염의 진단과 치료 후 완치를 판정하는 데 사용된다.

3. **혈액검사법**: 혈액을 채취해 헬리코박터의 감염여부를 현재 활동성인지 이전에 감염된 것인지를 조사하는 방법이다. 그러나 이 방법은 헬리코박터가 치료되고 나서도 수년 간 양성으로 나타날 수 있으므로 활동성 헬리코박터를 검사하기 위해서는 앞의 호흡검사법과 대변검사법이 더 유효하다.

4. **조직검사법**: 위내시경 진행 중 위 내벽으로부터 조직샘플을 채취해 조사하는 방법이다. 보통 수면 위내시경시술 중 채취한 조직샘플에 대해 헬리코박터 감염 여부를 분석한다. 그러나 이 검사법은 헬리코박터 감염진단용으로 보통 사용되지 않는다. 왜냐하면 호흡검사법이나 대변검사법에 비해 환자에게 힘든 과정이므로 위궤양을 진단하거나 위내출혈을 치료하는 경우, 또는 위암 여부를 진단할 때 보통 시행이 된다.

분야 연구가 발전하면서 '정상적인' 위 미생물군집의 조성이 규명되고, 이 미생물군집이 위의 여러 문제들에 어떻게 관여되는지 알려질 것이다. 그러므로 향후 더 많은 미생물들이 헬리코박터균과는 반대로 작용해 위의 건강과 질병 문제의 해결에 사용될 전망이다.

유용한 정보

- **위의 단순한 고장이 아닐 수 있다** 지속적으로 또는 심하게 다음 증상 들이 나타나면 병원에 가보라. 식욕감퇴, 복부 불편감과 복통, 소식 후의 팽만감, 종창 또는 부기, 의도하지 않은 체중감소, 속쓰림 또는 소화 불량, 메스꺼움 또는 구토, 그리고 빈혈 등이다. 불행히도 초기위암은 증세가 거의 없으므로 이런 증상들은 위암이 악화되었다는 표시일 수 있다.

- **균형감 있게 행동하자** 위에 문제가 있고 헬리코박터균이 검출되면 이 균을 제거할지의 여부를 의사와 허심탄회하게 상의하라.

- **프로바이오틱스를 활용하자** 만일 PPI치료를 받고 있다면, 프로바이오틱 요구르트를 복용하는 것이 치료효과를 높이고 부작용을 줄이는 효과가 있을 것이다.

07

미생물의 성지:
장 미생물

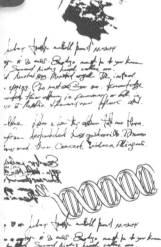

"건강한 노인의 장 미생물군집은 건강한 30대와 믿기 어려울 정도로 동일하다." 2017년에 웨스턴온타리오Western Ontario대학교에서 발표한 이 헤드라인 기사가 즉각적으로 모든 이들의 관심을 끌었고, 그렉 글로어Greg Gloor 박사가 이끈 이 대규모 인간미생물군집 연구가 크게 조명을 받았다.

이 연구는 '매우 건강한' 3세에서 100세가 넘은 중국인 1,000명 이상을 조사한 것으로 건강한 노인의 장 미생물군집이 수십 년이나 젊은 건강한 사람의 것과 흡사하다는 사실을 발견했다. 이 결과로부터 건강이 유지되면 장 미생물군집은 한 세기가 지나도 탄탄하고 견고하게 유지되는 것으로 판명되었다. 이것이 바로 젊음의 원천이 아닐까?

초고령인의 장 미생물군집은 평생 동안의 건강과 활력의 원천에 대해 많은 실마리를 제공한다. 백세가 넘은 백세인 또는 준초백세인105~109세▪을 포함한 65세 이상의 노인의 미생물군집을 이제는 분석조사할 수 있다. 10년 전 미생물군집의 염기서열 분석기술이 출현하면서 노인들의 장 미생물군집에서 다양성이 줄어든다는 보고가 나오게 되었다. 즉 건강을 증진시키는 세균은 줄어들고, 염증 유발기능 때문에 '기회병원성 공생미생물'▪▪이라고 알려진 프로테오박테리아Proteobacteria문의 세균들이 증가하는 것이 발견되었다. 이 연구결과는 11장에 자세히 설명되어 있고 이 책 전반에 걸쳐 언급하고 있는 내용인 만성의 약한 염증이 노화과정과 강하게 연관된다는 사실에 비추어보면 타당성이 있다. 염증의 증가는 부분적

▪ 110세 이상은 '초백세인'이라고 한다.

▪▪ **기회병원성 공생미생물**pathobionts _ 정상 상태에서는 공생관계이지만 서식환경이 바뀌어 과다증식하면 질병을 유발하는 미생물.

으로 산소생산의 증가에 기인한다. 즉 산소가 증가하면 그에 따라 활성산소가 증가하면서 염증반응이 수반되고 이는 유산소 상태에서 생존할 수 있는 호기성 세균이나 통성혐기성균의 증식을 유발한다. 이런 종류의 해로운 세균에 프로테오박테리아*Proteobacteria*가 속한다. 이러한 유산소 상태에서 자랄 수 없는 혐기성 세균 중 일부 유익균들은 산소에 의해 죽게 된다. 여러 문헌을 조사한 결과, 노인들은 미생물군집의 붕괴가 일어나고 미생물군집의 다양성이 감소하는 경향이 있다고 보고되었다. 따라서 65세 이상의 노인들에게는 유익균의 감소와 유해균의 증가가 뚜렷하게 나타나는 특징적인 미생물군집의 조성을 보이고 있다.

그러나 초고령인에게는 이런 현상이 보이지 않고 오히려 다양성이 다시 증가하고 있다. 즉 백세인의 미생물군집에는 젊은 사람들과 마찬가지로 유익한 후벽균문과 의간균문의 세균들이 지배적으로 서식하고 있다(이에 대해서는 이 장에서 다시 다루도록 한다). 준초백세인들은 7만 명 중에 한 명 꼴이어서 그 수가 매우 적으므로 데이터를 확보하기가 쉽지 않지만 그 동안 모은 자료를 분석해보면 이들도 역시 여러 유익균아카만시아 *Akkermansia*, 비피도박테리움*Bifidobacterium*, 크리스텐세넬라시아에*Christensenellaceae* 들이 증가되어 있다. 이런 결과에 의해 장 미생물군집은 나이에 따라 선형적 변화를 보이지 않고 70세 이후는 '하향나선' 양상으로 좀 더 복잡한 궤적을 나타낸다고 추정이 된다. 지금은 많은 사람들이 65세 이후에도 건강하게 생존하므로 미생물군집의 변화가 65세 후에 일어나는 이유를 조사하거나 건강과 장수를 위해 늙기 전에 미생물을 잘 육성할 수 있는 방안을 연구할 수 있는 좋은 기회가 마련되고 있다.

위장관 생태계

　내장을 장으로만 생각하기 쉬우나 사실상 위장관gastrointestinal tract;
GI tract은 입에서 항문까지 연결된 긴 튜브이다. 이 긴 튜브는 여러 구역
으로 나누어져서 위, 소장, 대장, 그리고 결장으로 구성되어 있다. 몸 안쪽
을 통과하는 위장관은 몸의 내부에 있지만 장 속에 들어있는 내용물들은
실상 몸의 내부에 있는 것이 아니다. 내장의 내벽은 피부와 같이 몸의 내
부와 외부 환경 사이에 놓인 명백한 장벽으로서 몸의 외부 표면으로 작용
한다. 다만 몸 바깥에서 둘러싸고 있는 것이 아니라 몸의 안쪽에서 내부
표면을 이루고 있다. 따라서 내장은 피부와 마찬가지로 우리 몸과 미생물
을 포함한 외부세계 사이에 놓여 있는 외부물질의 통과 관문으로서 중요
한 기능을 담당한다.

　장 미생물군집을 하나의 생태계로 생각해 보자: 많은 수의 미생물들이
대체로 조화를 이루면서 공존하고 있으며, 서로서로가 직접적이든 간접
적이든 영향을 미치고 있다. 이 생태계에서는 내장의 아래쪽으로 깊숙이
내려가면 산소가 줄어들어 사실상 대장에서는 산소가 거의 없는 상태이
다. 따라서 대장에는 혐기성균들이 지배균종이 되고 전체 세균의 99%가
서식한다. 내장의 윗부분은 산소가 어느 정도 있으므로 산소를 견딜 수
있는 통성혐기성균들의 수가 많다. 다른 건강한 생태계에서와 마찬가지
로 내장에서도 미생물종의 풍부한 다양성이 필수적으로 요구된다.

　위장관은 부위별로 독특한 환경을 가지고 있고, 그에 따라 다른 미생물
들이 서식하고 있다. 6장에서 살펴본 바와 같이 위는 위장관의 맨 윗부분
에 해당하고, 강산성이며 음식과 같이 삼켜진 산소가 비교적 많은 부위로
서 극소수의 미생물약 10^3~10^4세균/위내용물(g)이 존재한다. 그 다음 아래부

위는 소장으로서 위보다는 산소가 적고 좀 더 염기성의 pH 환경을 가지고 있다. 소장은 다시 십이지장, 공장, 그리고 회장의 3부분으로 나누어진다. 이 중 공장에는 장내용물 1g당 약 10^5~10^6마리, 회장에는 10^8~10^9마리의 세균들이 존재한다. 위장관의 가장 아랫부분은 하부장lower bowel으로서 통칭 대장으로 잘 알려져 있고 인체에서 가장 많은 세균들이 존재하며 약 10조$1×10^{12}$마리가 서식하고 있다. 여기에는 산소가 고갈되어 있고 염기성 pH 환경이다. 우리 몸의 소화과정의 마지막 부분에 이렇게 많은 미생물이 있음으로 대변의 30%를 미생물이 차지하는 주요인이 된다. 대변 1g당 1000억 마리의 미생물이 있어서 지구 전체 인간의 수약 80억보다 10배 이상이나 많다. 이런 장 미생물을 전부 모아보면 약 0.9~2.25kg이 되어 대략 뇌의 무게약 1.36kg와 비슷하다. 이렇게 장 미생물의 엄청난 숫자와 다양한 기능에 의해 장 미생물군집을 "가장 최근에 발견된 장기"라고도 한다.

어떤 과정을 통해 우리 몸의 장관에는 이처럼 많은 미생물들이 서식하고 있는걸까? 사람이 태어날 때 첫 번째 이면서 일생 중 가장 훌륭한 생일 선물로서 어머니로부터 어머니의 질과 대변 속에 들어있는 많은 양의 미생물을 선사받는다. 이것은 평생동안 나머지 생일의 소원 목록에 포함시키고 싶진 않겠지만, 생애 처음 선사받은 이 미생물들은 각 개인의 장 미생물군집의 조성을 시작하고 아기 발육에 필요한 핵심기능을 제공해 영유아기의 건강에 필수적인 선물이다.

영유아기 미생물의 역할에 관심이 많고 미생물이 아이들의 건강과 질병에 어떤 영향을 미치는지 알고 싶으면 이 책의 저자 브렛 핀레이Brett Finlay가 마리-클레어 아리에타Marie-Clarie Arrieta와 함께 쓴《차라리 아이에게 흙을 먹여라Let Them It Dirt》를 읽어보길 권한다. 첫아이를 가진 대부분의 부모들은 건강한 소화기관이 아기의 건강에 얼마나 중요한지 잘 알고 있으며 또한 "건강한" 장 미생물군집이 어떤 모습인지도 직접 경험하게 된다. 즉 아기에게 처음 고형식을 주었을 때 기저귀를 갈아주면서 대변의 모습으로 자연히 보게 된다. 이와 같이 아기에게 주는 음식의 종류가 바뀜으로써 장 미생물군집에도 중대한 리모델링이 일어난다.

아기가 한 살이 될 때까지 장 미생물군집의 일원으로 거주하게 될 많은 종류의 세균들과 만나게 된다. 성인이 될 때까지 세균뿐만 아니라 바이러스, 진균효모, 그리고 원생생물 등 아주 다양한 종류의 미생물들이 들어와 서식하게 된다. 이렇게 형성된 미생물의 조성은 엄격한 채식주의자가 되거나 다른 나라로 이주하는 것과 같이 생활상의 급격한 변화가 없으면 그 후 비교적 안정하게 유지된다. 이에 대해서는 나중에 더 자세히 언급하도록 한다. 그러나 우리 몸의 내장 생태계는 변화에 면역성이 없으므로, 내장생태계에 가해지는 교란은 아기가 처음 고형식을 먹었을 때와 같이 미생물 조성에 막대한 영향을 미친다. 대표적으로 항생제는 핵폭탄과 같아서 균종을 가리지 않고 미생물군집을 대량으로 살상한다. 항생제들은 병원균만 죽이는 것이 아니라 장 속에 거주하는 많은 유익균들도 없앤다. 그 뿐만 아니라 핵폭발 후의 방사능 낙진과 비슷하게 항생제의 후유증도 오랫동안 지속이 된다. 최근 연구에 의하면 항생제 복용 후 미생물군집에 미치는 일련의 영향이 최소 일 년 동안 지속된다고 알려졌다. 심지어 항생제에 의한 미생물 조성의 변화는 4년 후에도 분명히 나타난다는 보고도 있다.

장 미생물군집

우리 내장에서 미생물 군집을 보호해야 하는 것이 왜 중요할까? 미생물들이 마치 선발투수와 같이 우리 몸 건강의 최선두에서 음식물을 분해시키는 중요한 기능을 하기 때문이다. 그래서 미생물이 없으면 우리는 생존하기 어렵다. 우리가 섭취하는 식품의 대부분은 미생물 없이는 분해시킬 수 없다. 특히 곡물류, 콩 종류, 채소, 과일, 그 외 다른 식물성 식품에 포함된 복잡한 식물성 당류는 더 그러하다. 이런 식물성 당류는 미생물에 의해 짧은사슬지방산short-chain fatty acids; SCFA으로 전환되어 장세포의 에너지원이 되거나 중요한 신호전달 물질로 작용하게 된다. 이에 대해서도 나중에 더 자세히 언급하도록 한다. 미생물에 의해 생성된 SCFA의 유익한 효과는 그 외에도 많은 것이 알려져 있다. 예를 들면 비만과 인슐린 저항성을 줄이고, 내장장벽을 강화하며 다른 미생물의 에너지원으로 사용될 뿐 아니라 염증을 감소시키고 면역계의 발달과 기능증진의 신호로도 사용이 된다. 식품이 이런 SCFA생성을 증가시킬 수 있는 좋은 재료가 되는데 특히 지방과 육류가 적은 고섬유질 식품이 SCFA생산과 유익균의 증식을 크게 활성화시킨다. 따라서 당연히 고섬유질식품은 전반적인 건강의 증진과 장수에 밀접하게 연관되어 있다(3장의 MIND식사법 참조).

장 미생물군집의 또 다른 중요한 역할은 경쟁적 배제를 통해 병원균을 압도해 병원균의 서식을 막는 것이다. 브렛 박사를 비롯한 여러 연구실의 실험결과에 의하면 정상적인 미생물군집이 살모넬라Salmonella균과 병원성 대장균의 감염을 방지하는 데 매우 유효하다. 그리고 동물실험에서도 감염에 강한 동물의 장 미생물로 가득 찬 대변을 감염에 취약한 동물에 주입하면 감염에 저항성이 생긴다고 한다. 미생물균종 중에는 살모넬라와 대장균이 일으키는 설사 같은 독성작용을 억제시키는 분자물질도 생산해 이 병원균들의 병독성을 차단한다는 결과도 보고되었다. 아마도 이런 미생물균종들은 설사에 의해 자신들이 대장 바깥으로 배출되는 것을 막아서 스스로를 보호하게 될 것으로 보인다.

장건강에 핵심인 미생물의 다양성과 숫자를 유지하고 원활한 소화기능에도 매우 중요한 역할을 하는 것이 장의 두꺼운 점액층이다. 이 점액은 장 내부에 미생물들이 서식할 수 있는 공간을 제공한다. 점액은 복잡한 당탄수화물이 단백질에 결합된 당단백질로써 장벽을 코팅하고 있다. 이 점액은 장세포와 미생물 사이의 장벽역할을 하면서 윤활유 기능도 가지고 있다. 소장의 점액층은 대장보다 얇은데 아마도 소장의 미생물 수가 적기 때문인 것으로 생각된다. 이에 비해 대장의 점액층은 두 층으로 되어있는데 안 쪽 층은 아주 견고하게 대장 상피세포에 붙어있어 미생물의 침입을 막는 장벽역할을 하고, 바깥층은 느슨해 많은 미생물들을 품고 있어서 미생물들의 보금자리 역할을 하고 있다.

일부 미생물은 점액을 분해할 수 있어서 이를 영양분으로 사용한다. 아커만시아 뮤시니필라*Akkermansia muciniphila*균은 이런 종류의 미생물 중 하나로서 점액층이 얇아져서 생기는 장질환을 방지하는 유익한 기능을 가지고 있다. 이 세균이 점액을 분해해 먹어치우면 점액생성의 되먹임회로가 작동해 점액 생성이 증가하면서 점액층이 두꺼워지고 장의 건강이 전반적으로 좋아진다. 점액 장벽이 얇아지면 장의 투과성이 증가해 더 많은 미생물들이 장의 장벽을 통과할 수 있게 된다. 그렇게 되면 염증을 일으키고 장 미생물군집의 붕괴를 야기해 장조직의 손상이 확대되면서 결국에는 질병을 일으키게 된다. 이 장의 후반부에 언급된 바와 같이 여러 위장관 질병들은 점액층이 얇아지는 것과 관련이 있다.

우리 몸에 내장된 해독기능

우리 몸의 여러 미생물군집을 살펴보면, 별개의 다수 세균무리들이 복잡하게 서로 얽히고 연결되어 대규모 집단을 이루고 있다. 장 미생물군집도 마찬가지여서 100조마리가 넘는 세균들이 엄청난 규모의 집단을 이루고 있고, 그 영향력은 장에서 멀리 떨어진 장기에 까지 미칠 뿐만 아니라, 이들 장기의 건강상태를 좌우하기도 한다.

위장관에 인접하게 위치한 두 가지 중요한 장기는 간과 신장으로서 이들은 소화과정에 직접 관여하고 장의 세균집단으로부터 크게 영향을 받는다. 간은 소화관에서 나오는 혈액을 다른 장기로 순환시키기 전에 약물대사와 화학물질의 해독작용을 일으키고 지방대사와 혈액응고 성분의 합성에 관여한다. 또한 건강한 신장은 매 분당 반 컵 정도의 혈액을 여과시켜 노폐물을 제거하고 여분의 용액성분은 소변으로 배출한다. 이 두 가지 장기가 제기능을 못하면 해독작용과 노폐물의 처리에 문제가 생겨 우리 몸을 사정없이 황폐시킨다.

간질환은 간에 손상이 생겨 간기능이 제대로 작동하지 못해 일어나는 광범위한 병적 상태이다. 이런 병적 상태의 대표적인 예가 간경변증■, A·B·C형 간염,■■ 혈색소증,■■■ 그리고 비알콜성 지방간■■■■ 등이 있다. 이런 모든 간질환은 앞에서 설명했듯이 미생물군집의 붕괴와 관련이 되

■ **간경변증** _ 음주 등의 다양한 요인에 의한 장기적인 간의 손상으로서 간조직의 섬유화가 일어나고 간기능이 저하된다.
■■ **A·B·C형 간염** _ 간염바이러스가 간에 감염되어 심각한 염증을 일으키는 질환.
■■■ **혈색소증**hemochromatosis _ 철이 간과 췌장에 침착하는 질환.
■■■■ **비알콜성 지방간** _ 비음주자의 간에 지방이 축적되는 질환.

고 이는 장 장벽의 투과성을 증가시켜 유해한 염증성 세균 대사산물이 몸 속으로 유입되면서 만성적인 염증이 일어나게 된다.

비알콜성 지방간질환non-alcoholic fatty liver disease ; NAFLD은 지방증, 비알코올성 지방간염non-alcoholic steatohepatitis ; NASH, 간세포암, 섬유증, 그리고 간경변증에 의한 간기능 상실간부전을 포함하는 다양한 양상의 포괄적인 간질환을 의미한다. 이 NAFLD비알콜성 지방간질환는 서구 국가에서 가장 흔한 만성 간질환으로서 성인 인구의 약 30%에서 발병하고, 미국에서는 연간 300만 명 이상의 환자가 발생한다. NAFLD의 원인은 밝혀지지 않았지만, 위험인자들로는 비만, 위우회술, 고콜레스테롤, 그리고 제2형 당뇨병이 알려져 있다. NAFLD에 대한 표준치료법은 없고 그 대신 병을 일으키는 요인에 대한 치료가 주로 이루어진다. 즉 운동량의 증가, 체중 감소, 콜레스테롤과 트리글리세라드 낮추기, 당뇨병 관리, 그리고 금주 같은 생활습관의 변화에 의해 증세가 개선이 된다.

NAFLD환자에게는 장투과성이 증가되어 있고 만성염증이 있다. 간은 혈중의 잠재적인 독성물질을 제거해 혈액을 깨끗하게 하는데 장투과성이 증가되면 간이 LPS리포다당류 같은 세균성 항원에 더 많이 노출이 되어 광범위한 만성염증이 일어나고 그 결과 조직손상이 초래된다는 것을 의미한다. 녹차와 커피가 NAFLD의 진행을 차단시킬 수 있는데 아마도 미생물군집을 통해 이런 효과가 나타날 것으로 보인다. 미생물군집과 관련해 NAFLD환자에는 미생물군집의 붕괴가 일어나서 후벽균문이 증가하고, 의간균문은 감소한다고 알려져 있다.

이런 장 미생물군집의 확연한 변화를 활용해 병이 상당히 악화될 때까지 인지하지 못하는 NAFLD를 조기에 진단하는 데 사용할 수 있을 것이다. 조기진단뿐만 아니라 NAFLD가 악화된 상태라고 하더라도 진단하기 위해서는 고통스러운 간 조직검사를 해야 하므로 간 조직검사 대신 이 방법을 용이하게 이용할 수 있다. 캘리포니아 샌디에이고 대학의 연구진에 의하면 소규모 임상시험에서 장 미생물군집의 '스냅사진'이라 할 수 있는 환자의 대변 샘플에서 얻어진 독특한 미생물 조성으로 진행성 NAFLD를 88-94%의 정확성으로 예측할 수 있다고 보고했다. 이 진행성 NAFLD환자는 초기 NAFLD환자보다 대변 샘플 중에 프로테오박테리아*Proteobacteria* 수는 증가했고 후벽균문은 감소했다. 더 자세히 균종을 조사해보면 염증을 일으키는 대장균의 수가 진행성 NAFLD환자에서 3배 증가한 것이 진행성과 초기환자 그룹 간의 대표적인 차이로 발견되었다. 따라서 이런 미생물조성의 차이를 NAFLD를 예방하고 치료하는데 활용할 수 있다. 즉 NAFLD에 걸릴 위험에 있는 사람과 이미 걸린

건강을 위해 마시자 – 적포도주의 숨겨진 비밀

지방간, 알코올성 감염, 간섬유증 또는 간경변증을 동반하는 만성간염과 같은 알코올성 간질환은 장기적인 과다음주에 의해 생긴다. 음주기간이 길수록 또 음주량이 많을수록 이 질환의 위험은 증가한다. 술을 과다하게 마시는 것은 건강에 해롭지만 적포도주를 적당하게 마시는 것은 심혈관 질환과 제2형 당뇨병의 예방을 포함해 건강에 여러모로 유익하다. 3장에서 이미 언급했듯이 적포도주는 치매 같이 뇌신경계 질환의 위험을 줄일 수 있는 지중해식 식단과 MIND식사법의 한 구성요소이다.

적포도주의 주요 유익성분은 폴리페놀으로서 강력한 항산화작용이 있어서 우리 몸을 활성산소에 의한 손상으로부터 보호해준다. 폴리페놀 성분은 포도의 껍질과 씨에 들어있어서 포도주의 주성분이 된다. 백포도주는 적포도주보다 폴리

사람을 구분하는 것이 매우 중요하므로 손쉽게 대변 속에 있는 미생물군집의 패턴을 조사해 NAFLD의 진단을 신속하게 판정하는 데 적용할 수 있을 것이다.

앞에서 이야기했듯이 신장은 몸에서 노폐물을 제거하고 과다한 체액을 배출하는 중요한 기능을 가지고 있다. 또한 신장은 산을 없애고, 몸속의 수분과 염분, 그리고 미네랄 성분 간의 균형을 유지시켜준다. 신장이 이들 성분 간의 균형을 유지시키지 못하면 신경, 근육, 그리고 여러 조직들이 정상적으로 기능하지 못한다. 만성신부전chronic kidney disease ; CKD

페놀 함량이 적다. 즉 폴리페놀이 백포도주 한 잔약 120ml에는 대략 60mg이 포함된 반면, 적포도주 한잔에는 210mg이 함유되어 있다.

폴리페놀은 장 미생물에도 유익한 효과를 나타내고 폴리페놀의 90~95%는 대장에서 대사가 된다. 비만이나 당뇨병과 같은 대사질환을 가진 환자들이 매일 272ml의 적포도주를 30일간 마셨을 때 비피도박테리아와 락토바실러스 같은 유익균들이 크게 증가를 하고 장의 투과성은 낮아지는 긍정적인 효과를 보였다. 또한 부티레이트butyrate, 낙산를 생산하는 피칼리박테리움 프로스니치Faecalibacterium prausnitzii균은 증가를 하고 염증을 유발하는 프로테오박테리아는 감소했다. 다른 연구에서도 적포도주가 장 미생물군집에 유익하다는 유사한 결과가 보고되었다. 그 외에도 장 미생물에 의해 폴리페놀이 분해되면 우리 몸의 건강에 좋은 유익한 대사산물이 생성된다고 알려졌다. 이렇게 우리의 건강을 위해 한 잔의 적포도주로 건배해야 할 충분한 이유가 있는 셈이다!

환자는 전 세계 인구의 5~10%에 이르고 매년 전 세계적으로 백만명 가량이 사망을 한다. CKD만성신부전는 신장의 손상이 수개월에서 수년에 걸쳐 서서히 악화되는 특징을 가진 다중요인 질환이다. 정상적으로 신장은 혈액 중의 노폐물과 과다한 수분을 걸러내어 제거시키므로 신장기능이 손상이 되거나 아예 상실하면 이런 노폐물이 순환계와 조직에 축적이 된다. CKD의 말기가 되면 신장부전증이 되어 신장이식이나 투석이 필요하다. 신장투석은 특수 장비가 혈중의 과다수분과 용해성분, 그리고 독소를 걸러내어 건강한 신장이 하는 기능을 대신한다.

이 책에서 소개한 여러 만성염증질환들과 마찬가지로 CKD에도 미생물이 크게 관여를 한다. 이 질환의 진행은 미생물의 조성과 직접적으로 연관이 되고 고혈압, 당뇨병, 그리고 심혈관 질환과도 관계가 있다. 미생물의 영향은 장 미생물군집의 현저한 붕괴에 의해 염증을 줄일 수 있는 SCFA-생성세균들의 수가 감소하고 장 투과성의 증가를 동반한다. 그 결과 LPS 같은 세균이 생산한 내독소가 혈중으로 유입되어 체내 염증반응이 증가해 신장에 손상을 일으킨다. 여러 연구결과 고섬유질 식이에 의해 장 미생물군집의 붕괴를 회복시키면 CKD증세가 나아지고 프로바이오틱스 제제에 의해서도 CKD 관련 혈액지표들이 개선되었다고 보고되었다.

신장과 관련된 또 다른 흔한 증세는 신장결석이다. 이것은 신장내부에 인산칼슘calcium phosphate과 옥살산칼슘calcium oxalate 같은 화합물이 침착되어 돌같이 단단해진 것이다. 미국인 중 12% 정도가 평생 중 한 번 이상 신장결석이 생긴다. 그 통증은 결코 잊어버릴 수 없을 정도로 심하고 신장결석이 한 번 생기면 10년 내에 재발할 확률이 50% 정도이다. 이 결석을 유발하는 화학성분은 우리가 먹는 식품에서 유래한 것이다. 결석의 주성분인 옥살염oxalate salts를 분해시키는 옥살로박터Oxalobacter와 락토바실러스Lactobacillus균과 같은 미생물 수가 적어지면 결석이 쉽게 생긴다. 최근에 신장결석을 가진 23명과 없는 6명을 대상으로 한 소규모 연구에서 장 미생물군집이 확연하게 달라서 신장결석 그룹에서는 의간균문과 프레보텔라Prevotella균이 증가되어 있었다. 특히 옥살로박터 포르미게네스Oxalobacter formigenes균에 초점을 맞추어 신장결석 환자 247명과 컨트롤 그룹 259명을 조사한 결과, 신장결석과 이 균 사이에는 강한 역상관관계를 나타냈다. 즉 이 미생물이 감소한 사람들에게 신장결석의 위험이 훨씬 증가를 했다. 또 다른 연구에 의해서도 수산염 함량이 높은 식품을 섭취하고 이 균을 복용한 경우, 수산염이 분해되어 없어져서 소변으로 수산염의 배출이 감소되는 결과를 얻어 이 균의 기능을 다시 확인했다. 따라서 항생제의 복용에 의해 이 균이 제거되면 신장결석의 위험을 증가시킬 수 있다.

현재로서는 장 미생물과 신장결석 간의 직접적인 인과관계를 명확하게 정립하기에는 좀 더 많은 연구가 필요하지만, 지금까지의 연구결과들에 의해 장 미생물군집이 관여한다는 사실은 확실하게 이야기할 수 있다. 이 사실은 신장결석과 같이 극도로 고통스러운 질환을 미리 피할 수 있는 새로운 해결책을 미생물로부터 얻을 수 있다는 희망을 주고 있다.

두둑한 배짱은 건강한 장에서

과민성대장증후군irritable bowel syndrome; IBS 같은 소화관의 특정 질환들은 장 미생물군집에 의해 즉각적이고도 직접적인 영향을 받는다. IBS는 전인구의 10%에서 발생하며 여성과 젊은 사람에게서 주로 생기지만 노인에게도 가장 흔한 위장관 질환 중 하나이다. 그 증상은 좀 모호하고 여러 양상을 띤다. 즉 반복적인 복통과 불규칙적인 배변습관, 복부 팽만감 등이 나타난다. IBS의 치료는 증세를 완화시키는 것이지 치유가 되는 것은 아니다. 그리고 IBS는 수명에 직접 영향을 미치는 것은 아니지만, 삶의 질을 크게 떨어뜨리고 수년에 걸친 만성 통증을 일으킨다.

IBS는 복잡한 증세를 나타내는데 여기에 미생물이 관여해 미생물군집의 붕괴와 더불어 미생물의 다양성이 감소한다는 연구결과들이 있다. 그러나 아직까지 IBS에 관여하는 특징적인 미생물이 확인되지는 않았다. IBS에 미생물이 관여할 것이라고 과학자들이 믿는 이유는 IBS는 바이러스나 세균의 감염에 의한 위장염 후에 주로 발생해 이를 감염 후 IBSpost-infections IBS, PI-IBS라고 하며, 간혹 항생제 복용 후에도 일어나기 때문이다. IBS환자의 대변을 무균생쥐에 이식하면 설사나 불안감 같은 IBS의 많은 증세들이 나타난다. 다른 장질환과 비슷하게 IBS환자에게는 장투과성이 증가되고 낮은 강도의 전신적인 염증이 동반된다. 이 증세는 장–뇌 사이의 신호전달을 유발해 신경과 근육의 반응과 장의 운동성, 통증 지각 등을 변화시킬 것으로 생각된다. 이런 변화는 아직 증명되지는 않았지만 IBS로 인한 우울증 및 불안감과 연관될 것으로 추정된다.

IBS의 완치법은 없지만, 장염증을 감소시키는 프로바이오틱스가 IBS 증세를 완화시키는 처치법으로 사용될 가능성이 높다. IBS환자 44명을 대상으로 한 연구에 의하면 비피도박테리움 롱검Bifidobacterium longum NCC3001균이 IBS에 의한 우울증을 감소시킨다고 했다. 그러나 다른 IBS증세나 불안감에는 영향을 미치지 못했다. IBS의 증세를 완화시킬 수 있는 여러 치료적 방안으로는 고섬유질 식사, 운동, 스트레스관리, 설사약, 완화제, 프로바이오틱스, 그리고 몇 가지 식품첨가제 등이 적용된다.

IBS와는 다르고 좀 더 증세가 심한 대장질환으로 일반인들 사이에 대장건강문제로 많은 관심을 끌고 있는 질환이 염증성장질환inflammatory bowel disease; IBD이다. IBD는 IBS와 이름이 비슷하고 증세도 겹치는게 있어서 종종 혼동이 되지만 이들은 완전히 다른 질환이다. IBD는 우리 몸의 면역 시스템이 소화시스템의 일부를 공격해 일어난다. 미국인 중 약 140만 명이 이 병의 환자이고, 60세 이상의 노인 중 10~15%가 이 병으로 진단을 받는다. 그런데 노화의 여러 징후가 IBD증세와 유사해 이를 분별하기가 쉽지 않으므로 노인들이 IBD진단을 받는 데는 많은 시간이 소요된다. 왜냐하면 노화문제뿐만 아니라 노인들에게 빈번하게 일어나는 감염과 비스테로이드 항염증제NSAIDs나 항생제의 복용이 노인들의 IBD진단을 더 복잡하게 만들기 때문이다.

IBD에는 궤양성대장염ulcerative colitis; UC과 크론병Crohn's disease 두 가지가 있다. 궤양성대장염은 소화관에 염증을 일으키는 반면, 크론병은 소화관의 내벽에 손상을 일으켜 장투과성이 증가하고, 염증과 조직손상이 일어나며 조직이 두꺼워지고 흉터가 생기는 섬유증이 발생한다. 병명에 나타나있듯이, 이 두 질환은 장에 염증이 생기는 특징을 가지고 있고 설사, 직장출혈, 복부경련, 통증, 그리고 여러 심각한 부작용이 발생한다.

이 질환들은 평생에 걸쳐 지속적이고 반복적으로 일어나므로 노인 환자들은 많은 경우 오랫동안 IBD에 시달린다. 65세 이상의 노인 환자들이 젊은 환자들보다 입원하는 수가 많아서 IBD입원환자의 약 25%를 차지한다. 안타깝게도 IBS와 마찬가지로 IBD도 치유가 되지 않고 그 발병원인도 아직 규명되어 있지 않다.

IBD의 발병원인으로 4가지 요인이 복합적으로 작용할 것으로 예상이된다. 그 4가지는 유전적 요인, 환경유발인자, 장 미생물군집의 불균형, 그리고 면역 시스템의 이상으로 보고되어 있다. 유전적 요인으로는 염증과 미생물 감염억제에 관여되는 여러 유전자를 포함해 200개 이상의 유전자들이 알려져 있다. 그러나 이런 유전적 요인에 의한 경우는 소수에 불과해 크론병일 경우는 약 13%, 그리고 궤양성대장염은 8% 정도이다. 따라서 IBD의 대부분은 아마도 다른 요인들이 복합적으로 작용해 발생할 것으로 추측이 된다. 최근 들어 IBD의 주요 발병원인으로 면역 시스템과 상호작용을 해 장의 염증반응에 영향을 미치는 미생물군집이 크게 대두되고 있다(좀 더 자세한 것은 11장 참조).

면역세포들은 정상적으로는 감염으로부터 몸을 보호하는 역할을 하는데 IBD 환자에는 정상 면역반응이 상실되어 장 미생물들을 통제하지 못하게 되어 장 미생물들이 장의 장벽을 침입해 염증과 조직손상을 일으키게 된다. 또한 IBD환자들은 미생물군집의 붕괴도 일어나서 의간균과 후벽균, 그리고 부티레이트butyrate를 생산하는 피칼리박테리움 프로스니치Faecalibacterium prausnitzii균이 감소를 하는 대신, 프로테오박테리아Proteobacteria균과 같은 염증성 미생물과 독성의 황화수소hydrogen sulphide를 생성하는 미생물들이 증가를 해 대장조직에 손상을 일으킨다.

미생물군집이 실제 IBD에 직접적으로 관여한다는 두 가지의 확실한 증거가 있다. 첫 번째는 숙주 사이에 장 미생물을 교환하는 대변이식술이 특히 궤양성대장염의 증세를 개선시킨다는 것이다. 두 번째는 IBD환자의 대변을 정상생쥐에 이식시키면 장염증이 일어나 IBD증세를 나타낸다. IBD는 미생물만이 원인이 아니고 면역 시스템과 장을 투과하는 미생물이 증가해 염증을 일으키는 요인과 같은 다른 위험인자들도 복합적으로 관여할 것으로 판단된다. 따라서 이 병의 치료는 항염증처치에 의한 염증의 감소와 대변이식에 의한 미생물군집의 복구, 그리고 식이요법과 생활습관 등 다각도로 시도되고 있다.

대변이식술

장 미생물군집의 세계에서 가장 바람직한 희망은 특정 유익미생물들을 찾아내고 배양하고 증식시킨 다음, 사람에게 집어넣어 IBS나 IBD 같은 질환을 치료하고 전반적인 건강과 수명을 증진시키는 것이다. 이런 과정이 아주 단순해 보이지만, 앞에서 살펴보았듯이 건강하게 숙성된 미생물군집이 어떤 것인지 정의하기가 아직 우리 능력 바깥에 있다. 그럼에도 불구하고 최근 한 가지 의학적 시술이 미생물군집에 의한 치료분야를 흔들어 놓아 수많은 회사들이 미생물 치료법을 시도하고 있다. 그 시술은 사람 사이의 대변이식이다. 대변이식의 개념은 '분변 미생물군집 이식fecal microbiota transplantation; FMT', '대변 세균요법' 또는 '십이지장 주입술'이라고도 하며 새로운 것이 아니다. 4세기 경 중국에서 극심한 설사 환자에게 치료제로 분변의 걸쭉한 용액을 복용시켰고(지금은 이 방법보다 많이 개선되어 다행이 아닐 수 없다!), 16세기에도 대변을 섞은 물('황색 스프'라고 했다)을 설사나 변비 등의 여러 장질환에 치료제로 사용한 기록이 있다. 이와 비슷한 분변사용기록이 역사상 많이 등장을 한다. 지금과 비슷한 형태로는 1958년 콜로라도주의 외과의사인 벤 아이스먼 Ben Eiseman이 심각한 장질환인 위막성 대장염pseudomembrane colitis 환자 4명에게 대변을 항문에 주입하는 시술을 했고, 그 결과 획기적인 치료 성과를 거두었다. 최근에는 이 FMT가 일반인들뿐만 아니라 의료계에도 많은 관심을 불러모으게 되어 특히 클로스트리디움 디피실리Clostridium difficile(C. difficile)균에 의한 감염증에 적용이 되었다.

디피실리C.difficile균은 장내에 독소를 생산해 심한 설사를 일으키는 장 병원균이다. 그러나 정상적인 상태에서 건강한 정상 미생물군집이 유지될 때는 경쟁적 배제 효과에 의해 이 균이 장에서 서식하기 어렵다. 이 균의 감염은 고관절 이식술과 같은 수술로 병원에 입원한 환자들에게 가장 빈번하게 일어난다. 이런 환자들에게는 수술 후 감염을 막기 위해 클린다 마이신clindamycin과 플루오로퀴놀론fluoroquinolone 같은 항생제들이 일상적으로 투여된다. 이 항생제들이 미생물생태계를 청소하듯이 쓸어내 버리면 그 빈자리에 디피실리균이 쉽사리 서식할 수 있는 기회가 주어져 심각한 장질환을 일으키고, 심지어 목숨까지 잃게 한다.

이와 같은 디피실리균의 감염이 가장 흔한 의료기관 내 감염으로서 미국에서는 연간 50만 명 이상이 발생하며 사망률은 9%에 달한다. 그리고 디피실리 감염 치료를 위한 항생제의 부작용으로 오히려 염증을 유발하는 조건이 생성되어 메트로니다졸metronidazole과 반코마이신 같은 항생제는 효능이 1/4 수준으로 떨어졌다. 그래서 항생제 표준치료가 2~3회 실패하는 경우 디피실리의 재발 감염이 잘 일어나며 이는 앞으로 의학적으로 해결해야 할 문제이다.

몇 가지 잘 디자인된 임상연구에 의하면 FMT가 디피실리균의 감염증에 대해 90% 이상의 치유효과가 지속적으로 있다고 보고되었다. 이런 획기적인 결과들은 단순히 분변을 한 사람에서 다른 사람으로 이동시키는 것만으로도 치명적인 질환을 치유할 수 있음을 보여주고 있다. 따라서 지금은 FMT가 재발성 디피실리 감염증에 대한 유효한 임상치료 중 한 가지로 채택되고 있다. FMT는 분변 약 30~500g을 코위영양관nasogastric tube■으로 주입하거나, 관장을 통해 직장에서 하부장으로 주입한다. FMT에 사용하기 위해 분변 속 병원균과 항생제 사용이력, 설사 등을 면밀히 조사해 주입할 분변을 선정한다. 이 시술법의 단기 또는 장기 부작용이 아직 규명되지는 않았지만, 현재까지는 안전하고 효과적이라고 알려져 있다. 부작용이 일어난 예는 비만인으로부터 마른 사람에게 이식해 디피실리 감염은 치유되었지만 마른 사람의 체중이 증가되는 경우가 보고되어 있다. 이런 부작용을 유발할 수 있는 "미생물의 기억"에 대해서는 나중에 좀 더 자세히 다루겠다.

만약 FMT가 디피실리 감염증에 유효하다면, IBD 같은 다른 장질환에도 적용 못할 이유가 있는가? 이에 대답하듯이 비만에서부터 IBS에 이르는 여러 질환들을 대상으로 한 수십 건의 FMT 임상시험이 문헌상 보고되어 있다(이 책의 집필 당시 198건의 FMT시험이 Clinical Trial.gov의 리스트에 올라와 있다). 현재로는 재발성 디피실리 감염증 외에 FMT가 상당한 효능을 나타내는 질환이 IBD의 궤양성대장염UC이다. 그러나 이 결과는 연구자에 따라 다른 효능이 보고되었고 전반적으로 약 25%의

■ **코위영양관**nasogastric tube _ 콧구멍을 통해 위에 삽입하는 유연한 고무관으로 콧줄이라고도 한다

IBD환자에서 증세의 완화가 있는 것으로 알려졌다. IBD는 디피실리 같이 미생물군집 간의 경쟁을 쉽게 이용할 수 있는 상황이 아니고, 장에서 염증이 일어나고 미생물군집은 이미 붕괴되어 있다는 점을 염두에 두어야 한다. 이 IBD 질환에는 분변이식에 의해 주입되는 미생물들이 이미 거주하고 있는 미생물을 대체하고 염증을 줄이면서 장을 전반적으로 재정비할 수 있어야 효과가 있으므로 이 부분이 앞으로 해결해야 할 큰 숙제일 것이다.

앞에서 언급했듯 공여자에 따라 미생물군집의 조성이 다르므로 다른 효과를 나타낼 수 있다. 어떤 실험에서는 여러 공여자의 분변을 섞어서 한층 더 다양한 미생물군집으로 시도하기도 한다. 또한 분변이식을 여러 번 반복하거나 새로 들어오는 미생물들이 잘 정착하도록 항생제나 항염증제를 미리 처리하기도 하는 여러 시도들이 현재 진행되고 있다. 이런 시도의 초기 결과 FMT가 여러 질환에 효과가 있다고 보고되었다. 한 예비 실험결과에 의하면, FMT가 제2형 당뇨병과 비만의 감소에 중요한 인슐린 민감성을 증가시킬 수 있다는 보고가 있다. 그러나 아쉽게도 실제로 체중에 영향을 주는지에 대해서는 장기간 추적조사가 이루어지지 않았다.

FMT에 의해 위나 장이 변화될 수 있다는 아이디어는 신약개발에 적용할 수 있어서 분변을 알약으로 제조하는 시도가 있다(대변 1파운드를 복용하기 위해서는 알약 여러 개를 삼켜야 하지만). 여기에 더해 실험실에서 특정 인간미생물을 배양해 이를 바로 환자에게 주입하는 아이디어도 주목을 받아 추진되고 있다. 이 방법은 사람의 분변을 직접 쓰는 것 보다 미지의 바이러스나 혈액관련 질병의 위험을 감소시킬 수 있는 이점이 있다. 겔프Guelph대학의 엠마 앨런–베르코Emma Allen-Vercoe 박사 연구팀은 이 분야를 개척해 실험실에서 조합해 제조한 미생물로 2명의 디피실리 환자를 성공적으로 치료했다. 앨런-베르코 박사는 이 시술을 '재중식rePOOPulating'이라고 애교스럽게 이름 지었는데 이에 대해서는 이 책의 마지막 장에서 더 깊이 다루겠다. 앞으로 어떤 특정 미생물이 특정 유익성을 가진다는 정보가 많이 얻어지면 대변 덩어리로부터 치료용 배양 미생물로의 전환이 가능할 것이다. 이런 목표를 가지고 가공하지 않은 분변이식 대신 특정의 살아 있는 미생물조합Live Microbial Products; LMPs을 베단타 바이오사이언스Vedonta Bioscience, Inc 같은 회사들이 개발을 하고 있다. 앞으로 이들 성과를 계속 주목하자!

가스를 배출하자

속이 부글거려 방귀를 뀌는 것은 대부분의 사회에서는 이맛살을 찌푸리는 행위로 여겨지지만, 이것은 자연적인 과정으로서 미생물이 핵심역할을 담당한다. 헛배부름flatulence은 "불고, 부서지는 바람"이란 뜻의 라틴어 flatus에서 유래한 단어이다. 음식을 먹거나 삼킬 때 또는 마실 때마다 소량의 공기도 같이 위장관으로 들어간다. 이렇게 들어간 공기는 위장관 속에 계속 있지 않고 트림이나 방귀로 배출이 되어야 한다. 특히 탄산음료나 껌을 씹으면 공기흡입이 증가를 한다. 평균적으로 하루에 10~20번 정도의 트림이나 방귀로서 500~1500ml, 즉 2~6컵 정도의 공기를 매일 배출한다. 배출되는 가스의 99%는 냄새가 없고, 질소, 산소, 이산화탄소, 수소, 메탄을 포함한다. 방귀의 문제는 그것이 풍기는 냄새인데 이는 미생물 덕분에 생긴 것이다. 미생물들은 황화수소썩은 달걀냄새로 방귀냄새의 주범이다, 메테인싸이올methanethiol, 썩은 채소냄새, 그리고 다이메틸설파이드dimethyl sulphide, 삶은 브로콜리 냄새 등을 생성한다. 이런 냄새나는 화합물은 대장에서 우리가 분해시키지 못하는 식물성 섬유질과 같은 복잡한 구조의 과당류를 미생물이 분해해 생기는 것이다. 따라서 브로콜리, 콩류, 콜리플라워, 그리고 다른 식물성 섬유질을 섭취하면 방귀의 냄새가 증가된다. 그러므로 채식주의자들은 식물성분의 식사를 하므로 당연히 냄새나는 방귀를 많이 뀌게 된다. 그러나 정기적으로 방귀를 뀐다는 것은 일종의 좋은 신호로서 섬유성 식품을 많이 섭취했고, 그것을 분해시켜 가스를 생성하는 건강한 미생물군집을 보유하고 있다는 것을 의미한다.

우리 몸과 미생물을 함께 먹여 살리자

서구세계의 식사는 지난 50년간 엄청나게 변화해 몸의 허리선과 미생물군집에 막대한 해를 끼치게 되었다. 미국 농무성에 의하면 미국인들이 1970년과 비교하면 2010년에 하루에 평균 23%의 칼로리를 더 섭취한다고 한다. 이 여분의 칼로리의 거의 절반은 밀가루와 곡류, 그리고 지방과 기름류의 두 식품 그룹에서 온다. 가장 많이 소비하는 육류는 소고기보다 닭고기이고, 유제품 중에서 우유는 덜 마시고1970년 보다 42%감소, 치즈섭취는 증가를 했다연간 21.9파운드로서 1970년 평균보다 거의 3배 증가. 현재 미국인들은 곡류를 1970년보다 29% 더 먹는데 주로 빵 종류, 페스트리, 그리고 기타 구운 형태로 섭취한다. 1999년 미국인들은 평균적으로 하루에 26.7 찻숟가락 양의 칼로리성 감미료를 소비했다. 이 수치는 2014년에 22.9 찻숟가락 양으로 줄어들었지만, 여기에는 아스파탐 같은 비칼로리성 감미료는 포함되지 않았다. 1950년에 소비된 감미료의 대부분은 정제된 설탕이었지만, 지금은 저렴하고 쉽게 구할 수 있는 고과당의 옥수수시럽과 같이 옥수수에서 제조한 감미료를 많이 섭취하고 있다.

여러분의 식사를 고섬유질이면서 저지방 식품으로 바꾸면 3일 안에 미생물군집에도 변화가 일어난다. 식품의 변화가 인체미생물군집의 반 이상인 57%에서 변화를 일으킨다. 이에 비해 유전적인 변이는 미생물군집의 12% 정도에서 변화를 일으킬 뿐이다. 식품이 장 미생물군집을 변화시킨다는 흥미로운 예가 일본에서 보고되었다. 해초의 성분인 글리칸glycans를 분해시키는 특수한 미생물효소인 베타 포르피라나제 β-Porphyranase는 해양미생물에서 발견되었다. 그런데 이 효소가 북미 사람들의 장 미생물에는 없는 반면, 일본인의 특정 장 미생물인 박테로이데스 플레베이우스Bacteroides plebeius에서 발견되었다. 일본인들은 해초를 날것으로 먹어 해초 속 해양미생물이 가지고 있던 이 효소의 유전자가 일본인의 장 미생물로 전달되고 점차 확산되어 일본인들이 해초를 소화시킬 수 있게 된 것으로 추정된다.

이런 해초의 경우는 식품의 소비가 한 집단의 미생물군집을 어떻게 변화시킬 수 있는지를 보여주는 좋은 예가 된다. 이 예를 확장해서 생각해

보면, 전체 인간집단에서 광범위한 음식물의 변화가 미생물군집에도 변화를 유도할 것으로 보이므로 우리가 특정 식품을 먹지 않으면 우리와 함께 진화해 온 미생물도 상실할 가능성이 있다. 이런 관점에서 스탠포드 대학교의 저스틴 소넨버그박사가 행한 의미심장한 실험결과에 의하면 우리가 지금 심각하고 회복할 수 없는 손상을 총체적인 인간미생물군집에 가하고 있을지도 모른다고 한다. 그 근거는 무균생쥐에 인간 대변 미생물을 이식시킨 "인간화"한 생쥐에게 식물성 섬유질이 풍부한 사료를 6주 동안 먹인 후 행한 일련의 실험이다. 이 생쥐들을 반으로 나누어 한 그룹은 서구 음식과 유사한 저섬유질 사료를 7주 먹이고 다시 고섬유질 사료를 6주 먹였다. 다른 그룹은 실험기간동안 계속 고섬유질 사료를 섭취시켰다. 이 과정을 반복해 생쥐들이 새끼를 낳아 세대가 계속 진행이 되게 했다. 그런 다음 얻어진 결과는 아주 충격적이었다. 먼저 사료의 변화에 따른 장 미생물군집의 변화는 처음 세대에서부터 부분적으로 가역적이어서 생쥐 중 1/3은 완전히 회복되지 않았다. 그 후속세대에서는 저섬유질 사료는 미생물 다양성을 점점 더 감소시켰고, 4세대가 지나서는 고섬유질 사료를 계속 주어도 섬유질을 분해시킬 수 있는 미생물이 전혀 회복되지 않았다. 그러나 흥미롭게도 섬유질 분해 미생물이 없어진 생쥐에게 정상 미생물군집을 가진 대변을 이식하면 다시 회복되었다.

이 결과는 우리 사회가 저섬유질이고 고당류식품을 계속 섭취하면 SCFA를 생산하고 고섬유질을 소화해주는 여러 유익한 미생물들이 사라질 것이라는 걸 보여준다. 이런 현상이 불과 몇 세대 안에 비가역적으로 일어나서 인간의 성공적인 진화에 크게 기여할 유익한 미생물들과의 관계가 종말을 맞게 될지 모른다. 우리 조상들이 가졌던 장 미생물군집의 다양성과 풍부함을 상실한다는 것은 앞으로 인체미생물의 수가 줄어들고 다양성이 감소하면서 미생물군집의 붕괴가 일어나서 위장관질환과 여타 다른 질환에 취약해짐으로써 우리의 건강과 수명에 큰 타격을 주게 됨을 의미한다. 지금의 백세인과 준초백세인이 가지고 있는 다양한 장 미생물군집도 앞으로는 더 이상 유지하지 못하게 되면서 장수에 대한 우리의 열망도 막대한 손상을 입게 될 것이다. 이러한 우려 때문에 미래 세대의 건강을 위해 현재의 조부모 세대로부터 분변을 채취해 생체 자원은행에 보관하자는 계획이 고려되고 있다. 또한 더 늦기 전에 우리에게 필수적인 장 미생물들을 보존하기 위해 우리의 식생활 전반에 고농도의 섬유질을 포함시키는 방안도 시급하게 추진해야 할 것이다.

비만은 유행병이다

비만은 과거 과식하거나 자제력이 부족한 사람들에게 생기는 일종의 외모적 문제로 간주되었다. 그러나 지금은 WHO를 비롯한 여러 국가 및 국제보건기구나 의학회에서는 비만을 다수의 환경요인과 유전인자들에 의해 발생하는 만성 진행성 질병으로 인식하고 있다. 비만은 이제 전 세계적으로 매우 흔하고, 중대하며 많은 비용이 요구되는 질환으로서 전 세계에 걸쳐 연간 2조 달러가 소모된다. 미국에는 성인의 1/3 이상36.5%이 비만환자로서 1962년의 13%에서 급격하게 증가를 했으며 성인의 2/3 이상69%은 과체중이다. 전 세계적으로 대략 22억 명의 성인이 과체중이고, 그 중 7억 명이 비만이다. 이 비만은 인간의 수명과 삶의 질을 크게 떨어뜨리고 심장병, 뇌졸중, 그리고 특히 제2형 당뇨병과 같은 생명을 위협하는 질환의 원인이 된다.

비만은 예방할 수 있다. 암 사망원인인 흡연처럼 우리가 조절하면 예방할 수 있는 가장 큰 질병유발 요인이다. 현재 연간 암 사망자 60만 명 중 약 20%가 비만과 관련이 있다. 비만은 모든 연령대의 성인에서 사망위험을 증가시키는데 50세 미만인 경우 거의 2배나 높아서 비만한 중년층은 정상체중인보다 일찍 사망할 확률이 2배 이상 증가된다. 노년에 약간의 과체중이 사망위험을 낮춘다고 하지만 전반적으로 비만은 특히 관상동맥 심장질환을 일으켜 사망위험을 증가시킨다. 또한 비만은 인지력을 떨어뜨리고 알츠하이머병이나 다른 치매의 위험성 증가와 관련이 있다.

요요 다이어트법

체중을 줄이는 것은 정말 힘들다는 것을 우리 모두 너무나 잘 알고 있다. 우리 중 많은 이들이 체중감량을 새해에 결심하고 각고의 노력 끝에 4~5kg 정도를 줄이지만, 몇 달 후에는 다시 원위치 하거나 체중이 오히려 늘어나기도 한 경험을 했을 것이다. 그러면 그 다음 해에 다시 시도하면서 이 과정이 반복된다.

요요 다이어트의 패턴은 지금 우리 사회에 아주 만연해 있다. 비만인 경우 약 80%가 다이어트에 의한 감량 후 1년 내에 원상복귀되거나 살이 더 찐다. 이의 전형적인 예가 매우 엄격하고 집중적인 다이어트와 운동의 섭생요법을 받아 체중이 놀랄 만큼 줄어드는 과정을 생생하게 보여주는 TV 체험 쇼인 〈비기스트 루저 The Biggest Loser〉 참가자들이 6년 후에는 대부분 체중이 본래대로 되었다는 것이다. 그뿐만 아니라 참가자들의 대사과정이 아주 느려져서 사실상 하루에 소모하는 칼로리 양이 TV 쇼에 참가하기 전 보다 오히려 줄어들었다는 사실이다. 이것이 암시하는 것은 우리 몸은 체중 감소에 강하게 저항한다는 것을 보여주고 있다. 아마도 지난 오랜 과거에 우리 몸이 풍년과 흉년의 정반대 상황을 경험하면서 현재 비만이 크게 유행하고 그 심각성이 가속화되면서 미생물군집에 많은 관심이 모아지고 있다. 2000년대 중반 무렵 워싱턴대학교의 제프리 고든Jeffrey Gordon 실험실에서 행한 선구적인 연구에 의해 미생물군집이 체중에 중추역할을 한다는 사실이 밝혀졌다. 즉 무균생쥐가 정상생쥐보다 훨씬 많은 칼로리를 소비했음에도 불구하고 체중은 더 적게 유지되었다. 그리고 비만생쥐로부터 마른생쥐로 FMT에 의해 미생물군집이 이식이 되면 마른 생쥐의 체중이 상당히 증가를 했다. 반대로 마른 생쥐에서 비만 생쥐로 미생물군집이 전달이 되면 체중감소가 일어났다. 이 엄

이에 대비해 진화된 결과인 것으로 예상이 된다.

이스라엘 와이즈만 연구소의 저명한 미생물학자이자 위장병 전문의인 에란 엘리나브Eran Elinav 박사는 이런 요요현상을 직접 경험한 바 있다. "제 실험실의 연구과제 중 하나는 저의 엉망인 생활스타일 때문에 시작했답니다. 저는 다량의 인공감미료가 들어간 음료수를 마셨고 그러면서 체중 조절용 식사를 했지요. 그러다 보니 자주 재발되는 비만 때문에 힘들었지요." 이런 요요현상을 연구하기 위해 같은 연구소의 에란 시걸Eran Segal 박사를 비롯한 여러 연구원들과 더불어 요요현상을 재현한 생쥐모델을 개발했다. 그들은 연구대상 생쥐들을 ① 정상 식이 그룹, ② 고지질 식이그룹, ③ 정상식이와 고지질 식이를 매 5주마다 바꾸는 요요 다이어트 그룹의 세 그룹으로 나누어 실험을 실시했다. 이 중 3번째의 요요 다이어트 그룹에서 생쥐들이 심각한 문제를 나타냈다. 즉 이 그룹 생쥐들의 미생물군집에서 773종의 변화된 세균유전자들이 확인됨으로써 엄청난 변화를 일으켰고, 그 변화는 생쥐의 일생 중 약 1/4에 해당하는 기간 동안 유지되었으며, 고지질 그룹을 포함한 다른 두 그룹보다 체중의 증가가 훨씬 빨리 일어났다.

이 현상에 대해 엘리나브Elinav 박사는 다음과 같이 설명했다. "아마도 반복되

청난 결과에 의해 미생물군집은 체중 자체뿐만 아니라 신진대사율과 칼로리 생산에도 영향을 미친다는 사실이 알려지게 되었다. 그 사실 중 하나는 미생물이 자신의 에너지원으로 생산한 SCFA와 여러 화합물들을 우리 몸도 사용한다는 것이다.

10년 후의 미래를 상상해보면 비만과 미생물 사이의 밀접한 연결성이 더 많이 연구되고 밝혀지겠지만, 모든 과학적인 사실들이 그러하듯이 우리가 처음 생각한 것보다 훨씬 복잡하다는 것을 깨우치게 될 것이다. 앞에서 말했듯이 미생물군집은 우리가 먹은 식품을 SCFA와 같은 에너지

는 비만 패턴은 비만-체중감소의 사이클이 계속되면서 증폭된 어떤 내재된 능력 때문인 것으로 보입니다. 이 증폭된 내재능력이 해를 거듭할수록 조금씩 더 체중을 증가시키는 원인인 것으로 추정됩니다." 적어도 생쥐에서는 이 내재능력이란 것이 체중 감소 노력을 고의로 방해하는 장내 "미생물들의 기억microbial memory"으로 해석된다. 왜냐 하면 "미생물들은 자신이 겪은 비만을 일으키는 대단히 충격적인 서식조건과 그로 인한 비만 상황들을 기억"하기 때문이다. 따라서 체중은 크게 오르내리기를 반복하더라도 생쥐 미생물군집의 기억 양상은 아주 견고하게 지속되어 점차 체중을 증가시킬 것이다.

이런 가설에 근거해 엘리나브 박사와 시걸 박사는 대변이식술을 실시한 결과, 놀랍게도 세 그룹의 각기 다른 비만현상이 무균생쥐에게 그대로 전달되었다. 즉 요요 다이어트를 시킨 세 번째 그룹의 분변이 무균생쥐에서 체중증가를 가장 빨리 일으켜서 그들이 제안한 미생물의 기억 가설을 뒷받침했다. 이 가설의 정확한 기전은 아직 규명되지 않았지만, 요요 다이어트를 시킨 생쥐에는 국화과의 아티초크, 파슬리, 그리고 샐러리에 함유된 아피제닌apigenin과 그레이프프루트의 나린제닌naringenin과 같은 식물성 플라보노이드 양이 감소된 것으로 판명되었다.

생성물로 분해해 우리 몸에 공급해준다. 우리가 비만을 유발하는 가공된 설탕과 정제된 탄수화물이 많아 칼로리는 높고 섬유질은 적은 식품을 섭취하면 우리 몸에서 미생물군집의 다양성이 줄어드는 쪽을 선택하는 것과 마찬가지다. 왜냐하면 대부분의 가공된 식품은 이미 분해된 상태이므로 소장에서 쉽사리 흡수가 되어버리고 대장에 거주하고 있는 섬유질을 먹고사는 미생물들은 먹을 게 없어 굶어 죽게 되기 때문이다.

이렇게 되어 비만인들은 정상인과는 다른 미생물군집을 가지게 되어 식품으로부터 에너지 추출능력이 뛰어난 후벽균문의 비율이 섬유질이

이런 플라보노이드는 고에너지 소비성이어서 체중을 감소시키는데 유용하다. 따라서 이런 요요 다이어트 생쥐에게 플라보노이드를 섭취시키면 이 생쥐들의 에너지 소비율도 정상으로 돌아가게 된다.

이 이론이 획기적이긴 하지만, 이를 인간에게 어떻게 적용시킬지는 아직 미지수이다. 이에 대해 엘리나브 박사는 "우리는 생쥐의 체중변화를 6개월 동안 조사했는데, 이 6개월의 기간은 사육 생쥐 수명의 1/4에 해당합니다. 사람은 생쥐의 수명인 2년 보다 훨씬 오래 살기 때문에 사람 일생의 1/4 기간 동안을 연구한다는 것은 엄청나게 힘들고 복잡한 문제입니다."라고 부연설명했다. 연구결과는 아직 더 기다려야 하지만 엘리나브 박사와 그 동료들은 인간집단을 대상으로 해 수년에 걸쳐 비만이 재발하는 동안 미생물군집의 변화를 추적조사하고 있다.

미생물군집의 조성에서 건강한 변화를 유지시킬 수 있는 가장 좋은 방법은 먹는 음식을 일시적으로 바꾸다가 멈추는 식이 아니라 장기간 꾸준히 지속하는 것이다. 그렇게 하지 않으면 미생물들은 예전 조성으로 재빨리 돌아가 버린다. 그러므로 적정한 체중을 유지시키기 위해서는 우리가 미생물과 손을 잡고 합심해 성공적이고 장기적이면서 건강한 식이요법을 개발하는 방향으로 나아가야 한다.

풍부한 식물성 식품에서 잘 자라는 의간균문보다 높아진다. 이 불균형을 바로잡으려면 의간균들이 더 필요한 것으로 보인다. 이를 확인하기 위해 여러 연구들이 후벽균문/의간균문 비율*Firmicutes/Bacteroidetes*(F/B)을 조사해 비만과 장 미생물군집 조성 사이의 관련성을 제시했다. 그러나 이런 관련성이 그렇게 간단하지 않다는 반론도 제기되고 있다. 왜냐하면 체중의 증가와 감소는 생활과정의 여러 요인들이 복합적으로 관여해 장 미생물군집의 조성만으로 한정시켜 설명할 수가 없기 때문이다.

미생물군집과 염증 사이의 연계성을 고려해보면, 비만인들에 나타나는 미생물군집의 붕괴는 장의 투과성을 증가시켜 미생물 생성물들이 몸속으로 쉽게 침투해 만성염증을 유발하게 된다. 그 결과 인슐린 저항성, 제2형 당뇨병, 심혈관질환, 암, 그리고 치매 같은 질환이 일어난다. 그 대신 고섬유질이고 가공이 덜 된 식품을 먹게 되면, 이런 질환을 유발하는 장투과성을 억제하고 SCFA 같은 과다에너지 생산도 줄여서 체중도 감소시킬 것으로 생각된다.

미생물군집은 매우 복잡하게 이루어져 있어서 이 분야 연구가 활발하게 진행되고 있지만 아직까지는 체중감소에 적합한 미생물의 환상적인 조합을 얻을 수 없는 상황이다. 아마도 앞으로 개인맞춤형 식사법이 각자의 미생물군집에 적합하게 맞춘 식품을 적절하게 제공할 수 있을 것이며, 이러한 미생물군집을 포함시킨 새로운 시도가 비만을 물리치는 데 크게 유용할 것이다.

당뇨병

2015년 미국 전 인구의 9.4%에 해당하는 3,030만 명이 당뇨병 환자이고 이 중 1,200만 명이 65세 이상의 노인이다. 당뇨병은 미국인의 주요 사망요인 중 하나이고, 이에 따른 직접적인 의료비용이 2017년도에 2,370억 불에 달하고 있다. 당뇨병의 원인은 체내 포도당의 흡수를 촉진하는 인슐린에 대한 반응이 상실되어 일어난다. 그 결과 혈중 포도당 농도가 높아지는 고혈당이 나타나고 이 고혈당에 의해 조직손상, 실명, 그리고 하지 절단을 일으키는 당뇨병성 족부 궤양과 같은 순환계 질환을 일으킨다. 과체중이거나 비만인 경우에는 혈당수치를 적절하게 조절하기 위해 인슐린 분비 기능에 과부하가 걸리므로 과체중 또는 비만인 사람들에게 당뇨병이 더 빈번하게 일어난다. 이런 당뇨병은 다음과 같이 세 종류가 있다.

- **제1형 당뇨병**: 인슐린 의존성 당뇨병이라고도 하며 보통 소아기에 발병하는 자가면역 질환의 일종이다. 그 외에 유전적인 요인과 바이러스도 위험인자로 알려져 있다. 체내 면역계가 항체로 자신의 췌장을 공격해 손상된 췌장이 인슐린을 전혀 생산하지 못해 일어난다.
- **임신성 당뇨병**: 이 당뇨병은 임신 중에 일어나는 것으로 일부 여성에서

발병하는데 그 원인은 규명되어 있지 않다. 위험요인으로는 임산부의 나이가 25세 이상이거나 당뇨병 전증prediabetes 상태, 또는 부모나 자매가 제2형 당뇨병을 가진 가족력, 그리고 과체중 등이 알려져 있다. 임신성 당뇨병을 가진 임산부는 고혈당을 가지게 되므로 식이요법과 생활습관으로 개선하거나 병원에서 인슐린 투여로 조절한다. 이 당뇨병은 출산 후에는 일반적으로 치유가 된다.

- **제2형 당뇨병**: 대부분의 당뇨병은 여기에 속한다. 미국인 중 거의 10%가 제2형 당뇨병 환자이고 8,600만 명이 당뇨병전증■에 해당한다. 제2형 당뇨병 환자들은 인슐린을 생산하지만 인슐린 저항성이라고 해 인슐린의 기능이 떨어져 있다. 과체중이 제2형 당뇨병의 주원인으로서 체내에 지방조직이 많아질수록 인슐린 저항성이 증가를 한다. 그 외 다른 위험요인으로는 복부비만, 운동부족, 제2형 당뇨병의 가족력, 그리고 나이 등이다. 나이가 들수록, 특히 45세 이후에 이 종류 당뇨병이 증가를 한다. 이 현상은 나이가 들수록 체중이 증가하고 운동량은 줄어들어 근육양이 감소하는 것과 관련이 높을 것이다(운동과 노화에 대해서는 12장 참조).

당뇨병은 정상적인 노화과정을 가속화시켜 기대수명을 줄일 수 있어서 45세에서 64세 사이의 당뇨병 환자들의 기대수명이 8년 줄어든다. 노인 환자들은 당뇨병에 의해 안과 질환, 치주 질환, 성기능 장애, 그리고 발의 마비나 통증에 의해 낙상위험을 증가시키는 말초 신경증 같은 합병증이

■ **당뇨병전증** _ 혈당수치가 비정상적으로 높지만 아직 당뇨병 상태에 도달하지 않은 경우로서 금식 후 혈당이 100~125mg/dL인 경우를 말한다. 이에 비해 제2형 당뇨병은 금식 후 혈당이 126mg/dL 이상인 경우이다.

새로 생기거나 기존의 합병증을 더 악화시키기도 한다. 그리고 노인 당뇨병환자들은 혈당량측정이나 인슐린 투여량 조절, 그리고 식사관리 같은 자기 몸을 돌보는 일들을 수행하기가 더 힘들어진다.

비만과 제2형 당뇨병 간의 밀접한 관계를 고려하면, 비만과 마찬가지로 제2형 당뇨병에도 미생물이 관여할 것으로 예상이 된다. 따라서 제2형 당뇨병 환자에는 후벽균이 증가하고 그 대신 의간균은 감소하면서, 장 투과성이 증가됨으로써 인슐린에 대한 반응이 감소되어 결과적으로 인슐린 저항성을 나타내게 된다. 비만인 경우와 동일하게 미생물군집을 조절해 포도당의 항상성을 개선하고 당뇨병 증세를 줄일 수 있다는 연구결과 들이 있다. 아직 임상적으로 증명되지는 않았으나, 프리바이오틱스와 락토바실러스 루테리*Lactobacillus reuteri* GMNL-263과 같은 프로바이오틱스가 제2형 당뇨병 환자에서 염증반응을 감소시키고 당 대사과정과 인슐린의 감수성을 개선시킨다는 보고가 있다. 섬유질이 풍부한 식사도 미생물 조성을 건강상태로 회복시키고 염증을 감소시켜 인슐린 감수성을 증가시킨다. 분변이식술을 시행한 소규모 연구에서 건강한 사람의 분변을 이식받은 제2형 당뇨병을 가진 비만인들이 체중이 감소되지는 않았지만 6주 후에 인슐린 저항성이 개선되었다는 보고가 있다.

미생물과의 관련성으로 추측하건대 항생제를 수년간에 걸쳐 여러 차례2~5회 투여받은 경우는 제2형 당뇨병의 발병위험이 증가한다는 것은 당연한 사실로 보인다. 물론 한 차례 투여받은 경우는 해당되지 않지만.

제2형 당뇨병 치료에 가장 흔히 사용되는 약제가 메트포민metformin인데 이 약제는 간에서 포도당 생산을 억제시켜 혈당량을 낮추는 작용을 한다. 여러 연구에 의하면 이 약제는 부분적으로 미생물군집을 통해 효과를 나타낼 것으로 보인다. 따라서 이 약제는 장 미생물군집에 도달하도록 반드시 경구로 투여해야 하고 혈중으로 주사하면 사실상 효과를 상실한다. 미생물에 관련된 메트포민의 효능은 다음 두 가지가 알려져 있다.

첫 번째는 장 미생물군집 중 특정 미생물이 이 약제를 변형시켜 몸에 좀 더 이로운 화합물로 전환시켰을 가능성이 있다. 두 번째는 메트포민이 장 미생물군집의 조성을 좀 더 유익한 항염증성 조성으로 변환시켜 인슐린 저항성을 개선시켰을 가능성도 있다. 이러한 미생물을 통한 유익한 효과는 메트포민을 복용한 제2형 당뇨병환자의 분변, 즉 메트포민에 의해 변환된 미생물군집을 가진 분변을 무균생쥐에게 이식하면 그 효과가 전달된다는 사실로 확인할 수 있다.

개인별 미생물 다이어트

아마도 장 미생물군집 연구에 있어서 가장 기대되는 성과는 각 개인의 독특한 미생물 조성에 근거해 수립된 개인별 맞춤 식사법일 것이다. 이런 식사법은 왜 사람들이 각종 식품에 각자 다른 반응을 나타내는지, 그리고 어떤 특정 식품이 어떤 사람에게는 잘 맞고 다른 사람에게는 그렇지 못한 이유에 대한 오랫동안의 궁금증을 해소할 수 있을 것이다.

개인별 맞춤 식사법을 수립하기 위해서는 각 개인별 미생물군집의 조성이 각자가 소비하는 식품에 따라 어떻게 변화하는지, 그리고 비만, 제2형 당뇨병 및 대사질환을 유발하는 혈당 스파이크혈당이 급격하게 치솟는 현상에 어떻게 대응하는지를 비교 조사하는 것이다. 에란 엘리나브Eran Elinav 박사와 에란 시갈Eran Segal 박사가 2015년에 발표한 획기적인 논문에서 800명의 참가자가 일주일 동안 먹은 모든 음식5만 끼니에 해당과 포도당 수치를 추적조사 하고 이 기간동안 각자의 장 미생물군집의 변화양상을 조사했다. 그 결과 특정 식품이 사람에 따라 다른 정도의 혈당스파이크를 일으킨다는 사실이 발견되었다(정상적인 식사에서는 결코 일어나지 않는다). 그들은 기계학습 알고리즘을 이용해 개인별 미생물군집의 조성에 기반해 어떤 식품이 특정 개인에게 혈당 스파이크를 일으키는지를 예측할 수 있었다. 그런 다음 이 예측결과를 100명의 집단을 대상으로 한 이중맹검 대조군 시험으로 확인했다.

이 연구결과에 의해 우리 각자는 미생물군집의 조성이 다르므로 식품에 따라 다르게 반응한다는 사실이 알려지게 되었다. 이제는 어떤 식품이 어떤 사람에게 혈당 스파이크를 일으키는지 예측할 수 있게 되어 이런 스파이크를 피할 수 있는 개인별 맞춤 식사법이 고안되고 있다. 엘리나브 박사는 다음과 같이 부연설명한다. "지금 우리는 그동안 탁월하다고 추천된 식품과 개인별 미생물군집에 근거한 식품을 직접 비교하는 장기 과제를 진행하고 있습니다. 그렇게 해 당뇨병 또는 전당뇨병 상태에서 혈당조절의 장애를 개선하거나 더 나아가 아예 방지할 수 있는 방안을 찾고 있습니다. 이런 시도들의 장기적인 유익성에 대한 판단은 아직 시기상조이지만, 단기적으로는 이미 큰 성공을 거두고 있습니다."

이 연구결과는 현재 개인별 미생물군집을 분석해 개인 맞춤 식사법을 예측해주는 데이투DayTwo라는 회사에서 상품화했다. 이 상품은 체중증가를 억제하는 데 있어서 기존의 비미생물성 다이어트법보다 효과적이고, 제2형 당뇨병과 관련된 혈당 스파이크를 예방하는 데도 효능이 있는 것으로 알려졌다.

사례연구: 브렛의 장 내부

저자인 브렛은 평생 미생물을 연구했기 때문에 자기 몸속에 어떤 미생물이 있는지 궁금했다. 그 궁금증을 해소하기 위해 장 미생물군집을 최신의 기술로 분석해주는 세 군데의 잘 알려진 회사들에 의뢰해 분석해보기로 했다. (이해상충 회피진술Disclaimer: 브렛은 세 회사의 상업적 이익에 관련이 없으며, 미생물 분야 연구를 통해 아메리칸 거트American Gut와

인공감미료

칼로리가 없는 인공감미료들이 다이어트용 음료수와 식품에 광범위하게 사용되고 있으며, 체중감량이나 당뇨병 관리에 설탕 대신의 안전한 대용품으로 널리 홍보되고 있다. 현재 미국 식품의약국에서 사람에게 사용이 승인된 인공감미료는 아세설팜칼륨acesulfame potassium, acesulfame K라고도 함, 아스파탐aspartame, 사카린saccharin, 수크랄로스sucralose, 네오탐neotame, 그리고 에드벤탐advantame의 6종이다. 이 인공감미료들은 설탕에 비하면 칼로리는 거의 없으면서 단맛을 내므로 식품에 널리 쓰인다. 그 단맛의 강도는 설탕보다 적어도 백 배 이상이다. 아스파탐을 제외한 다른 5종은 체내에서 분해되지 않으므로 소화되지 않고 그대로 배출되어 칼로리를 생성하지 않는다.

그러나 이런 인공감미료들이 과다한 설탕소비를 아무 이상 없이 안전하게 대체할 수 있는가? 이 질문은 논쟁을 일으키는 주제이고 상반된 연구결과들이 제시되고 있다. 안전성에 대한 최근의 한 연구로는 미생물군집에 미치는 효과를 조사한 것이 있다. 이스라엘의 에란 엘리나브Eran Elinav 박사 연구팀은 4그룹의 생쥐에게 11주 동안 3종류의 인공감미료사카린, 수크랄로스, 아스파탐와 설탕을 물에 타서 각각 섭취시켰을 때 인공감미료를 먹은 생쥐들은 포도당 과민증또는 당불내성이 급

데이투DayTwo 두 회사의 설립자와는 알고 있다.)

아메리칸 거트 American Gut : 잘 알려진 미생물군집 연구가인 롭 나이트 Rob Knight 박사가 미생물에 관한 데이터를 확보할 목적으로 설립한 회사이다. 고객에게 얻은 많은 양의 데이터를 이용해 미생물에 대한 클라우드소싱을 수립해 인간미생물군집을 규명하고자 했다. 브렛은 장 미생물군집을 조사하기 위해 장 미생물군집 테스트 비용인 미화 99불과 캐나다

격하게 증가한 반면, 설탕을 먹은 생쥐들은 정상적인 포도당 내성또는 당내성을 나타냈다. 그리고 인공감미료에 항생제를 같이 투여한 생쥐들은 기름기가 적거나 고지방 사료에 상관없이 포도당 과민증의 증가가 차단되어 있음이 발견되어 이 포도당 과민증의 증가에 미생물들이 관여함을 시사했다.

엘리나브 박사팀은 생쥐에서 인간으로 옮겨 연구한 결과, 당뇨병이 없는 381명에게 인공감미료를 섭취시키면 포도당 과민증이 악화되고 대사질환 지표들이 증가되는 현상을 발견했다. 그리고 인공감미료를 먹지 않는 사람들에게 사카린을 7일간 섭취시킨 결과 7일째에는 반 정도의 사람들이 사카린에 민감한 반응을 나타내고 그들의 장 미생물군집에서 현격한 변화가 일어났다. 이렇게 변화된 미생물군집의 조성은 제2형 당뇨병환자의 것과 유사하게 박테로이데스*Bacteroides*균은 증가하고 클로스트리듐목*Clostridiales*균은 감소했다. 그리고 사카린에 반응하는 사람들의 대변을 무균생쥐에게 이식하면 사카린에 반응하지 않는 사람들의 대변과 달리 포도당 과민증이 의미 있게 증가했다. 이 결과에 의해 포도당 내성과 비만, 제2형 당뇨병, 그리고 인공감미료를 포함해 대사질환들을 조절하는 물질들은 미생물을 경유해 이런 질환들의 발병위험성이나 증세를 악화시킬 것이라고 추정되었다. 그러나 인공감미료가 사람에 미치는 단기 및 장기 효과에 대해서는 앞으로 더 많은 연구가 필요하다.

로의 운송비 25불을 추가해 나이트 박사의 실험실이 있는 미국 캘리포니아주립대 샌디에이고 분교로 송금했다. 그러나 이 테스트키트는 브렛이 있는 캐나다로 수주가 지나도 도착하지 않아서 회사 직원과 여러 차례 연락한 뒤에 페덱스Fedex가 키트에 들어 있는 멸균면봉을 캐나다로 운송하기를 거부하고 있다는 사실을 알았다.

우여곡절 끝에 6주가 더 지나서 키트가 도착해 브렛은 화장지에 묻은 자신의 대변을 면봉으로 채취해 튜브 속 용액에 넣고 잘 섞어서 보냈다. 이 튜브 속 용액은 운송 중 미생물 DNA가 손상되지 않도록 한다. 이 때 추가비용을 지불하면 피부나 구강 미생물군집도 조사할 수 있다. 다행히 캐나다와 미국 우체국은 대변을 국경 너머로 보내는데 문제없이 처리해 주었다. 두 달 후, 보통 이런 종류의 분석에 필요한 시간이 경과된 후 그 결과를 웹사이트에서 볼 수 있었다.

검사결과는 대장 미생물군집을 판독한 데이터 정보로서 장 속에 있는 미생물의 명칭이 길게 나열되어 있고 다른 사람들과 비교한 여러 그래프를 포함하고 있다. 이런 자료들은 브렛과 같이 호기심을 가진 미생물학자라면 상당히 유용하겠지만 일반인들은 이 정보를 가지고 무슨 조치를 취할 수 있는 상황이 아니다. 그 검사 결과에는 다음과 같은 양해 내용도 첨부되어 있다. "현재로서는 귀하의 특정 세균이 다른 사람보다 많고 적은 것이 무슨 의미를 가지는 지 알려드릴 수 없습니다. 왜냐하면 장 미생물군집에 대한 연구는 아직 시작단계로서 앞으로 많은 연구가 필요합니다. 귀하께서 저희 아메리칸 거트의 연구에 참여해 주셔서 향후 더 많은 연구가 가능하게 되었고 앞으로 새로운 발견이 이루어지면 귀하께 알려드리겠습니다." 그럼에도 불구하고 회사에서 제공한 자료에는 의뢰자가 다른 사람보다 많은 미생물 종류와 의뢰자에 가장 많은 미생물 종에 대한 리스트가 포함되어 있고(브렛의 경우는 피칼리박테리움이 17.7%로 가장 많았다), 의뢰자와 다른 사람들을 비교한 그래프가 어느 정도 흥미를 유발했다. 이런 그래프에는 아메리카 원주민멕시코, 과테말라, 페루 등에 거주하는 소수민족과 아마도 다른 미생물군집을 가진 것으로 추정되는 비서구인인 말라위아프리카 남동부에 있는 국가 사람과 비교한 것도 들어 있다. 그 외에도 회사의 웹사이트에는 장 미생물군집과 인간미생물군집에 대한 포괄적인 정보도 제공하고 있다.

그러므로 여러분이 미생물군집에 대한 연구를 후원하고 싶다면 이 아메리칸 거트에 테스트를 의뢰해 이 연구에 참여할 수 있다. 그렇지 않다면 미생물 분야에 강한 지적 열망을 가진 전문가가 아니라면 이 회사에서 제공하는 정보는 일반인에게 그렇게 유용한 것은 아니다.

유바이옴uBiome : 이 회사는 앞의 회사와 달리 데이터 수집보다는 개인별 미생물군집의 분석에 좀 더 접근해 있다(u는 마이크론이라는 의미이므로 유바이옴이라는 회사명은 미생물군집microbiome을 재미있게 표현한 것이다). 이 회사의 검사비는 89불이고 19.99불은 운송료이며 아메리칸 거트보다 좀 더 상업적이어서 검사키트의 포장이 훨씬 세련되었다. 검사과정은 아메리칸 거트와 동일하게 대변을 면봉으로 채취한다. 다행히 이번에는 분석키트의 국경을 넘는 운송문제는 생기지 않았다. 그 대신 서류작업을 마무리하는 것과 대변 샘플을 회사로 보내는 데 시간이 좀 걸렸다. 그리고 분석하는 데 2개월이 걸린 후 결과를 검토하라는 연락이 이메일로 도착했다.

다음과 같은 책임포기문을 읽고 나면 그래도 상당히 흥미 있는 정보를 접하게 된다. "이 제품설명서는 FDA에 의해 검정된 것은 아닙니다. 이

상품은 어떠한 질병에 대해서도 진단이나 치료, 치유 또는 예방 용도가 아닙니다." 분석결과서는 앞에서 언급한 바 있는 비만과 관련된 후벽균문에 대한 의간균문의 비율을 포함해 의뢰자의 모든 장 미생물에 대한 개요를 제공한다. 브렛은 정상범위의 체질량지수Body Mass Index ; BMI를 가지고 있고, 그의 후벽균문/의간규문의 비율은 1.2 : 1로 나타났다(첫번째로 분석한 아메리칸 거트에서도 후벽균문의 수가 높게 나타났다). 이 유바이옴의 분석에서는 프로바이오틱스 균들이 검출되지 않았는데 브렛이 프로바이오틱스를 복용하지 않았으므로 이 결과도 일치했다. 그리고 미생물의 다양성은 81%의 상위에 속해 다양성이 높은 것이 질병 발생률이 낮으므로 이 역시 좋은 결과였다. 그 외에도 미생물 조성에 따른 대사과정을 예측할 수 있는 좀 더 흥미로운 생물정보학 예측도구도 제공되었다. 그러나 이 회사의 결과물도 아메리칸 거트와 매우 유사하게 샘플을 채취한 날의 특정 미생물들에 대한 단편 정보들을 제공할 뿐이었다.

브렛은 두 회사에 보낼 샘플을 동일한 때에 채취하려고 했으나 배송문제 때문에 불가능했다. 그러나 두 결과를 비교함으로써 자신의 미생물군집이 매일 달라진다는 사실이 흥미로웠다. 예를 들면, 브렛의 피칼리박테리움Faecalibacterium의 비율이 아메리칸 거트는 17.7%인 반면 유바이옴은 12%였다. 더 놀라운 결과는 장의 점막층을 두껍게 하는 유익균인 아커만시아Akkermansia는 아메리칸 거트 검사에서는 0.23%였는데, 유바이옴에서는 엄청 높은 8.7%였다. 이렇게 두 회사의 결과는 예측과는 달리 많은 차이를 나타냈다. 이런 차이는 샘플채취 시간이 다른 것과, 두 회사 간의 샘플 검사법과 분석방법이 달라서 생길 가능성도 있고, 브렛이 두 샘플 채취 사이에 먹고 마신 식품에 의해 생길 수도 있다.

데이투DayTwo: 미생물군집의 검사결과를 앞으로 어떻게 활용할 것인가를 제대로 맛보려면 데이투 회사가 적당하다. 앞에서 설명했듯이, 이 회사는 개인별 미생물군집을 분석해 혈당 스파이크를 예측하는 데 초점을 맞추고 있다. 이 회사는 비교적 최근에 설립된 신생기업으로서 검사료는 300불이고 미국에서만 가능해 브렛은 대변샘플을 미국우편시스템을 통해 국경 너머로 보내야 했다. 계약서에 서명을 하면 식사에 대한 아주 상세한 질문지를 채워야 하고 필요한 대변양도 앞의 두 회사보다 훨씬 많은 약 1g 정도를 특수한 튜브에 담아 보내야 한다. 그런 다음 이 회사도 마찬가지로 2개월가량이 지나면 웹이나 아이폰의 특수 앱을 통해 결과를 통보받는다.

이 회사의 검사결과는 미생물군집에 대한 상세한 분석과 훨씬 정교한 내용을 제공한다. 예를 들어 브렛의 피칼리박테리움 수치는 9.74%로서 앞의 두 회사보다 그 값이 낮고 아커만시아의 경우는 0.06%로서 아메리칸 거트 결과에 가까웠다. 또한 각종 미생물에 대한 다양한 정보와 흥밋거리를 제공하고 미생물의 수치를 여러 크기의 원으로 나타낸 그래프로 보여주고 있다.

데이투가 제공하는 가장 유용한 정보는 어떤 음식이 의뢰자의 혈당 스파이크에 영향을 미치는지를 알려주는 것이다. 회사의 앱과 웹에는 의뢰자의 독특한 혈당스파이크를 정상화시킬 수 있는 식품과 음식물을 A^+에서 C^-로 평가한 긴 목록이 정리되어 있다. 브렛도 검사를 했으므로 식품의 평가점수가 1~10점으로 환산되어 제공받았다. 그 결과 내용은 흥미로웠지만, 식품 그룹을 평가한 근거와 논리성이 의아한 부분도 있었다. 회사에서 각종 식품에 부여한 점수는 그 식품을 단독으로 섭취한 경우를 의미하는데 실제 음식을 먹을 때는 그 식품 한 가지만 먹지 않고 당연히 여러 식품을 같이 먹게 되므로 각 식품에 부여한 점수도 크게 변화하게 된다. 따라서 회사에서는 식품의 적절한 조합에 의한 식사법을 제안해준다.

회사에서는 A⁺음식물만 먹거나 A⁺로 디자인 된 식사를 권장한다. 또한 회사의 프로그램은 각종 음식물을 영양학적으로 분석해 탄수화물, 단백질, 설탕, 칼로리 등의 정보를 제공한다. 그리고 의뢰인의 취향과 좋아하는 음식, 그리고 음식을 요리할 수 있는지 여부에 따라 의뢰인에게 적합한 특정 음식물 또는 음식물의 조합을 적절히 디자인할 수 있으며 이렇게 자신에게 맞는 음식을 디자인하면 나중에 실제로 이용할 수 있게 된다.

이 고객 음식 디자인 프로그램을 통해 브렛에게는 크림치즈를 바른 베이글과 훈제연어가 A로 평가되었다. 그러나 좀 놀랍게도 이 음식에 베이컨을 추가해도 A가 유지된 반면, 통밀토스트 한 조각을 곁들이면 그 점수가 B⁻로 떨어졌다! 이 회사의 정보에는 음료수의 평가점수도 표로 만들어 주었는데 미생물군집에 큰 영향을 미칠 아스파탐이 첨가된 음료수는 아쉽게도 포함되지 않았다. 그리고 브렛에게 86프루프proof■의 위스키는 A⁺로 평가된 반면 무과당 포도주스는 B⁻로 매겨졌다. 그가 평가표와 달리 무엇을 선택할지는 분명해 보인다.

고객 입장에서 데이투 회사의 또다른 이점은 영양식에 해박한 영양사와 30분간 상담하는 것으로서 고객의 분석결과를 설명해주고 맞춤 식사계획을 수립하는 데 도움을 준다. 이 과정이 검사결과를 제대로 활용할 수 있는 유용한 프로그램으로써 브렛도 탄수화물로 이루어진 식품이 어떤 것인지 알 수 있는 매우 유익한 상담이었다.

■ 프루프proof _ 알코올음료의 표준 강도를 나타내며, 미국의 경우 알코올 도수 표시방법으로 사용한다. 100proof는 우리나라에서 표기 방법에 따르면 50%에 해당된다.

이렇게 회사가 제공하는 기술들이 매우 흥미를 끌고 재미도 있지만, 이런 기술들이 실제 건강을 증진시킬 수 있는가는 또 다른 문제이다. 초기 연구결과에 의하면 회사가 제공한 식사계획이 기존의 비미생물적인 다이어트 프로그램보다 체중을 줄이고 포도당수치를 안정화시키는데 더 효과적이라고 보고되었다. 그리고 데이투 회사는 체중과 식탐의 감소, 활력 증가, 그리고 대사 지표의 개선에 대한 고객들의 많은 증언을 가지고 있다. 미국 프로농구 구단인 멤피스 그리즐리스의 옴리 카스피Omri Casspi는 이스라엘 출신으로는 처음으로 미국 프로농구협회NBA 선수가 되었는데 데이투의 식단을 이용해보고 아주 좋아하게 되어 지금은 이스라엘 국가대표 농구팀 전원이 데이투 식단을 이용한다.(데이투의 설립자들이 이스라엘 출신이어서 많은 식품들이 이스라엘 음식에서 채택되었다.) 지금 데이투 식단과 정통적인 식단을 비교하는 연구가 진행 중이어서 데이투의 개인 맞춤별 식단의 이점이 추후 검정될 것이고, 이 식단이 비만과 당뇨병, 그리고 대사질환을 의미 있게 예방해 평생 동안 건강한 체중을 유지할 수 있는지가 조만간 판명될 것이다.

장수를 원한다면 자신의 장을 신뢰하라

이 장의 초반에 매우 건강한 노인들의 장 미생물조성이 수십 년이나 젊은 사람들의 것과 흡사하다는 사실을 언급한 바 있다. 이 현상이 원인인지 결과인지는 아직 규명되지 않았다. "말도 안 되게 건강한" 90세 노인들이 신체활동이 활발하고 식사를 잘해서 다양한 장 미생물군집을 가지게 되었는가? 아니면 그런 노인들의 장 속에 있는 세균들에 의해 그와 같은 건강한 노화가 일어났는가? 둘 중 어느 경우이든 건강한 장과 건강한 노화 사이에는 확고한 상관관계가 있다는 것은 분명하다. 즉 우리의 미생물 군집이 바로 건강한 노화를 보여주는 생물학적 지표이다.

우리 몸은 우리 몸속 미생물들과 상리공생관계로 공진화했다. 따라서 장내미생물의 생태계를 가능한 한 교란시키지 않는 것이 건강과 장수에 필수 사항이다. 장 미생물군집의 파괴는 엄청나게 충격적인 결과를 일으켜 궤양성대장염, 과민성대장증후군 등과 같은 만성적인 위장관 질환과 제2형 당뇨병 및 비만 같은 대사질환의 위험을 증가시키게 된다. 따라서 이런 특정 질환을 일으킬 수 있는 특정 "핵심" 장 미생물군집을 발굴하는 많은 연구가 진행되고 있다. 장 미생물군집의 조성에 가장 큰 영향을 미칠 수 있을 뿐만 아니라 컨트롤 할 수 있는 환경요인이 식사이다. 특히 개인 맞춤 식사법과 핵심 미생물종들이 재정착할 수 있도록 도와줄 수 있는 좀 더 개선된 프로바이오틱스와 프리바이오틱스로 미생물군집을 바꾸려는 새로운 시도가 진행되고 있다. 그뿐만 아니라 좀 더 건강한 노화를 위한 미생물 처치법을 개발하기 위해 건강한 노인이나 백세인으로부터 프로바이오틱용 미생물 균주의 분리를 추진하고 있다. 앞으로는 건강한 백세인의 대변으로부터 얻어진 유익균들로 제조한 일종의 표준 건강용 칵테일을 상상해볼 수도 있다.

향후 대변이식술의 안정성과 효능, 그리고 신뢰도를 확립하면 과민성대장증후군, 염증성장질환, 비만, 제2형 당뇨병, 그리고 대장암과 같은 장 관련 질병에 폭넓게 사용할 수 있을 것이다. 이외에도 노인들의 장 미생물군집을 30세의 젊은 사람 미생물로 교체하면 특정 질환을 치료하고 노화에 따른 전반적인 건강을 증진시킬 가능성도 있다. 그러나 장 미생물군집과 대장 내부 환경이 사람마다 차이가 많이 있으므로 어떤 미생물이 각 개인의 "건강에 유익"하고 "바람직"한지 결정하고 확인하는 데 아직도 많은 연구가 필요하다. 그리고 개인별로 요구하는 사항의 차이를 어떻게 충족시킬 수 있을지도 고려해야 한다. 앞으로 계속 진행될 연구들에 의해 이런 질병들의 조기발견과 예방이 가능하게 되면 우리의 장과 우리 몸이 오랫동안 행복하게 유지되는 것을 꿈꿀 수 있을 것이다.

유용한 정보

- **미생물의 촌락을 유지하자** 당신의 장에서 미생물의 다양성을 가능한 한 평생 동안 유지되도록 하자. 그러므로 항생제는 의학적으로 꼭 필요할 때만 복용하고 프로바이오틱스가 풍부한 김치, 사워크라우트, 캐피르, 템페(콩을 곰팡이로 발효시킨 인도네시아 음식), 요쿠르트, 콤부차를 먹고 프리바이오틱스 식품인 아스파라거스, 돼지감자(Jerusalem artichoke), 바나나, 오트밀, 적포도주, 꿀, 메이플시럽, 콩류, 그 외 14장에 열거된 것들을 섭취하자. 좀 더 정밀하게는 회사에 의뢰해 장 미생물군집의 전모를 파악하고 그에 맞는 식사법을 고려할 수 있다.

- **요요현상을 배제시키자** 지속적이고 반복적으로 들쑥날쑥한 식사량은 당신의 허리선뿐만 아니라 미생물에게도 해가 된다. 왜냐하면 미생물들은 과다체중일 때의 미생물 조성상태를 기억해 그 상태로 되돌아가려 하므로 일관된 체중감량이 점점 더 어려워지기 때문이다.

- **극적인 개선책을 생각해보자** 당신의 사랑하는 사람이 반복적인 디피실리 감염(또는 IBD질환)으로 고통을 받는다면 지속적인 항생제투여 대신 대변이식술을 담당의사와 상의해보라. 여러 획기적인 임상시험에서 대변이식술이 이런 치명적인 질병의 치료가능성을 제시하고 있다. 그러나 이 대변이식술을 집에서 시도해서는 절대로 안 된다!

08 사랑을 이끄는 미생물:
심장과 미생물

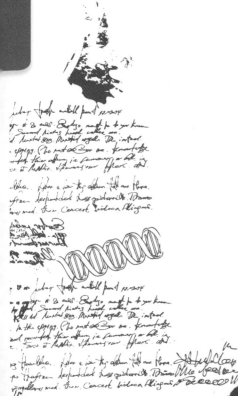

심장은 대략 손바닥 크기의 강한 근육으로 이루어져 있고 차의 엔진과 같이 우리 몸이 제대로 작동하도록 하는 기능을 가지고 있다. 심장에는 두 종류의 주 펌프가 있는데 하나는 동맥을 이용해 산소가 풍부한 혈액을 심장으로부터 몸 전체로 내보내는 작용을 한다. 다른 하나는 정맥을 통해 혈액이 심장으로 되돌아오게 한 후 폐로 보내어 산소를 공급받도록 한다. 이렇게 심장과 동맥, 정맥, 그리고 혈관으로 이루어진 심혈관계가 우리 몸 전체를 순환한다. 심혈관질환cardiovascular disease; CVD은 엔진인 심장과 파이프인 혈관이 막혔을 때 발생한다. 즉 동맥에서 플라크가 축적이 되면 죽상동맥경화증이 일어난다. 이 플라크가 떨어져 나와 혈전이 되거나 더 많이 침착이 되면 동맥을 막게 되어 혈액 공급이 차단된다. 심장 자체에 공급되는 동맥에서 혈액 공급이 차단되면 심장마비의학적으로는 심근경색증가 일어나고 뇌의 동맥에서는 뇌졸중을 일으킨다. 그리고 다리의 정맥이 혈전으로 막히면 심부정맥혈전증을, 폐정맥인 경우는 폐색전을 일으킨다.

미국에서는 매 39초마다 심혈관질환으로 한 명씩 사망하고, 전 세계적으로도 사망원인 중 1위에 해당한다. 매년 전 세계 사망자 3명 중 한 명에 해당하는 1,700만 명이 부르르 소리를 내며 꺼지거나 펌프질을 멈춘 엔진과 같이 심장질환으로 사망한다. 심혈관질환은 기존관념으로는 건강하지 못한 식사나 생활습관이 원인이라고 알려져 있지만 최근에는 미생물과의 강한 연관성이 대두되고 있다.

심장질환은 청소년기에도 나타날 수 있지만, 심혈관질환의 단연코 가장 큰 위험요인은 나이 드는 것으로 10년마다 3배씩 위험성이 증가한다. 즉 나이 들어가면서 나타나는 심장과 혈관의 변화가 이 병의 위험을 증가시킨다. 시간이 지나면 자전거 체인이 녹슬듯이 동맥도 점점 딱딱해지고 신축성이 줄어들어 나이가 들면서 혈압이 높아진다. 점차 혈관은 굳어지고 혈류를 유지하기 위한 펌프질에 더 많은 근육이 필요하므로 심장벽은 더 두꺼워진다. 심장의 판막은 혈류를 조절하기 위해 열렸다 닫혔다를 반복하는 한 방향으로 열리는 문과 같은데 역시 점차 두꺼워지고 굳어진다. 이렇게 되면 혈액을 펌프질하기 어려워지고 누수가 생기게 된다. 심혈관질환으로 사망하는 사람의 82%는 65세 이상이고, 심혈관질환 사망자의 평균연령은 80세이다.

이 질환에는 성별요인도 관계가 있어 여성 노인이 남성보다 3~5배 정도 더 높게 발생한다. 여성은 65세 무렵까지도 콜레스테롤 수치가 높게 유지되는 데 비해 남성은 45세와 55세 사이에 최대치에 이른다동맥에 콜레스테롤이 쌓이면 심장의 펌프기능이 저하된다. 이 현상은 호르몬과 관련이 있어 보인다. 즉 여성호르몬인 에스트로겐이 심장보호기능이 있는데 이 호르몬의 수치가 폐경기 이후는 감소한다(폐경과 미생물에 대해서는 9장 참조).

미생물과 심혈관질환의 예방

미생물과 여러 질병이 서로 관련이 있다는 사실과 현재 살아가는 방식이 나중에 나이가 들었을 때 질병의 위험성에 크게 영향을 미친다는 사실에 의해 심장에도 미생물 조성에 영향을 미치는 건강한 생활방식이 무엇인지 항상 주의를 기울이는 게 좋다.

매일매일 살아가면서 선택하는 결정들, 예를 들면 점심을 샐러드로 할 것인지 햄버거로 할 것인지, 새로운 운동프로그램에 몰두하거나 이미 구입한 체육관 회원권을 귀찮아 옆으로 치워 버리는 것과 같은 사소한 일상사들이 오랜 시간에 걸쳐 축적되면서 혈관에 큰 영향을 미치게 된다(수년에 걸쳐 소비한 햄버거 전체를 생각해 보면 그 양이 엄청나다!). 부모로부터 좋은 유전자를 물려받았다면 운이 좋은 것이긴 하지만, 심혈관질환인 경우 대부분의 환자들은 스스로 선택해 나타난 결과다.

심혈관질환의 거의 90%는 예방이 가능하고, 나머지 10% 정도가 가족력이나 유전적인 영향을 받는다고 추정된다. 이 예방 가능한 범주에 속하는 요인들로는 고혈압이 13%를 차지하고, 흡연이 9%30세에 금연을 하더라도 흡연에 의한 위험요인은 나중에 소멸된다, 비만이 5% 정도, 그 외 부실한 식사와 과음이 포함된다. 이런 위험요인들에 의한 심혈관질환을 예방하거나 지연시킬 수 있는 방안들은 여러 가지가 있고 노력한 만큼 얻어질 수 있다. 일주일에 중간 강도의 30분 운동을 5회 이하로 하는 운동부족이 사실상 전 세계적으로 네 번째 높은 사망원인으로 보고되고 있고, 미국인도 약 70%가 이 기준에 미달되어 운동부족 상태이다. 그리고 포화지방산과 설탕, 소금, 가공육의 비율이 높은 식사가 심혈관질환의 위험을 대폭 증가시키고, 과일류, 채소, 섬유질, 그리고 견과류가 풍부한 식사는 그 위험을 크게 낮춘다. 이러한 운동과 식사는 개인의 선택과 노력에 따라 크게 달라지고, 그 결과 심혈관질환의 위험도 엄청난 차이를 나타낸다.

심혈관질환 예방에 식사와 운동이 핵심역할을 하므로, 당연히 우리 몸의 미생물군집도 심혈관질환 발생과 예방에 관여한다. 심혈관질환 환자에는 대장 미생물군집을 구성하는 주요 그룹의 변화가 나타난다. 즉 후벽균이 증가하고 의간균이 감소한다. 이 현상은 비만에서 나타나는 미생물군집의 변화와 유사하고(7장 참조), 여러 건강상 문제를 일으킬 수 있는 '염증성' 미생물의 조성으로 전환된 것을 의미한다. 이미 언급했듯이 세균이나 세균의 세포막, 특히 리포다당류LPS가 몸속으로 들어오면 염증을 일으켜 우리 몸 스스로가 방어용 면역반응을 작동하게 된다. 이와 같은 외부 감염에 대응한 면역반응은 한편으로 조직의 파괴를 일으켜 혈관과 심

지방의 역설

심혈관질환에 있어서 포화지방의 역할에 대한 재평가가 진행되고 있다. 지난 1950년대에서 1970년대에 걸쳐 과학계에 막강한 영향력을 가졌던 안셀 키즈 Ancel Keys 박사가 포화지방이 많으면 콜레스테롤과 심장질환이 증가한다는 개념을 처음으로 널리 홍보했다. 그는 미국 심장학회와 여러 과학계 전문가들을 설득해 지방섭취가 대중 건강에 가장 나쁜 것으로 규정했고 지방 섭취를 줄이는 캠페인을 대대적으로 추진했다. 그렇게 해 우리 모두는 그 캠페인을 가슴 깊이 새기게 되어 1970년대 이후 미국에서 식이성 지방의 섭취가 11% 감소했고 지금도 식품점에는 저지방 또는 무지방 식품들이 가득 쌓여 있다.

그러나 지방성 식품 대신 대체물을, 맛있는 무언가를 우리는 먹어야 했다. 그래서 지방 대신 탄수화물의 섭취가 증가했다. 탄수화물 중에서도 특히 설탕이 그 소비량이 적어도 25% 증가했다. 지금은 설탕과 정제된 탄수화물이 심혈관질환의 위험을 증가시킨다는 사실이 잘 알려져 있다. 그리고 포화지방은 심혈관질환의 위험에 대한 퍼즐의 한 조각에 불과하고, 오히려 버터나 육류, 그리고 치즈는 적

장에 손상을 야기한다. 따라서 앞에서 살펴본 뇌조직과 마찬가지로 낮은 강도의 염증은 심혈관계의 건강에도 좋지 않은 문제를 일으킨다.

심혈관질환은 심장에만 손상을 미치는 것이 아니다. 이 병이 몸 전체로 어떻게 확장되는지, 특히 심혈관질환과 구강의 건강이 어떻게 관련 있는 지 아직 명확히 규명되지는 않았으나 많은 관련성이 예상된다. 4장에서 구강은 미생물로 가득 차 있으며, 또한 구강과 치주염에는 대단히 중요한 병원성 미생물들이 많다고 언급했다. 치주염은 치아 주변에 고름 주머니 가 생기고 잇몸 조직에 있는 혈관에 염증이 일어난다. 이런 잇몸의 변화

당히 섭취하는 것이 건강한 식사법으로 간주된다. 이런 내용을 좀 더 자세히 알고 싶으면 니나 타이숄스Nina Teicholz가 저술한 《지방의 역설The Big Fat Surprise》을 참조하라. 지방에 대한 현재 미국 심장학회의 견해는 다음과 같다.

- **즐겨라** : 불포화지방은 CVD의 발생률을 낮춘다. 유익한 HDL 콜레스테롤을 함유한 건강에 좋은 불포화지방으로는 올리브기름, 콩류와 콩과 식물, 통곡물, 지방이 풍부한 생선, 견과류 등이고 이들은 진공청소기와 같이 동맥을 깨끗이 청소한다. 즉 이런 종류 지방은 해로운 LDL 콜레스테롤을 제거해 플라크 형성을 억제시켜 심장병의 위험을 낮춘다.

- **제한하라** : 포화지방도 더 이상 금지식품이 아니고 적절하게 섭취해야 한다. 포화지방은 육류소고기, 양고기, 돼지고기, 닭, 오리 등 가금류의 껍질부위 등와 유제품크림, 버터, 치즈 등과 같은 많은 식품에 자연적으로 들어 있다. 그러나 하루 필요 칼로리의 5~6% 이하로 포화 지방을 섭취하도록 권고하고 있다.

- **제거하라** : 인공 트랜스지방, 수소화된 기름, 야자핵 기름과 같은 열대성 오일은 CVD의 위험과 해로운 콜레스테롤의 양을 증가시킨다. 따라서 아주 특별한 경우를 제외하고는 상품화된 튀김식품과 기름으로 가공한 음식들은 피한다.

에 의해 치주 병원균이 정맥이나 동맥을 통해 혈액을 따라 몸 전체로 순환하면서 혈관 속에서 더 많은 염증을 유발하고 심혈관계의 조직에 손상을 일으킨다. 실제로 심혈관질환 환자에게는 치과 수술 전에 항생제를 미리 처방해 구강 미생물이 혈중으로 들어가지 않도록 한다. 물론 항생제는 미생물군집에 의도하지 않은 손상을 입히기는 하지만, 치주염과 치아상실의 위험이 높은 노인들은 심장병의 위험도 그에 따라 증가될 수 있으므로 이를 항생제로 선제적으로 예방하는 것이다. 그 외에 심장병의 위험을 낮추기 위해 꾸준한 양치질과 치실사용, 그리고 정기적인 치과검진도 적극 권장이 된다.

심장과 관련된 화학, 또는 심혈관질환 과학

미생물과 심혈관질환에 관한 문제의 핵심을 한번 살펴보도록 하자. 육류, 특히 붉은 고기를 좋아하는 사람들이 채식주의자보다 심혈관질환의 위험이 높다는 사실은 잘 알려져 있다. 무균동물, 즉 미생물이 없는 동물들은 정상 미생물군집을 가진 동물에게 심혈관질환 위험을 증가시키는 사료를 먹인다 해도 그 위험도는 매우 낮다. 그 이유에 대한 설명은 다음과 같다. 육류와 달걀 노른자에는 두 종류의 구조적으로 유사한 화합물인 엘-카르니틴L-carnitine과 콜린choline이 풍부하고, 이 두 화합물이 서구 식단의 약 2%를 차지한다. 이 두 화합물은 대장 미생물에 의해 여러 단계의 반응을 거쳐 트리메틸아민trimethylamine;TMA라고 하는 찌꺼기 부산물로 전환이 된다. 그런 다음 이 TMA은 간에서 효소작용에 의해 산화트리메틸아민trimethylamine oxide;TMAO으로 산화가 되는데 이 산화트리메틸아민이 심혈관질환 유발에 관여한다.

이런 일련의 과정에서 미생물이 없다면 산화트리메틸아민은 생성되지 않는다. 왜냐하면 TMAO의 전구체인 TMA를 합성하는 미생물을 대체할 수 있는 것이 몸속에 없기 때문이다. 따라서 미생물이 없으면 TMAO도 없고 심혈관질환 발생도 줄어들 것이라는 가정을 세울 수 있다. 놀랍게도 이런 가정에 대한 증거가 실제로 얻어졌다. 즉 무균동물들은 TMA를 합성하지 못하고 그 결과 TMAO도 생성하지 못해 심혈관질환 발생율도 감소했다. 그런 다음 이 무균동물에 미생물을 이식하면, TMA를 합성하기 시작하고 그 다음 TMAO가 생기면서 심장질환도 나타났다. 그리고 4,000명을 대상으로 한 임상시험에서 TMAO 수치가 높은 경우 뇌졸중이나 심근경색 같은 혈전증 증세가 직접적으로 증가했고, 이 TMAO 수치를 이런 질환들의 예측지표로 사용할 수 있었다. 이 결과에 의해 TMAO 수치가 높을수록 심장마비로 인한 사망률이 증가할 것으로 예상된다.

저자들은 TMA가 미생물의 산물이고 TMAO가 심장병과 뇌졸중의 주범이라는 획기적인 연구성과를 발표한 스탠리 하젠Stanley Hazen 박사와 인터뷰를 했다. 그는 클리블랜드 의료원의 심혈관분야 임상의사이고 연구자이다. 인터뷰에서 그가 꾸준히 연구한 심장병과 뇌졸중이 "대장 미생물군집과 관련이 된다."는 개념에 처음에는 어안이 막혔다고 한다. 그러나 이런 충격적인 미생물 관련성이 결국에는 TMA와 TMAO에 대한 새로운 발견을 이끌었다고 설명했다. 하젠 박사 그룹은 화학적 지식을 뒷받침해 많은 환자를 대상으로 혈장에서 이 독특한 화학물질을 탐색함으로써 2007년 무렵 이 새로운 발견을 성취했다. 즉 그 당시 심장병 환자들에게 미지의 화합물이 다량 존재하는 것을 먼저 발견했다. 이 화

Myth 근거 없는 믿음	붉은 육류가 심장병을 일으킨다.
Fact 입증된 사실	붉은 육류 자체가 CVD를 일으키지 않는다. 대신 몸속 미생물들이 붉은 육류를 분해시켜 심장병을 일으키는 유해한 부산물을 만든다.

합물의 정체를 고가의 화학분석장비로 조사한 결과 이것이 TMA의 부산물인 TMAO임을 확인했다. 그런데 하젠 박사는 별도의 연구를 통해 TMA가 부패된 조건에서만 검출되고, 그 부패된 조건에서는 세균이 번식하고 있음을 알고 있었다. 그는 이 두 연구를 결합해 심장병 환자의 혈장에서 TMAO가 발견된 것은 많은 세균이 있어야 가능하다는 것을 알아차렸고, 체내에서 세균이 가장 많은 곳이 바로 대장이므로 대장세균과 TMAO가 연결되었을 가능성을 구상했다. 이런 가설을 하젠 박사가 팀원들에게 이야기했을 때 모두 다 깜짝 놀랐고 급히 방향을 바꾸어 대장에 초점을 맞추었다. 그리고 얼마 지나지 않아 우리가 먹는 모든 것은 장관을 통해 걸러지는데, 이때 미생물들이 우리가 먹은 식품을 소화시키고 흡수되도록 도와주면서 TMA를 생성한다는 사실을 알아차리면서 놀라움은 열정으로 바뀌었다. 그렇게 대장 미생물과 TMA, TMAO 사이의 획기적인 연결성이 밝혀졌다.

하젠 박사는 다음과 같이 부연설명했다. "우리는 자신이 깨끗하고 무균 상태인 것으로 생각하기 쉽습니다만, 실제로는 그렇지 않아요. 우리는 인간이란 종이 탄생한 후 지금까지 계속 미생물과 함께 진화해왔고, 앞으로도 그럴 겁니다. 따라서 미생물과의 관련성은 지극히 합리적인 생각이었지요." 하젠 박사는 임상시험에서 확인된 결과도 심장병에서 유전적 위험요인은 10~15%에 불과하다고 덧붙여 설명했다. 따라서 심장병 위험 요인의 대부분은 환경에서 얻어진다. "우리에게 노출되는 주변 환경 중 가장 큰 영향을 미치는 음식에 대해 장 미생물들이 여과장치로 작용하지요. 두 사람이 동일한 음식을 먹어도 한 사람은 심장병을 일으킬 수 있고, 다른 사람은 그렇지 않을 수 있습니다. 이 큰 차이는 바로 미생물에 의한 것입니다." 하젠 박사의 이런 설명이 인간의 생리작용과 질병의 위험성 사이에 그동안 밝혀지지 않았던 새롭고 획기적인 연결고리를 제공하게 되었다.

하젠 박사 그룹의 초기 동물실험은 사람에게도 적용되어 유사한 결과를 얻었다. 즉 사람에게 약 227g의 스테이크를 먹이고 TMAO수치를 측정했는데 고기가 소화되면 즉시 TMAO수치가 증가했다. 그런 다음 항생제를 투여하면 TMA를 합성하는 핵심 미생물들이 죽게 되어 TMAO 수치도 감소했다. 이때 항생제 투여를 중단하면 미생물과 TMAO 생산도 그 전 수준으로 다시 증가했다. 이런 사람 대상의 실험 중 단연코 최고의 성과는 5년 이상 완전 채식주의자인 사람을 설득해 스테이크를 먹게한 것이다. 그러나 실험을 위해 그 사람에게 강압적으로 요구한 것이 아님을 분명히 밝혔다.

"초기 연구단계에서는 참가자에게 어떤 음식을 제공하는가가 중요했습니다. 참가자가 승낙한 경우에는 스테이크를 제공했습니다. 한번은 한 참가자가 사무실에서 그릴에 구운 안심스테이크를 먹었는데, 이런 실험은 그 당시 그렇게 이상한 실험은 아니었습니다. 그런데 그 참가자의 혈액과 소변에서 두드러지게 눈에 띄는 높은 TMAO수치가 검출되었습니다. 그래서 깜짝 놀라 어떤 유전적인 이상이 있는지를 조사했는데 그 참가자는 천연스럽게 하루에 세끼를 다 스테이크만 먹었다고 진술했습니다. 그 말을 듣고 나는 그 참가자가 어떻게 해서 완전 채식주의자가 되었는지 상상할 수 없었습니다. 어쨌든 이런 특별한 실험과정을 통해 완전채식주의자, 일반채식주의자, 그리고 잡식성인 사람 사이의 차이점을 얻게 되어 이 분야 연구의 판도를 바꾸는 중요한 계기가 되었습니다."

예상한 대로 완전채식주의자의 스테이크 섭취 후 TMAO수치는 정상적인 육류소비자보다 훨씬 낮게 나타났다. 그 이유는 완전채식주의자에게 TMAO의 전구체인 TMA를 합성할 수 있는 미생물 수가 적기 때문이다. 하젠 박사의 발견 외에 다른 연구에서도 잡식성 사람의 TMAO수치가 완전채식주의자나 일반채식주의자보다 높게 나타났다. 이 결과는

미생물을 운동시켜라

운동이 심혈관질환 예방에 핵심역할을 하는데, 최근의 새로운 결과에 의하면 그 이면에 미생물군집의 변화가 관여한다는 놀라운 사실이 알려졌다. 정상사료나 고지방사료를 먹인 마르거나 뚱뚱한 생쥐를 바퀴 위에 달리기 운동을 시키면 운동을 못한 경우에 생기는 동맥의 손상이 나타나지 않았다. 또한 운동을 하면 생쥐의 미생물군집도 유익한 쪽으로 변화가 일어나서 염증을 줄여 비만과 염증성장질환IBD를 방지할 수 있는 피칼리박테리움 프로스니치*Faecalibacterium prausnitzii*균이 증가한다. 그뿐 아니라 운동을 하면 대장이 더 탄탄해져 리포다당류LPS 같은 염증유발 물질의 누출을 억제하고, 음식의 종류와 상관없이 미생물군집에도 특별하게 이득이 된다. 특히 노화동물이 운동을 하면 염증지수가 감소하고 장의 건강이 개선된다는 중요한 사실이 밝혀져 이 책의 주제와 밀접한 관련성을 보인다.

그리고 미생물들이 우리 신체의 한계점에도 어떤 영향을 미치는지 다음과 같은 흥미 있는 연구결과가 있다(미생물 약물을 어느 정도까지 사용할 것인지에 대해서는 12장

붉은 육류와 심장에 위협이 되는 미생물 합성물 사이에 어떤 연결점이 있음을 분명히 보여준다.

붉은 육류만이 TMA나 TMAO의 원료가 아니다. 콜린, 레시틴, 그리고 카르니틴 같은 식품첨가물도 TMAO의 합성을 유발한다. 따라서 카르니틴이 첨가된 에너지음료수를 다량 섭취하면 하루에 여러 장의 스테이크를 먹는 것과 동일하다. 생쥐에 카르니틴이나 콜린이 풍부한 사료를 먹이면 TMA를 합성하는 미생물들이 증가하면서 TMAO수치도 10배나 증가한다. 미생물과 심혈관질환에 많은 관심이 쏟아지면서, TMAO가 말단 조직에서 간으로 콜레스테롤의 역방향 이동을 억제시켜 혈관을

에서 다룰 것이다). 동물복지윤리기준을 적용해 실시한 실험에서 생쥐가 탈진할 때까지 수영을 시킨 경우 무균생쥐보다 훨씬 양호하게 유익균들이 증식했다. 이런 미생물이 많은 생쥐들은 근육양도 증가하고 항산화 활성도 높아져서 심한 운동으로 인한 산화성 조직손상을 억제할 수 있었다.

이런 실험결과가 무엇을 의미하는가? 전 인구의 70%가 운동부족임을 감안하면, 운동을 장려함으로써 심혈관질환 발병률을 줄일 수 있을 것으로 보인다. 아일랜드에서 행한 실험에 의하면 사람에게도 운동이 유사한 효과를 나타낼 것으로 예상된다. 즉 시즌개막 전에 훈련캠프에 있는 아일랜드의 프로 럭비팀과 정상 일반인들을 비교 실험한 것으로 운동선수들이 일반적으로 건강에 좋다고 알려진 체내 미생물의 다양성이 훨씬 높았고, 체질량지수BMI 수치는 낮은 대신 짧은사슬지방산을 생성하는 유익균인 아커만시아*Akkermansia*의 수치는 높게 나타났다. 이 균은 비만과 대사질환 환자들에게는 그 수치가 낮은 것으로 알려져 있다. 이런 결과들에 의해 식사와 마찬가지로 운동이 체내 미생물군집과 건강에 직접적으로 이득이 된다는 사실을 알 수 있다.

막히게 해 죽상동맥경화증을 유발시킬 수 있다는 사실이 발견되었다. 또한 TMAO는 혈소판 작용에도 영향을 미쳐 혈관 응고를 증가시켜 혈전증을 일으킬 수 있다. 이런 죽상동맥경화증이나 혈전증은 혈류를 차단해 심장병을 야기할 수 있다.

대장 미생물이 심혈관질환에 관여한다는 또 다른 증거는 대변이식실험에 의해 확인되었다. TMAO수치가 높은 생쥐의 대변을 TMAO수치가 낮은 생쥐에게 이식시키면 TMAO수치가 증가하고 TMA 합성효소를 가진 미생물도 증가한다. 이렇게 간단히 대변(그리고 그 속의 미생물)을 이식하는 것만으로 심혈관질환의 위험성을 바꿀 수 있다는 것이 놀라울 따름이다! 이런 결과는 10년 전만 하더라도 상상할 수 없는 개념이었지만, 이제는 미생물들이 심장마비와 뇌졸중에 어떻게 관여하는지를 규명하는 연구들이 눈부시게 진행되고 있다. 아마도 미래에는 이런 처치법이 인간에게도 동일하게 성공적으로 적용될 것이다.

미생물에게 약을 먹이자

앞에서 이야기한 발견들을 심혈관질환을 낮추는 데 어떻게 활용할 수 있을까? 한 가지 가능한 방안은 TMA를 TMAO로 전환시키는 간의 효소에 대한 저해제를 개발하면 심혈관질환을 낮출 수 있을 것이다. 저해제를 사용하면 전구체인 TMA가 축적되는데, 이 TMA는 생선 썩은 냄새가 난다. 따라서 이 저해제는 좋지 않은 부작용이 있는 셈이다! 또 간의 TMAO 합성 효소에 대한 유전자 기능을 상실시킨 생쥐 실험에서도 심혈관질환은 방지되었지만 이런 나쁜 냄새는 역시 나타났다. 그리고 이런 저해제들이 사람에게는 독성을 나타내므로 약으로 개발하기 어려웠다. 이런 이유 때문에 TMAO 합성에 관련된 간의 핵심효소들을 대상으로 한 약물개발이 이루어지지 않았다.

그렇다면 미생물에 직접 작용하도록 하면 어떨까? 이런 생각으로 하젠 박사 그룹은 다음과 같은 동물실험을 수행했다. 그들은 콜린과 L-카르니틴으로부터 TMA를 합성하는 세균 효소인 리아제lyase를 억제하는 화합물3,3-dimethyl-1-butanol 혹은 DMB를 포도씨, 적포도주, 그리고 냉온 압착한 엑스트라버진 올리브유(지중해식 식단을 상기해보자)에서 분리했다. 이 DMB를 생쥐에게 투여하면, 놀랍게도 TMAO합성과 죽상동맥경화증이 감소한다. DMB는 미생물을 죽이지 않으므로 미생물에게 진화의 압박작용이 없어서 항생제 내성과 비슷한 DMB의 저항성을 획득하도록 하지 않는다. 이 DMB는 생쥐에서만 테스트했고 더 효능이 좋은 저해제를 찾고 있으므로 아마도 조만간 미생물에 약을 먹인다는 개념이 CVD의 위험을 낮추는 실행가능한 성공적인 전략이 될 수 있을 것이다.

이제는 심장과 내과전문의들이 이런 발견을 환자치료에 적용하기 시작했다. 따라서 TMAO테스트는 현재 이용이 가능해 CVD의 위험이 있지만 진단받지 못한 환자들을 검색하거나 콜레스테롤 검사와 같은 전통적인 테스트로 발견되지 않은 환자들에 대한 새로운 임상 진단도구로 사용되고 있다. 하젠 박사는 TMAO수치가 높은 사람들은 체중을 감소시키고, 육류소비를 줄여 식사법을 개선하고, 혈압과 콜레스테롤과 같은 수치를 계속 점검해 심혈관질환을 예방해야 한다고 조언한다. 새로운 치료법이 언제나 그러하듯 TMA나 TMAO수치를 조절하는 것도 조심스럽게 신중히 접근할 필요가 있다고 하젠 박사는 주의를 준다. 왜냐하면 정확한 효능과 장기간의 안전성이 아직 확보되지 않았기 때문이다.

"TMAO은 아직 빙산의 일각에 불과합니다. 장 미생물과 심장 및 대사과정의 연관성은 수도 없이 많습니다. 그 연관성은 앞으로 단순해지기보다 훨씬 더 복잡해질 겁니다." 하젠 박사는 이런 시도가 해가 없다는 것을 확인하기 위한 과학적 시험이 철저히 시행되어야 한다는 점을 강조했다.

적포도주에는 토를 달지 말자

과음은 심혈관질환의 위험요인 중 두 번째에 해당되지만 육식을 한 후 술을 마시는 것은 심장에 이중적으로 나쁜 영향을 주게 된다. 과음이 심장마비의 위험을 증가시킨다는 것은 의심의 여지가 없다. 즉 심장마비가 오기 전 1시간 내에 마신 술 종류를 조사해보면 알코올 도수가 높은 진, 보드카, 위스키를 마신 경우가 맥주나 와인보다 심장마비의 위험이 증가했고, 맥주나 와인도 술을 마시지 않은 경우에 비해 그 위험도가 높게 나타난다. 과음은 미국 국립 알코올남용 및 중독연구소National Institute on Alcohol Abuse and Alcoholism; NIAAA의 정의에 의하면 혈중 알코올 농도가 0.08g/dL을 나타내는 음주 형태를 뜻한다. 이 정도의 혈중 알코올 농도는 2시간 내에 여성은 4번, 남성은 5번의 음주를 하면 나타나는 수치다. 과음을 하면 적당히 마시는 경우하루에 여성은 1번, 남성은 2번 음주하는 경우보다 심장마비의 발생률이 72% 증가를 한다. 과음을 가끔 하더라도 장의 투과성이 증가되고 염증성 LPS와 세균감염을 의미하는 세균성 DNA의 수치가 높아진다. 이 현상은 과음인의 혈청 중에 세균이 증가되어 염증을 일으킨다는 것을 뜻한다.

그러나 술에 관한 좋은 소식은 하루에 한 잔의 적포도주는 7장에서 설명했듯이 장의 건강에 유익한 효과를 나타내고 심혈관질환도 예방을 한다(이 현상은

미래에는

이 장에서 설명한 최근의 눈부신 발전을 감안하면, 심혈관질환의 예방이 향후 수년 내에 혁명적으로 이루어질 전망이다. 특히 미생물군집이 운동과 같은 생활습관과 적포도주와 같은 음식에 의해 유익한 방향으로 전환되는 것이 규명되었다. 가장 전망이 밝은 선두신약은 미생물의 효소를 대상으로 한 새로운 약물로서 심혈관질환의 예방약이다. 이런 종류의 약

MIND, 지중해식, 그리고 DASH 식이법의 가장 탁월한 효능이다). 처음에는 적포도주의 항산화작용이 동맥의 염증성 손상을 억제해 심혈관질환을 예방하는 것으로 생각했으나, 이에 대한 정확한 기전이 아직 규명되지 않았다. 다만 미생물이 적포도주의 유익성과 관련될 것으로 추정된다.

왜냐하면 적포도주와 포도씨, 그리고 올리브 오일에는 DMB3,3-dimethyl-1-butanol가 함유되어 있고, 이 화합물이 육류를 TMA로 전환시키는 미생물 효소를 저해시키기 때문이다. 이 저해작용에 의해 동물실험에서 TMAO 수치와 죽상동맥경화증을 감소시킨다. 그리고 포도껍질과 베리류, 포도주에 함유된 다가페놀 화합물인 레스베라트롤도 DMB와 유사하게 유익한 효과를 나타낸다. 즉 레스베라트롤은 생쥐에서 TMAO를 낮추고 대장 미생물군집을 재구축시키는데 특히 TMA를 합성하는 미생물의 수를 감소시키는 중요한 기능을 가지고 있다. 현재 사람에 대한 효능 연구를 진행하고 있지만 레스베라트롤을 비롯한 포도주의 다가페놀 화합물이 미생물군집을 수개월에 걸쳐 유익한 방향으로 전환시킨다는 결과가 이미 얻어지고 있다.

이 모든 결과가 한 잔의 적포도주가 우리에게 유익함을 확실하게 보여주고 있다. 그러니 잔을 채워 우리 몸속 미생물을 위해 건배!

물은 인간과는 무관한 미생물의 대사과정을 타킷으로 하기 때문에 부작용의 가능성이 거의 없을 것으로 예상된다. 또 다른 선두영역은 원치 않는 미생물과 그 유전자들을 교체할 수 있는 프로바이오틱스나 프리바이오틱스를 개발하는 것이다. 그리고 각 개인의 미생물군집을 선제적으로 분석해 심혈관질환를 유발할 수 있는 미생물의 서식 정도를 파악해 이의 교체를 목표로 한 특정 식단을 제공함으로써 심장마비나 뇌졸중이 일어나기 전에 위험 미생물의 수를 미리 줄일 수 있을 것이다. 현재의 기술로 미생물의 조성을 충분히 분석할 수 있지만, 그 미생물조성을 좋은 방향으로 전환시키는 데 필요한 식이요법에 대해서는 정확한 정보가 아직 불충분하다. 그러므로 앞으로 이런 연구들이 축적되면 특정 미생물을 대상으로 하여 세계적으로 가장 사망률이 높은 심장질환의 극복방안이 마련될 수 있을 것이다.

- **심장에 좋은 것을 먹고 마시자** 식단에 다량의 과일, 채소, 통곡물, 섬유질, 견과류를 포함시키자. 포화지방, 설탕, 소금, 그리고 붉은고기의 섭취는 가능한 줄여 심장과 미생물이 행복해지도록 하자. 적포도주는 TMAO 생성을 줄여서 동맥을 보호할 수 있다. 냉압시킨 엑스트라버진 올리브오일과 다크초콜릿, 그리고 녹차 같은 항산화제가 풍부한 식품과 이로운 HDL콜레스테롤이 다량 함유된 견과류와 아보카도를 섭취하는 것도 심장병 예방에 크게 도움이 된다.

- **진심으로 미소 짓자** 규칙적인 양치질과 치실 사용, 그리고 정기적인 치과 검진이 심장병을 멀리하게 한다. 칫솔질을 할 때는 대충 성급하게 하지 말고 미생물들이 서식하고 있는 치아 사이 깊은 틈새에도 도달하도록 꼼꼼히 해야 한다.

- **혈액이 용솟음치게 하자** 정기적인 운동은 심장과 미생물의 건강에 필수적이다. 심장이 펌프질 할 수 있는 신체활동, 예를 들면 걷기, 하이킹, 수영, 자전거 타기, 정원 가꾸기, 심지어 춤추기 등 무엇이든지 시도하자. 일주일에 중급 정도의 운동을 적어도 30분씩 거의 매일 하는 것이 권장되고 있으며 이런 정도의 운동량을 한꺼번에 해서는 안 된다. 10분 정도의 운동도 여러 차례 하면 하루 종일 계속 앉아 있는 것보다 심장에 이롭다.

09

여성은 남성의 축소판이 아니야:
폐경과 질 미생물

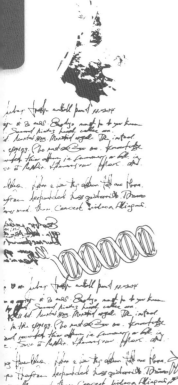

열렬한 3종 경기 선수에서 달리기 선수로 돌아선 제시카는 지속적인 훈련과 그에 필요한 영양, 그리고 회복에 대한 과학적 정보를 끊임없이 찾고 있었다. 그러나 얻을 수 있는 과학적 정보의 대부분이 대학생 나이의 남성에 기반한 것이어서 이것이 그녀를 계속 불만스럽게 만들었다. 사실상 1980년대까지만 해도 운동에 대한 생리적 반응은 성별에 차이가 없다고 알려져 있었다. 그러나 운동과 미생물군집과의 관계 측면에서는 남성과 여성 사이에 육체적인 차이나 호르몬의 차이가 기본적으로 크게 있으므로 단순하게 생각할 수가 없다.

이 책에서 지금까지는 성별에 차이를 그렇게 고려하지 않았고, 특히 대부분의 미생물군집에 대해서는 더 그러했다. 그러나 이 장에서는 대부분 여성이 경험하는 다양한 호르몬과 미생물이 관여하는 생리과정에 초점을 맞추고, 이것을 뭉뚱그려 "여성"이라는 단어로 단순화하고자 한다. 물론 여기서 언급하는 생리과정을 모든 여성이 경험하거나 적용되는 것은 아니다.

일반적으로 남성과 여성에는 기본적인 생리적 차이와 호르몬의 차이가 있고 이 차이가 독특한 미생물군집으로 나타난다. 예를 들면 여성은 월경이라는 주기성을 가지고 있으며 질의 미생물군집은 여성의 일생동안 지속적으로 특히 노화가 되면서 변화가 크게 일어난다. 따라서 이 장에서는 질의 특징적인 미생물들이 폐경기에 어떤 변화를 겪게 되는지 언급하고 여성호르몬인 에스트로겐의 조절에 관여하는 장 미생물군집의 역할에 대해 설명하도록 한다. 또한 여성 비뇨기관 미생물군집에 대해서도 최근에 알려진 사실을 심층적으로 파악하도록 한다.

건강한 질을 위한 생활습관

엄밀하게 생물학적 관점에서 보면 여성은 남성과 같지 않다. 특히 질은 외음부에서 자궁경부까지 연결된 생식관의 탄력 있는 근육층으로 구성된 여성 특유의 신체부위이다. 질은 성교와 출산, 그리고 월경흐름의 경로로서 중요한 신체기능을 갖는다. 그리고 질은 골반 내에 인접한 위치에 놓인 다른 장기인 방광 및 장과 상호 연관성이 있다. 질에는 놀랄 만큼 특징적인 미생물군집이 구축되어 있고, 이 미생물군집은 몸의 다른 부위와 상리공생관계를 이루어 건강과 질병유발에 핵심적으로 중요한 역할을 한다. 정상적인 질의 미생물군집은 장과 유사하게 200종 이상의 세균종으로 이루어진 복잡한 생태계를 형성하고 있다. 이 미생물군집의 조성은 인종적인 배경, 환경 및 행동양식의 차이, 그리고 나이에 따라 사춘기 전기, 청소년기, 출산시기, 폐경기 등과 같은 시기별 다양한 요인들로부터 영향을 받는다.

질에서 미생물 채취는 쉽게 할 수 있어서 오래 전부터 배양이 가능했다. 전통적으로 질에는 젖산균Lactobacillus이 우점종으로 알려져 있고, 이 균종이 생산하는 젖산에 의해 질의 내부가 산성pH3.5~4.5으로 유지되어 병원성 미생물에 대해 강력한 방어기능을 갖는다. 또한 젖산균은 항미생물제인 박테리오신bacteriocin을 생성해 다른 세균들을 분해시켜 제거시키는 또다른 방어기능도 가지고 있다. 흥미롭게도 인간은 젖산균이 풍부한 질 미생물군집에 의해 질이 낮은 pH를 유지하는 소수의 포유류에 속한다.

최근에 개발된 DNA 염기서열법에 의해 배양 없이 질 미생물들을 동정할 수 있어 배양이 용이한 젖산균 외의 많은 미생물들이 새롭게 발굴

되었다. 그 결과 건강한 여성의 질 미생물군집은 각기 독특한 조성을 가진 다섯 타입으로 크게 분류할 수 있게 되었다. 즉 대부분의 여성73% 정도들은 한 종류의 특정 젖산균이 우점종으로 되어 있어 크리스파투스L. *crispatus* 타입26%, 이너스L. *iners* 타입34%로 가장 많다, 가세리L. *gasseri* 타입, 그리고 젠세니L. *jensenii* 타입의 네 가지로 나뉜다. 이 네 타입에서는 한 종이 우점종이지만 다른 종들도 적은 비율로 존재한다. 그리고 5번째 타입은 젖산균이 우점종이 아니고 여러 종의 절대 혐기성균산소가 존재하는 조건에서 생육하지 못하는 균과 통성혐기성균혐기성이지만 산소가 있는 조건에서도 살 수 있는 균들이 혼재해 이루어져 있다. 이 네 가지 다른 젖산균종들은 질의 pH 수치도 다르게 낮춘다는 보고도 있다.

백인과 아시아 여성들은 히스패닉라틴 아메리카계 여성과 흑인/아프리카계 미국 여성에 비해 젖산균이 우점종인 미생물군집을 가지고 있다. 흥미롭게도 흑인/아프리카계 미국여성pH4.7과 히스패닉 여성pH5.0은 질의 평균 pH가 아시아 여성pH4.4과 백인여성pH4.0에 비해 높게 나타난다. 그리고 흑인/아프리카계 미국여성과 히스패닉 여성의 40% 정도는 젖산균이 우점종이 아닌 질 미생물군집을 가지고 있으므로 질의 pH가 높은 것과 관련성이 있을 가능성이 있다. 젖산균이 아닌 미생물로는 아토포비움*Atopobium*, 코리네박테리움*Corynebacterium*, 아나에로코커스*Anaerococcus*, 펩토니필루스*Peptoniphilus*, 프레보텔라*Prevotella*, 가드네렐라*Gardnerella*, 스니티아*Sneathia*, 에게르텔라*Eggerthella*, 모비룬쿠스*Mobiluncus*, 그리고 파인골디아*Finegoldia* 등이 포함된다. 이런 발견에 의해 젖산균이 우점종이 아니고 질의 pH도 4.5 이상이어도 건강한 여성들이 있기 때문에 이는 기존 관념과는 다른 양상이므로 질의 건강과 미생물과의 관련성을 새롭게 정립해야 한다.

질은 같은 여성 사이에서도 큰 차이를 나타내고, 월경주기도 크게 차이 가 난다. 월경주기는 보통 28일이지만 성인인 경우 21일에서 35일 사이 를 나타낸다. 월경은 질의 환경을 크게 변화시켜 질의 미생물군집에도 일 시적으로 변화가 일어난다. 즉 젖산균종은 감소를 하고, 질염과 관련이 있는 다른 미생물들이 증가를 한다. 그리고 성교에 의해서도 질의 미생물 군집이 손상이 되어 젖산균과 젖산균의 방어작용이 감소한다. 이렇게 되 면 미생물군집이 더 붕괴되어 일부 여성에서 요로감염이 일어나는 원인 중 하나가 되기도 한다. 이 경우에는 질 내부의 산성환경이 무너져 방어 기능이 상실되면서 유해성 미생물의 침입이 활발하게 되므로 어떤 경우 에는 성관계 중 방광에 세균의 감염이 발생하기도 한다.

몸의 다른 부위와 마찬가지로, 질과 외음부도 나이에 따라 크게 변화를 겪고 그에 따라 질의 미생물군집도 바뀐다. 사춘기 전의 여성은 여러 미 생물들이 혼재되어 그람음성의 혐기성균이 많고, 그 대신 젖산균과 가드 네렐라 바지날리스*Gardnerella vaginalis*균은 적은 상태이다. 사춘기를 지나서 호르몬의 변화가 일어나면 앞에서 설명한 5타입의 질 미생물군집 중 한 타입으로 정착된다. 그리고 폐경기가 되면 에스트로겐의 수치가 낮아지면서 질의 미생물군집도 사춘기 전의 조성과 비슷하게 되돌아간다.

정상적인 질 미생물군집을 유지하는 것은 질질환 예방에 매우 중요하다. 세균성질염bacterial vaginosis; BV은 가임기 여성에서 가장 흔한 질감염증으로 10~15%가 감염되며 치료하기 위해 의료기관에 수없이 다녀야 한다. 세균성질염의 위험은 월경, 새로운 성적 파트너, 그리고 질 세척과 같은 질의 환경변화에 의해 증가한다. 미국에서는 15세에서 44세 사이의 여성 중 20~40%가 질 세척을 한다. 대부분의 경우 세균성질염은 심각한 건강문제를 일으키지 않으나, 생식관 감염과 임신 합병증, 골반부위의 염증성 질환, 그리고 성병 감염이 잘 일어날 수 있고, 생선 비린내가 나는 질 분비물을 만든다.

세균성질염은 당연히 질 미생물군집의 붕괴와 연관된다. 즉 젖산균이 줄어들고 절대혐기성균과 통성혐기성균이 과다 증식되어 여러 미생물로 구성된 집단으로 변하게 된다. 앞에서 설명했듯이 여성 중 1/4 정도는 세균성질염과 비슷한 미생물군집을 가지고 있지만 아무 문제없이 건강한 상태를 유지하므로 그 이유는 아직 미스테리이다. 세균성질염에 걸리면 질세포 표면에 붙어 자라는 미생물, 특히 가드네렐라 바지날리스 *Gardnerella vaginalis*와 아토포비움 바지나애*Atopobium vaginae* 균들이 증가해 두꺼운 생물막을 형성한다. 그러나 세균성질염은 단일 미생물균종에 의해 일어나지 않는다. 따라서 세균성질염은 전체적인 질 미생물군집의 변화와 연관되며 앞에서 여러 차례 언급된 미생물군집의 붕괴와 관련이 있다는 가설이 제기되었다. 세균성질염에 의해 생긴 생물막은 항생제의 침투를 방해해 그 속에 있는 균들이 항생제에 악명 높은 저항성을 가지게

Myth 근거 없는 믿음	질 내부를 식초를 탄 물이나 여러 세정제로 씻는 질 세척이 질을 깨끗하게 하는 데 효과적이다.
Fact 입증된 사실	질을 깨끗하게 하기 위해 질 세척을 할 필요가 없다. 질은 자연적으 로 관류되어 깨끗해지므로 인위적인 질 세척은 정상 질 미생물 조 성과 pH를 오히려 훼손한다. 따라서 질 세척은 건강상 이득이 없으 므로 대부분의 의사들은 질 세척을 권하지 않는다. 질 세척은 질 미 생물군집을 붕괴시켜 세균성질염이나 골반염증질환, 임신합병증, 성병감염, 그리고 질의 염증과 같은 문제를 일으킨다.

한다. 그러므로 세균성질염의 원인균인 혐기성세균에만 효과를 가진 메트로니다졸metronidazole 같은 항생제들이 잘 듣지 않아 항생제 치료 후 3개월 후에 30%, 6개월 후는 60%의 재발률을 보인다.

종지부 찍다 : 미생물과 월경

여성에게는 신체의 엄청난 변화를 일으키는 출산과 관련된 두 가지 사건이 있다. 즉 월경의 시작과 끝으로써 여성 가임력의 개시와 종말을 의미한다. 여성은 난소에 한정된 수의 난자를 가지고 태어난다. 이 난소는 에스트로겐과 프로게스테론 같은 호르몬을 생산해 월경과 배란을 조절한다. 사춘기에 이르면 난소는 매달 한 번씩 난자를 배출하는데 임신이 되지 않으면 자궁 내막이 떨어져 나오면서 월경■을 하게 된다. 여성

■ **월경**menstruation**과 폐경**menopause _ 월경을 가리키는 영어 단어 menstruation은 라틴어로 달month의 뜻을 가진 mensis에서 유래했다. 폐경을 의미하는 menopause는 menstruation과 pause의 합성어이다.

이 가진 모든 난자가 배출이 되고 나면 월경을 멈추게 된다. 이때를 폐경 menopause이라고 하고, 미국 여성은 보통 48세에서 55세 사이평균 51세에 일어나며 12개월 동안 연속적으로 월경이 없는 경우를 의미한다. 이 폐경 이후를 보통 '폐경 후'라고 한다.

폐경은 여성의 인생에서 정상적인 단계로서 나이 듦의 한 과정이지 질병이 아니며, 전 세계적으로 여성의 수명이 증가하면서 점점 더 흔한 현상이 되었다. 폐경은 난소의 기능이 축소되면서 에스트로겐과 같은 생식호르몬이 감소한다. 전반적인 생식호르몬의 감소는 골다공증과 골절 위험이 증가하고 근육은 감소한다(근육 감소증에 대해서는 12장 참조). 또한 에스트로겐의 수치가 낮아지면 체온의 변동이 심하며 일과성 열감과 발한이 생기고, 심리적인 변화가 일어나 감정의 기복이 심하거나 화를 잘 내며, 우울증, 불면증, 질건조증, 요실금 같은 방광조절 문제 등 다양한 문제가 발생한다. 또 남성호르몬인 안드로겐의 수치도 낮아져 성적 욕구도 줄어든다. 폐경기의 증세는 여성에 따라 크게 차이가 나서 모든 여성이 같은 증세를 겪는 것은 아니다. 증세가 심해 삶의 질에 크게 영향을 주는 경우는 호르몬 대체요법hormone replacement therapy; HRT을 사용할 수 있다. HRT는 기본적으로 에스트로겐을 보충하는 것이다. 그러나 이 HRT는 부작용이 있으므로 의사와 상의해야 한다.

장의 미생물군집은 신체기능을 일으키거나 영향을 주는 일종의 내분비 기관으로 점차 인식되고 있다. 난소가 폐경 전에 에스트로겐의 주 생산 장기이지만, 폐경 후에는 체내 다른 세포들이 계속 에스트로겐을 생산할 수 있다. 여기에 장의 세포들이 포함된다. 무균 쥐는 정상 쥐에 비해 매우 낮은 수치의 에스트로겐을 분비해 월경주기를 가지지 못하고 번식이 잘 되지 않는다. 이 무균 쥐에 미생물을 이식하면 에스트로겐의 수치가 증가하고 생식과 월경주기가 복구된다. 이런 결과에 의해 장 미생물군집이 에스트로겐 수치에 분명히 영향을 미친다고 알려졌다.

여성은 평생을 통해 에스트로겐 양의 균형을 유지하려고 고군분투한다. 너무 적으면 두통, 일과성 열감, 식은땀, 질건조증과 같이 앞에서 설명한 여러 폐경기 증상을 일으켜서 삶의 질을 떨어뜨린다. 그와 반대로 너무 많으면 이 또한 불규칙적인 생리, 붓기, 체중증가, 두통, 불안, 성적욕구 감소 등과 같은 생리전증후군의 증상이 증가해 여성의 몸을 황폐시킨다. 따라서 이런 호르몬의 양을 균형이 잡힌 시소처럼 안정되게 해서 건강 문제가 생기지 않도록 해야 한다. 식물에서 유래한 파이토에스트로겐이라고 하는 에스트로겐의 전구체를 분해할 수 있는 특정 효소베타-글루쿠론산 분해효소(beta-glucuronidase)를 장 미생물들이 가지고 있으므로 장에서 식물성 식품으로부터 에스트로겐이 생성될 수 있다. 이 발견에 의해 폐경기 여성의 에스트로겐 양을 식품을 통해 증가시킬 수 있는 획기적인 방안이 개발될 가능성이 있다.

파이토에스트로겐은 수 종의 식물에서 발견된다. 파이토에스트로겐 종류는 콩제품두유, 두부, 콩나물에 들어 있는 이소플라본과 아마씨와 같은 씨앗류, 산딸기류, 과일, 채소, 그리고 통곡류에 풍부한 리그난이 있다. 이런 에스트로겐 전구체들은 장 미생물에 의해 분해되고 대사작용을 거쳐 활성 에스트로겐이 되면 몸속으로 흡수된다. 몸속에서 이 활성에스트로겐들은 호르몬으로 작용해 골다공증과 같은 저에스트로겐에 의한 질환의 위험을 낮출 수 있다.

여러 연구에 의하면 엄격한 채식주의자들은 대변 중 에스트로겐의 전구체인 복합에스트로겐의 양이 증가되어 있다. 장 미생물의 효소가 복합에스트로겐을 분해해 활성에스트로겐을 합성할 수 있으므로 채식주의 여성이 잡식성 여성보다 에스트로겐을 쉽게 공급할 수 있을 것으로 추정했다. 그러나 고지방, 저섬유질의 서양식 식사를 하는 여성과 채식주의 여성을 비교했을 때 오히려 채식주의 여성의 혈중 에스트로겐 양이 15~20% 적은 반면 대변의 복합에스트로겐은 3배나 많이 검출되었다. 또한 60명의 폐경기 여성을 대상으로 한 연구에서 다양한 미생물군집을 가진 여성과 다양성이 낮은 여성을 비교했을 때 다양성이 높은 여성에서 에스트로겐 양이 적고 그 대신 에스트로겐의 분해된 부산물 양은 높게 측정되었다. 이런 예상 밖의 현상이 어떻게 일어나는지 아직 규명되지 않았으므로 앞으로 계속 연구해야 할 과제이다.

그러나 장 미생물이 에스트로겐 수치를 조절할 수 있다는 개념은 매우 흥미로운 발견이다. 이 개념이 확립되면 비만, 포도당 불내성과 대사질환과 같은 폐경기 증상의 위험을 낮출 수 있을 것이다. 따라서 에스트로겐 양과 미생물 유래효소와의 상관관계에 대한 앞으로의 연구가 많은 주목을 받을 것으로 보인다.

폐경기의 미생물

폐경기에 질의 미세 환경이 크게 바뀌는 것을 감안하면, 폐경기와 폐경기 후에 일어나는 미생물군집의 변화를 조사하는 것은 당연한 과제이다. 질의 미생물군집이 매달 변화가 일어나는 폐경기 전과 달리 폐경기 후의 질 미생물군집은 상당히 안정된 것으로 보인다. 생리가 끝난 폐경기에도 미생물군집은 젖산균이 그 수가 줄어들긴 하지만 여전히 우점종으로 크리스파투스*L. crispatus*와 이너스*L. iners* 같은 젖산균이 가장 많고, 그 다음은 가드네렐라 바지날리스*Gardnerella vaginals*와 프레보텔라*Prevotella*균이 뒤를 잇고, 진균인 칸디다*Candida*와 그 외 세균인 모비룬쿠스*Mobiluncus*, 포도상구균*Staphylococcus*, 비피도박테리움*Bifidobacterium*, 쌍자균*Gemella*도 존재한다. 이와 같이 폐경기 이후에는 젖산균이 전반적으로 줄어들고 다른 미생물들이 일부 대체를 한다. 젖산균은 글리코겐을 유기산으로 분해하는데 특히 젖산을 생산해 질을 산성조건으로 유지시킨다. 따라서 폐경기 후에는 젖산균이 감소하므로 젖산의 생산도 줄어들어 질의 pH가 높아지게 되어 노인여성에게 요로감염증과 비뇨생식기의 감염 위험이 증가되는 경향이 있다.

에스트로겐은 질점막의 표면에 당인 글리코겐이 침착되도록 해서 질 표면을 건강하게 유지시킨다. 마치 식물이 비료를 주기적으로 필요하듯이, 젖산균을 비롯한 질 미생물들은 글리코겐을 자양분으로 요구한다. 따라서 에스트로겐이 부족해지면 다양한 폐경 비뇨생식기 증후군 genitourinary syndrome of menopause ; GSM을 일으킨다. 이 GSM은 외음-질 위축증, 질 위축증, 그리고 위축성 질염을 포함한다. 이런 증상들은 질벽을 얇게 해 글리코겐의 침착이 더 줄어들어 유익균들의 서식도 감소시킨다. 이 GSM의 증상으로는 질건조증, 따가움, 작열감, 절박뇨, 빈뇨, 요실금, 그리고 성관계 중 출혈과 뻑뻑함, 질분비물과 성병의 증가, 그 외 질의 염증 등이다. 폐경기 서구 여성의 절반은 이런 증상들을 나타내는데 그 중 질건조증을 가장 많이 호소한다.

스웨덴에서 행한 20명의 가임폐경 전 여성과 20명의 폐경 후 여성을 비교 조사한 연구결과에 의하면 가임 여성들이 여러 젖산균 균종의 다양성이 훨씬 높게 나타났다. 또 다른 연구에 의해서도 폐경 후 여성의 글리코겐 수치와 젖산균 수가 감소해 글리코겐 수치와 젖산균 균종 사이에 상관관계가 있음이 확인되었다. 이와 같이 질의 건강과 젖산균 사이에는 강한 상관관계가 있는 반면 세균성질염에 나타나는 생물막을 형성하는 가드네렐라*Gardnerella*와 아토포비움*Atopobium* 균종과는 역상관관계이다. 항상 그런 것은 아니지만 일반적으로 GSM은 젖산균의 감소와 관련이 있는데 이에 대해 폐경 후 여성의 질건조증의 정도에 따라 분류해 연구한 결과가 있다. 질의 건조증이 없거나 약하게 있는 경우, 젖산균의 다양성이 풍부한 반면 다른 세균의 다양성은 낮게 나타났다. 따라서 젖산균의 다양성과 다른 세균의 다양성은 질건강의 척도이다. 질건조증이 좀 더 심한 경우는 젖산균의 수가 적고, 프레보텔라, 포르피로모나스*Porphyromonas*, 펩토니필루스*Peptoniphilus*, 그리고 바실루스*Bacillus* 같은 세균의 다양성은 증가했다. 이보다 GSM이 더 심한 경우는 젖산균이 우점종이 아닌 상태로서 다른 균종들에 의한 질 미생물군집의 다양성이 더 높게 나타났다. 이 결과에 의해 질의 건강은 미생물군집의 다양성이 없어야 이루어진다는 의미이므로 이는 이 책의 거의 모든 경우에서 보여준 미생물군집의 다양성이 유익하다는 현상과는 정반대의 발견이다. 그러므로 어떻게든 폐경 후 질 건강을 위해 세균의 다양성은 줄이고 젖산균의 수는 늘려 우점종으로 복구시킬 필요가 있다.

에스트로겐이 부족해 이런 문제를 일으킨다면 에스트로겐을 다시 보충하면 되지 않을까? 에스트로겐의 양과 건강한 미생물군집은 밀접한 연관성을 가진다. 이에 관련된 연구에 의하면 폐경 후 호르몬 대체요법을 시행한 경우는 젖산균이 부족한 비율이 6.9%인 데 비해 시행하지 않은 경우는 그 비율이 44%로 크게 증가했다. 에스트로겐의 투여는 복용, 주사, 국소처치 또는 질 삽입 등 모든 경우에 상관없이 질 건강과 질 미생물군집을 개선시켰다. 즉 젖산균종의 수치가 질 건강에 유익하게 폐경 전과 비슷한 수치로 증가되어 정상화되었다. 그리고 에스트로겐을 3개월 동안 투여한 여성의 80%가 질건조증과 따가운 증상이 개선되었다. 이에 비해 투여하지 않은 컨트롤 그룹은 증상이 개선된 비율이 20%에 불과했고 투여한 그룹은 정상상태와 비슷하게 젖산균의 수가 증가하고 질의 pH도 낮아졌다. 그뿐만 아니라 에스트로겐 투여그룹은 성관계에서도 정상

스마트–제인은 얼마나 영리한가?

당신 자신의 질 미생물을 좀 더 잘 알고 싶지 않은가? 지난 2017년 유바이옴uBiome 회사는 스마트–제인Smart-Jane이라는 상품명으로 최초로 질 미생물군집과 병원균의 검사키트를 출시했다. 장 미생물군집을 검출하는 대변 분석키트와 같이 스마트–제인은 가정에서 단순히 질 내부를 면봉으로 닦아낸 후 그것을 유바이옴으로 반송하면 된다. 그러면 회사에서 DNA분석해 건강이나 질병과 관련된 몇 가지 특정 미생물을 검출한다. 이때 장 미생물군집 경우와는 달리, 대상 미생물의 전체 DNA분석은 하지 않는다. 분석 대상 미생물로는 먼저 자궁경부암을 일으키는 인간유두종바이러스human papillomavirus; HPV인 HPV-16과 HPV-18과 같은 14종의 자궁경부암 발생 고위험군 HPV가 포함된다. HPV는 성관계에 의해 전염되는 바이러스로 자궁경부암과 관련이 되므로 현재는 이에 대한 청소년용 백신만9~13세에 접종이 개발되어 HPV로부터 보호하고 자궁경부암을 예방하고 있다. 또한 스마트–제인은 생식기 사마귀를 일으키는 5종의 저위험군 HPV를 검출할 수 있다. 이 저위험군 HPV에는 생식기 사마귀의 대부분90%을 일으키지만 암으로는 거의 진행되지 않는 HPV-6와 HPV-11이 포함된다. 이 키트는 세균성 성병을 일으키는 4종의 세균도 검출한다. 이런 세균성 성병으로는 클라미디아요도염, 자궁경부염 같은 비뇨생식기의 염증, 임질, 매독, 그리고 마이코플라즈마 제니탈리움Mycoplasma genitalium에 의한 질염과 자궁경부염이 해당된다. 그 외에도 스마

그룹과 비슷했다. 이런 결과들은 적은 양의 에스트로겐 치료법이 젖산균의 수를 정상화시키고 다른 세균의 다양성과 pH는 감소시키면서 GSM에 효과를 나타내는 것을 의미한다. 그러나 질의 pH가 6.6으로 높고, 젖산균이 극히 적으면서 다른 미생물의 다양성은 높은데도 불구하고 아주 정상적으로 건강한 여성들이 있다. 질도 장과 같이 개인에 따라 특수해서

트-제인 키트는 여러 종의 젖산균을 포함한 23종의 흔한 질 미생물들을 검출할수 있다. 이렇게 검사가 되면 검출된 미생물 수치가 건강한 사람의 것과 비교한결과가 의뢰자에게 통보된다. 이 회사의 웹사이트에 의하면 성전환자나 제3의 성을 가진 경우도 용이하게 검사가 가능하다고 한다.

그러나 이 검사는 개인이 직접 의뢰할 수 있는 대변검사와 달리 의료진의 요청에 의해서만 가능하다. 이렇게 되어 스마트-제인에 의한 미생물군집의 검사가의료진과 연결되고 건강보험회사에 의해 비용이 지불되는 첫 번째 경우가 되었다. 스마트-제인 검사는 질건강의 척도로서 보험회사에 청구될 수 있다. 그러나이 검사는 HPV를 검출해 암의 위험을 조사할 수는 있지만 직접적인 자궁경부암검사는 아니다. 따라서 자궁경부암을 직접적으로 조사할 수 있는 팝 스미어법 또는 정기적인 병원에서의 질검사를 대체할 수 없다. 스마트-제인 검사법은 질 세균집단의 일부만 조사하기는 하지만, 환자와 의사에게 질 세균집단의 균형상태를 알려줄 목적으로 개발된 것이다. 이런 질 세균집단의 균형상태를 파악하면 미생물군집의 붕괴에 의한 세균성질염에 대한 정보를 얻을 수 있을 것이다.

스마트-제인은 의사의 처방이 필요하므로 집에서 개인이 할 수 있는 키트가 아니고, 의료영역의 전문검사로서 개인이 비용을 지불하지 않고 건강보험 회사가지불한다. 앞으로 스마트-제인이 질 미생물군집의 검사법으로 보건의료 영역에서 쉬운 접근성과 유용성을 얼마나 발휘할지 지켜보는 것도 흥미로운 일이다.

건강한 질의 미생물군집도 건강한 여성마다 크게 다르므로 질에 대해서 어떤 일관된 일반화는 적용되지 않는다. 그리고 주의해야 할 점은 폐경기 여성에게 고용량의 에스트로겐을 투여하면 자궁내막암과 유방암의 위험이 증가한다. 또한 호르몬 대체요법은 유방암, 관상동맥질환, 뇌졸중, 또는 활동성 간질환을 가진 여성들에게는 위험할 수 있다. 따라서 저용량 에스트로겐을 크림이나 정제, 또는 질 삽입용 에스트로겐 용출링 같은 방법으로 투여하는 것이 권장된다.

질 미생물군집의 중요성에 의거해 특히 젖산균을 프로바이오틱스로 사용하려는 시도가 상당한 성과를 거두고 있다. 이런 프로바이오틱스는 경구복용하거나 질에 삽입해 투여하고 그 작용기전은 정상 미생물군집을 재구축하거나 산성도를 낮추기도 하고 병원성 미생물과 경쟁적으로 압도해 질 상피세포의 장벽과 점막 면역기능을 개선하는 것이다. 따라서 폐경 후 여성에게 젖산균을 경구복용시키거나 질에 직접 투여하면 컨트롤 그룹에 비해 질의 질병증상과 건강을 증진시킨다는 연구결과들이 있다. 즉 저용량의 에스트리올에스트로겐의 일종과 젖산균의 일종인 락토바실러스 아시도필루스*Lactobacillus acidophilus*를 폐경기 여성에 투여하면 컨트롤그룹에 비해 외음부와 질의 증상이 개선된다는 보고가 있다. 이와 같이 에스트로겐과 건강한 정상군집의 미생물인 젖산균을 투여하는 개념은 이들이 폐경 후에는 감소한다는 사실에 근거한 것이다. 그러나 앞에서 언급한 바와 같이 호르몬 대체요법은 심장병, 뇌졸중, 혈전, 그리고 유방암 발생과 같은 위험요소들이 있으므로 조심해야 한다.

프로바이오틱스는 폐경 전, 후의 두 경우 모두에 막대한 영향을 미친다. 즉 폐경 전 여성을 대상으로 한 연구에서 질에 프로바이오틱스를 6개월 동안 투여한 그룹이 컨트롤그룹에 비해 질 미생물군집에서 젖산균의 비율이 증가했다. 그러나 질에 직접 투여하지 않는, 현재 시판되는 경구용 젖산균 프로바이오틱스는 이런 효과가 나타나지 않았다. 그 이유는 아마도 시판되는 경구용 프로바이오틱스의 젖산균이 질의 정상 미생물이 아니어서 오히려 질 미생물군집의 혼란을 야기한 것으로 추정된다. 이와 관련해 14장에서 현재 어떤 프로바이오틱스가 임상용으로 활발하게 테스트되고 있는지를 설명할 것이다.

방광에 대한 잘못된 생각

전통적으로 소변과 소변을 담고 있는 방광은 무균 상태로 알려져 있었다. 이런 무균 개념은 소변을 꽉 막은 용기에 보관하면 탁해지지 않는다는 사실에 의해 1800년대 중반에 생겼다. 브리티시컬럼비아대학교의 비뇨기과 교수이고 과학자이면서 환자를 진료하는 비뇨기과 전문의사인 린 스토더스Lynn Stothers박사는 비뇨기학의 역사를 다음과 같이 간략히 설명했다. "방광은 오랫동안 무균상태라고 간주되었고 요도는 질과 방광 사이의 문지기 같다고 생각했습니다. 그러나 그 후 증상이 없는 세균뇨(즉 소변 속에 세균이 있으나 아무 증세가 없는 경우)가 발견되었습니다." 그동안 질에 대한 많은 연구가 방광에는 미생물이 없다는 개념 하에 진행되었다. 그래서 방광에서 미생물이 검출되면 질에서 오염되었거나 요로 감염증의 결과로 나타난 것으로 치부했다. 따라서 2008년에서 2013년 사이에 시행된 인간미생물군집 프로젝트에서도 그 당시 방광을 무균상태로 간주해 연구대상에 포함시키지 않았다. 이런 도그마는 아주 최근까지 유지되었다. 그러나 최근 DNA 염기서열 분석기술에 의해 방광에도 특징적인 미생물이 있다는 사실이 밝혀졌다. 이에 대해 스토더스 박사는 추가설명을 했다. "이 발견은 아주 놀라운 것이었습니다. 임상적으로 조사한 바에 의하면 약 20% 여성의 소변에서 세균이 자라고 있었으나 아무 증세가 없었습니다. 이것이 어떻게 된 일일까요? 이 현상이 오늘날까지 임상적으로 계속 혼란을 일으키고 있습니다." 아직도 많은 임상 의사들은 방광과 소변은 무균이어야 정상이고 건강하다는 가정 하에 아무 증세도 나타내지 않는 세균들을 제거하기 위해 불필요하고 부적절하게 항생제를 처방한다.

소변 중의 미생물을 배양하기 위한 부단한 노력이 진행되고 있다. 이에 대해 스토더스 박사는 다음과 같이 설명했다. "우리는 현재 방광이 무균 환경이 항상 아니라는 가설을 규명하기 위해 꾸준히 노력하고 있습니다. 그러나 문제는 방광으로부터 적합한 검체를 얻기가 어렵다는 점입니다. 소변을 채취하는 가장 쉽고 실용적인 방법은 컵에 소변을 모아서 그것을 조사하는 것입니다. 이에 비해 방광으로부터 소변을 직접적으로 얻는 방법은 이보다 훨씬 어렵습니다. 즉 환자의 요도로 카테터속이 빈 관을 삽입하거나, 복부에 바늘을 찔러 소변이 꽉 찬 방광으로부터 소변을 흡입할 수 있는데 이는 침습적 처치를 필요로 합니다. 이것이 방광에서 채취한 소변을 대상으로 하는 연구의 난관입니다." 그러나 여러 연구들이 배설뇨와 방광에서 직접 얻은 소변을 비교조사해 방광에 확실하게 미생물이 있는 것이 확인되었다. 즉 방광의 소변 1ml당 10만 마리 이상의 살아있는 미생물이 검출되었고, 그 종류는 젖산균과 가드네렐라*Gardnerella*균을 포함해 다양한 미생물로 구성되어 그 양상은 질의 미생물 종류와 비슷했다. 10만이라는 숫자는 그동안 방광감염의 기준치로 사용되었으나 이제는 방광의 정상 미생물 수를 감안하면 이보다 훨씬 많더라도 감염되었다고 단정하기 어렵다.

이렇게 방광과 소변 속에 있는 미생물들이 건강과 질병에 어떤 역할을 할까? 이 책에서 이미 여러 번 언급한 바와 같이 미생물들이 어떤 역할을 분명히 하긴 하겠지만 그 기전에 대해서는 아직 알려진 바가 많지 않다. 예를 들어 소변 미생물군집은 정상 여성과 과민성 방광증상을 가진 여성 사이는 다르게 나타난다. 과민성 방광일 경우는 더 다양한 미생물이 있는 대신 젖산균은 적다. 아직 증명되지는 않았지만 젖산균과 같은 미생물이 요로감염을 일으키는 병원균의 증식을 억제시킬 것이라고 생각할 수 있다. 그리고 급박성 요실금환자의 미생물군집도 역시 정상인과 달라서 가드네렐라균과 그 외 여러 균종이 정상인보다 높게 나타난다.

스토더스 박사는 미생물군집의 특정 종의 프로필을 제공할 수 있는 임상시료를 정례적으로 얻기 전까지는 방광과 소변의 미생물에 대한 과학적 발견을 의료행위로 전환시키기는 어렵다는 견해를 분명히 했다. "우리는 지금 비뇨기 미생물군집의 세계에 발을 아주 조금 담그고 있는 상태입니다. 그래서 이 분야가 임상의학 쪽으로 전환되는 시점은 비뇨기 미생물군집의 정보를 매일매일 얻을 수 있을 때 가능할 것입니다. 지금 당장은 임상 의사들이 기존의 표준 소변배양만이 가능한 상태입니다. 앞으로 비뇨기 미생물군집의 정보보고서를 일상적으로 볼 수 있어야 합니다." 이 일이 가능하려면 비뇨기 미생물군집이 정말 존재하는지에 대해 아직도 의구심을 가지고 있는 임상 의사들을 먼저 설득할 필요가 있다.

스토더스 박사는 비뇨기 미생물군집의 최신 지식을 비뇨기 상태를 조사판정하고 질병치료를 하는 데 활용할 수 있을 것이라는 희망을 가지고 있다. "무엇보다 먼저 식사를 통해 비뇨기 미생물군집의 변화를 초래할 수 있을 것입니다. 우리가 먹는 크랜베리 같은 식품에서 유래한 화합물들은 소변으로 배출됩니다. 그러므로 식품을 사용해 비뇨기 미생물군집을 좀 더 정밀하게 조정해 요로감염증의 예방 가능성을 기대할 수 있습니다." 요로감염증은 대장균과 같은 여러 병원균이 관여하며 신장, 요도, 또는 방광에도 감염을 일으킨다. 따라서 건강한 질 미생물군집이 병원균보다 우세하게 증식함으로써 질병예방 효과를 나타낼 수 있다.

이러한 예방효과를 증가시키기 위해 프로바이오틱스를 이용할 수 있을까? 그러나 이런 주장을 충족시키기에 충분한 데이터를 아직 가지고 있지 않다. 왜냐하면 요로감염증의 예방에 프로바이오틱스가 효과가 있는지를 총 735명을 대상으로 조사한 9가지의 연구결과에 의하면, 프로바이오틱스가 세균에 의한 재발성 요로감염증의 위험을 의미 있게 감소시키지 못하는 것으로 나타났기 때문이다.

스토더스 박사는 또한 질과 비뇨기 미생물군집 사이에 서로 연결되는 중요한 교차지점을 언급했고, 여성이 나이가 들고 삶의 궤적이 바뀌면서 호르몬 상태도 변화가 일어나면 이 교차지점이 어떻게 달라지는지를 설명했다. 이에 덧붙여 스토더스 박사는 미생물을 제거하려고 하지 말고 더불어 살아감으로써 질병치료 기회를 엄청나게 발전시킬 수 있는 가능성을 역설했다. "저는 환자들에게 우리 몸을 세균들이 살면서 그림을 그리

Myth 근거 없는 믿음	크랜베리 주스는 요로감염증을 치료할 수 있다.
Fact 입증된 사실	요로감염증의 예방은 활동성 감염을 치료하는 것과는 다르다. 일련의 증거에 의하면 크랜베리는 요로감염증에 대해 치료가 아니라 예방효과가 있다고 알려져 있다. 처음에는 과학자들이 크랜베리 주스가 산성이므로 질의 pH를 낮추어 병원균을 방어할 수 있을 것이라 생각했다. 좀 더 최근 연구에 의하면 크랜베리 주스의 구성성분이 병원균 표면에 있는 섬모라는 구조물에 결합한 다음 이를 완전히 막아버려 병원균이 섬모를 이용해 인간세포에 부착되는 것을 차단한다. 크랜베리 주스가 요로감염증을 차단하거나 예방기능이 있는지에 대한 수많은 임상연구가 진행되었다. 그 중 일부 연구들이 크랜베리 추출물이 여성의 재발성 요로감염을 낮출 수 있다고 보고했기 때문에 일부 의사들은 요로감염증의 예방이나 치료에 크랜베리 섭취를 권고하고 있다. 스토더스 박사도 크랜베리 섭취를 재발성 요로감염증에 잠재적인 유익성이 있고 위험도가 낮아 안전한 예방법으로 추천하고 있다.

는 캔버스로 생각하라고 말해줍니다." 이러한 진술은 우리와 미생물이 중요한 공생관계임을 의미한다.

앞으로의 연구 방향

 방광이 무균상태가 아니라는 사실은 요로생물학 분야에서 패러다임이 바뀌는 획기적인 발견으로서, 이 발견을 지렛대로 활용해 요로감염증의 치료와 같이 방광의 건강상태를 증진시킬 수 있는 새로운 접근법이 찾아질 수 있을 것이다. 요로감염증은 노인여성이 걸릴 확률이 높지만, 일반적으로 노인들은 방광의 근육이 약화되어 소변을 시원하게 보지 못하는 방광 문제로 더 고통을 받는다. 그렇게 되면 소변이 방광에 오래 남아 있게 되어 감염이 더 잘 일어날 수 있기 때문이다.

질 건강은 질에 상주하는 미생물과 밀접하게 연관된다. 특정 질 미생물을 조정하거나 공급할 수 있는 방안이 개발되면, 질 감염증의 치료가 개선되고 폐경기 질 건강도 크게 증진시킬 수 있을 것이다. 장 미생물군집

여성의 항생제 과다복용

항생제는 기도감염, 기관지염, 그리고 요로감염 등의 특정 세균성 감염증에 흔히 처방된다. 2016년 4,400만 명을 대상으로 실시한 항생제 사용에 대한 11가지의 조사 분석 결과는 매우 놀랍다. 즉 여성의 27%는 평생 동안 남성보다 항생제 처방을 많이 받는다는 사실이다. 16~34세의 여성은 동일 연령대의 남성보다 36% 더 항생제를 처방받고 35~54세 여성은 동일 연령의 남성보다 40%의 항생제를 더 처방받는다. 특히 기도감염에 주로 사용되는 두 종류의 항생제인 세팔로스포린과 마크롤라이드가 여성에게 더 처방되었다.

여성들은 요로감염이라는 독특한 문제를 가지고 있어서 처음에는 이런 여성 특유의 질병 때문에 항생제 처방이 증가된 것으로 가정했다. 그러나 좀 더 정확하게 조사한 결과, 그렇지 않다는 사실이 알려졌다. 왜냐하면 요로감염증에는 보통 퀴놀론계 항생제를 처방하는데 그 처방 양이 남녀 간에 차이가 없었기 때문이다.

한편 기도감염증인 외래환자의 경우 빈번하게 항생제가 과다 처방되고 그에 따라 40~50% 환자가 부적절한 항생제 처방을 받는다는 사실이 잘 알려져 있다. 그리고 일반적으로 여성이 남성보다 병원에 자주 가는 경향이 있는데, 기도감염증인 경우 환자발생률은 남녀 간에 비슷함에도 불구하고 여성이 남성보다 2배 정도 자주 가는 편이다. 이런 현상이 여성에게 항생제 처방이 많은 이유가 될 것으로 보인다.

이 폐경 후의 에스트로겐 수치를 조절할 수 있으므로 앞으로는 특정 프로바이오틱스나 프리바이오틱스, 그리고 발효식품을 포함한 식이법이 폐경기 증상을 개선할 수 있을 것으로 기대된다. 질은 면역계와 밀접하게 연관되는 점막 표면으로 구성되어 있으므로 질 미생물을 백신으로 사용하거나 면역반응을 바꿀 수 있을 방안도 시도되고 있다.

유용한 정보

- **질 세척을 하지 말자** 질의 내부는 자체적으로 세정기능이 있어서 불필요한 점액과 세균이 제거된다. 그러므로 인위적인 질 세척은 질의 정상 미생물군집과 pH를 훼손시켜 따갑고 여러 산부인과적인 증세를 일으킨다.

- **크랜베리 칵테일을 섭취하자** 재발성 요로감염증에서 크랜베리 혼합제가 병원균의 숙주세포 부착을 차단해 감염을 예방할 수 있다. 따라서 크랜베리 섭취는 특히 위험성이 높은 항생제의 장기복용에 비해 위험도가 낮은 예방법이다.

- **성별에 따른 처방전 횟수의 차이를 줄이자** 여성은 남성에 비해 항생제 처방을 훨씬 많이 받는다. 이에 따라 성별에 기반한 의료관리 측면의 위험성이 여성의 경우 더 커지게 된다. 의사가 항생제를 처방하면 그 처방이 건강과 질병의 증상에 적합한 것인지 의사에게 재차 확인하는 것이 좋다.

10 암과 만나다:
암 치료를 돕는 미생물

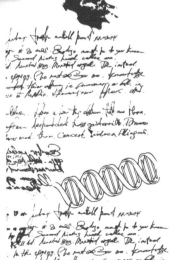

2016년 의학 분야의 세계적인 저명 학술지인 〈란셋 온콜로지Lancet Oncology〉의 논설은 암이 더 이상 과거와 같이 공포스러운 질환이 아니라고 천명했다. 의사와 과학자들에게 많은 종류의 암들이 이제는 장기간 관리할 수 있거나 완치도 가능한 질환으로 간주되고 있어 암의 지평이 달라지고 있다. 그러나 아직도 암이라는 단어는 대부분 사람들에게 극한의 두려움과 본능적인 공포를 몰고 온다. 암으로 진단되면 환자 자신은 물론 그를 사랑하는 이들을 몹시 두렵게 만들어 심적으로나 육체적으로 막대한 타격과 희생을 초래한다. 보통 암으로 진단되면 기대수명은 수개월에서 수십 년으로 폭이 넓다.

암은 단일 질병이 아니고 100종 이상으로서 세포의 비정상적인 증식을 일으킨다. 정상적인 건강한 세포는 노화되거나 손상을 입을 경우 분열해 새로운 세포가 손상 부위를 채우는 조직화된 방식으로 증식한다. 그러나 암세포로 변하면 이런 질서정연한 과정이 붕괴되어 멈추지 않고 지속적으로 분열해 종양이라고 알려진 세포덩어리를 만든다. 암은 뇌, 폐, 유방, 대장, 그리고 심지어 혈액 등 신체의 모든 부위에서 발생할 수 있다. 암종에 따라 증식과 확산이 빨리 일어나는 경우가 있고, 좀 더 천천히 자라는 암도 있다. 또한 암치료에 대한 반응도 다르게 나타난다. 암치료법은 크게 수술법, 항암 화학요법, 방사선요법이 있으며, 이들은 중대한 부작용을 동반한다. 그러나 최근에 면역요법과 암종의 염기서열분석과 같은 개인맞춤 치료법처럼 새로운 암치료법이 대두되고 있어 부작용도 감소될 것으로 예상된다. 2015년 11월부터 2016년 10월 사이의 1년 동안에만 미국 식품의약국은 8종의 새로운 암 치료법과 액체생검법혈액 등 체액에서 DNA검사로 암을 진단하는 검진법과 같은 이미 승인된 방법을 활용한 12종의 신규 암처치법을 승인해 암치료의 폭을 크게 넓혔다.

또한 금연, 건강한 식사법, 정기적인 운동, 석면 제거, 그리고 자외선 차단과 같은 방법을 통해 암의 예방을 증진시키고 있다. 암을 미리 예방하는 것이 가장 좋은 방안이지만 암을 일으키는 많은 요인들을 아직 다 파악해 컨트롤할 수 없다는 한계가 있다. 매년 전 세계적으로 1,400만 명이 암진단을 받고 800만 명 이상이 암으로 사망한다. 따라서 이와 같은 전지구적인 암의 고통을 해결할 수 있는 새로운 암치료법의 개발이 요구되고, 여기에 미생물이 주목받고 있다.

캐나다 밴쿠버의 브리티시컬럼비아 암연구소 유전학실의 저명한 과학자이자 브리티시컬럼비아대학교 생화학 및 분자생물학과 교수인 슈카트 데다르Shoukat Dedhar 박사는 30년 이상 암을 연구하면서 암연구 분야의 부침을 쭉 지켜보았다. 우리와 인터뷰하면서 데다르 박사는 미생물이 암 발생과 그 치료법에 생각보다 훨씬 넓고 깊게 관여할 것이라고 연구자들이 인식하기 시작했다고 말했다. 그 자신도 스트레스가 아니고 미생물이 위궤양과 위암에 관여한다는 사실을 알게 되면서 미생물군집의 중요성을 파악하게 되었다고 한다(자세한 것은 6장 참조). "그것은 놀라운 사실이면서, 깊게 생각해보면 당연한 일이기도 합니다. 왜냐하면 모든 곳에 미생물이 영향을 미치고 있으니까요." 그러면서 그는 미생물이 영향을 미치는 궤양성 장염증미생물에 의해 일어나는 만성 염증성 장질환으로 장 종양의 위험을 증가시킨다, 대장암, 바이러스성 간암 등을 언급했다.

우리는 왜 이제야 이 사실을 알게 되었을까? 그 이유는 최근 개발된 새로운 기술들에 의해 미생물군집을 파악할 수 있게 되면서 이 미생물군집이 암과 많은 상호작용을 한다는 사실을 이제야 알게 되었기 때문이다. 데다르 박사는 종양미세환경에 특히 관심이 높다. "증식하는 종양 내에 있는 세균이 종양의 증식을 도와주는가? 그때 미생물들은 무슨 역할을 하는가? 미생물들의 도움으로 종양세포들이 더 공격적이고 악성화되지 않는가? 그러나 이런 질문들에 대한 답은 아직 없습니다." 그럼에도 불구하고 이 분야 연구는 급속히 발전하고 있다. 즉 대장암인 경우 ZEB2 같은 특정 유전자의 돌연변이에 의해 유발될 가능성이 있고, 이 돌연변이에 의해 종양 내부로 세균의 침입이 증가된다는 결과가 얻어졌다. 따라서 항생제를 처리하면 종양의 증식이 억제된다. 데다르 박사는 "이것이 우리가 탐구하려고 하는 바로 그 분야입니다."라고 언급했다.

미생물 발암인자

전체 암 중 대략 20%가 미생물과 연관이 되어 있다. 6장에서 살펴보았듯이 헬리코박터 파일로리*Helicobacter pyroli* 균이 위암과 관련이 있어 이 균이 위세포 속으로 분자물질을 주입해 세포분열 과정을 활성화함으로써 위세포의 분열이 멈추지 않고 지속적으로 일어나게 한다. 그리고 담낭암은 살모넬라 타이피*Salmonella typhi* 균의 감염과 관련되어 있다. 이런 미생물들은 만성염증을 일으켜 조직손상을 초래하므로 이 조직손상을 복구하는 과정에서 일어난 돌연변이에 의해 담낭과 위에서 암세포가 출현할 수 있다. 생쥐 동물실험에서 장조직에서 염증을 일으키는 미생물인 헬리코박터 헤파티쿠스*Helicobacter hepaticus*균이 몇 종의 생쥐에서 젖샘암을 증가시켰다. 이 결과는 생쥐 면역계의 활성화와 염증에 의해 암이 발생할 수 있음을 암시한다.

11장에서 살펴보겠지만, 미생물이 면역계의 발달과 기능발현에 강한 영향을 미쳐서 나타나는 면역반응은 암과도 밀접한 관련이 있다. 정상적인 면역계의 방어체계는 종양세포를 검출해 제거하도록 되어 있어 이를 면역감시라고 하고, 이것은 우리 몸을 보호하는 일종의 경보 시스템으로 작동한다. 이 경보 시스템이 작동하면 우리 몸이 대응반응을 일으켜 외부의 침입자를 제거한다. 그러므로 미생물이 이 경보 시스템을 효과적으로 작동시키지 못하면(경보 시스템의 전원이 간헐적으로 차단된다고 생각해보라), 암 발생 가능성이 높아질 수 있다. 그리고 외부 침입 미생물에 대한 면역계의 또 다른 방어전략은 바로 염증반응이다. 그런데 경보시스템이 작동하면 염증반응이 일어나고 이 염증반응이 후속적인 세포손상과 잘못된 복구를 일으키면 암 유발요인으로 작용할 수 있다. 따라서 경보 시스템이 계속 작동하면 염증반응도 증가하면서 암 발생의 위험도 커지게 된다.

현재 국제암연구협회에서는 10종의 미생물을 발암인자로 규정하고 있다. 이 숫자는 지구상 수백조에 달하는 미생물 수에 비하면 비할 수 없이 적은 수이다. 이 발암성 미생물들은 대부분 바이러스로서 간암을 일으키는 간염바이러스, 자궁경부암의 인간유두종바이러스, 그리고 여러 암종의 원인 바이러스로 알려진 엡스타인-바 바이러스가 포함된다.

우리 몸에서 미생물군집의 중요한 역할에 대해 급속히 증가하는 정보가 미생물과 암과의 관련성을 확고하게 한다. 예를 들면 비만이나 심혈관질환, 제2형 당뇨병, 그리고 노화 등 다양한 암 유발 위험요인들이 미생물과 밀접하게 연관되어 있다. 최근에 방사선을 쪼이거나 가공처리해 살균한 식품을 소비하거나, 미생물을 멀리하고 살균소독을 권장하는 현대의 생활 습관과 특정 암 발생의 증가가 연관되어 있다는 '종양위생가설과도한 위생이 미생물의 다양성을 줄이고 그 결과 암 발생이 증가된다는 가설'도 심지어 제안되어 있는 상황이다.

또한 미생물이 생산해 분비하는 수많은 분자물질들이 우리 몸에 여러 유익함과 해로움을 주고 있다는 사실이 잘 알려져 있고, 그 누적된 결과는 암에도 영향을 미칠 수 있을 것이다. 예를 들면 장 미생물은 섬유질 식품을 분해해 부티레이트butyrate, 프로피오네이트propionate, 그리고 아세테이트acetate 같은 짧은사슬지방산short-chain fatty acids; SCFA을 생산할 수 있다. 이런 짧은사슬지방산은 염증을 억제시켜 암 발생을 감소시킬 수 있는 반면, 다른 미생물 대사산물들은 암화과정을 촉진시킬 수 있다. 암화과정을 촉진시키는 대사산물로는 담즙산과 황화수소 가스장 가스의 일종으로 달걀 썩은 냄새를 낸다, 그리고 변형된 스테로이드 호르몬이 있다. 앞으로 체내에 이런 종류의 미생물 대사산물들이 더 발견되면 암을 극복하는 데 유용하게 활용될 것이다.

멍울에 대한 공포

매년 10월이 되면 핑크리본으로 장식한 상의, 핑크 신발을 신은 프로운동선수, 그리고 핑크빛으로 조명한 건물들을 볼 수가 있다. 이 10월의 '유방암 인식제고의 달Breast Cancer Awareness Month'은 유방암에 대한 일반 대중의 의식을 고취시키고 유방암의 연구와 예방, 그리고 치료법에 대한 기금을 모으는 역할을 하고 있다. 유방암은 미국에서 여성 8명 당 한 명씩 발생하고 폐암 다음으로 2번째로 사망률이 높은 암이다. 이 유방암은 남성에게도 발생이 되어 미국에서 매년 2,000명 이상의 남성이 유방

콜리의 독소(COLEY'S TOXINS)

암 치료에서 미생물을 사용한 것은 19세기 후반에 미국의 내과의사인 윌리엄 콜리가 열로 죽인 두 종의 세균 화농연쇄상구균*Streptococcus pyogenes*과 세라티아 마르세센스*Serratia marcescens* 혼합물을 여러 종양치료에 사용했다. 이 세균혼합물을 "콜리의 독소"라 했고, 이 독소가 종양에 직접 주입되었다. 그러면 강력한 염증반응이 일어나서 암을 제압할 수 있는 면역계의 활성화를 유도했다. 이 치료법은 미국에서 1893년부터 1963년까지 시행되었고 독일에서는 1990년까지도 사용되었다. 그러나 그 효과는 일정하지 않아서 최종적으로 중단되었다. 즉 임상시험 결과가 들쑥날쑥해 결론을 내릴 수 없었고, 유효한 암치료법으로의 과학적 증거를 얻지 못했다.

그러나 이 치료법은 완전히 사라지지 않아 콜리의 독소개념이 현재 방광암에 적용되고 있다. 결핵 예방에 사용되는 칼메트-게링균*Bacillus Calmette-Guérin*; BCG는 소결핵균*Mycobacterium bovis, M.bovis*으로 사람에게 결핵을 일으키는 결핵균 *Mycobacterium tuberculosis*과 매우 유사하다. 하지만 결핵을 일으키지 않는다. 따라서 이 소결핵균을 약독화시킨 생균백신이 결핵 예방용으로 널리 사용된다. 이 소결핵균이 방광암의 치료제로 유일하게 FDA의 승인을 받아 수술 후 생균이 방광 속으로 주입된다. 그러면 강력한 면역반응이 일어나서 방광암이 재발되는 것을 막아준다. 이 치료법이 방광암 환자의 70%에서 효능을 발휘하고 있다.

암으로 진단된다. 남성 유방암의 사망률은 여성보다 약간 높은데, 아마도 남성이 유방의 이상에 관심을 덜 가지고 유방에 생긴 멍울이 암이라고 생각하지 않는 경향이 있기 때문으로 추정된다. 미국에서 전체적으로 매년 유방암 사망자가 4만 명에 달한다. 지금은 남녀 모두에 유방조직의 이상을 살펴보고 지속적으로 멍울이 만져지는지를 조사하는 유방자가검진이 권장되고 있다.

유방암의 위험요인 중 성별이나 나이, 그리고 유전적 배경 등은 바꿀수 없다. 그러나 생활방식을 바꿈으로써 과체중이나 운동부족, 건강하지 못한 식사, 그리고 흡연과 같은 위험요인들은 변화시킬 수 있다. 다른 질환과 마찬가지로 유방암의 위험도 나이에 따라 증가한다. 즉 침윤성 유방암의 약 2/3는 55세 이상의 여성에서 나타난다. 또 에스트로겐의 수치가 높은 것도 위험요인이다. 특히 호로몬 대체요법hormone replacement therapy; HRT을 시행중이거나 받은 경력이 있는 경우가 그러하다. 폐경기 치료법인 HRT에서 에스트로겐과 프로게스테론이 복합처방되므로 단기간 사용하더라도 유방암 발생위험이 증가한다. 반면 에스트로겐 단독처방 된 경우는 10년 이상 사용했을 때에 유방암 위험이 증가한다. 그러나 에스트로겐 단독처방은 난소암의 위험도 증가시킨다. 따라서 이러한 위험성 때문에 HRT는 폐경기 증상이 심해 생활의 질이 심각하게 저하된 여성에게만 처방된다.

앞장에서 언급했듯이 장 미생물군집과 에스트로겐 수치 사이에 연관이 있듯이, 미생물군집과 유방암 간에도 무슨 상관성이 있지 않을까? 이에 대한 예비연구에 의하면 48명의 폐경 후 유방암 환자에게서 장 미생물군집의 변화가 발견되었다. 즉 정상인에 비해 미생물의 다양성이 감소하고 그 조성도 달라졌으며 에스트로겐 수치는 증가했다. 그리고 역학연구에 의해 케피르나 요구르트 같은 발효 유제품이 장 미생물군집과 미생물 효소와의 관련성은 확인되지 않았지만 유방암 위험을 감소시켰다. 따라서 미생물군집이 유방암에 직접적인 원인요소인지를 앞으로 규명해야 한다. 현재로서는 미생물 다양성의 감소가 비만이나 인슐린 저항성, 그리고 유방암 위험요인들과 관련되어 있다는 사실로부터 그 관련성을 단순히 추측하고 있을 뿐이다.

항생제, 특히 암피실린은 중이염, 방광염, 그리고 폐렴과 같은 세균성 감염증 치료에 사용되는데, 이런 항생제들에 의해 복합 에스트로겐 분해 효소를 생성하는 장 미생물들이 박멸된다. 이렇게 되면 혈액 중 에스트로겐의 수치는 낮아지고 대변 중 복합 에스트로겐은 증가한다. 또한 테트라사이클린이나 술폰아미드 같은 항생제의 대량사용은 미생물군집의 붕괴를 일으키고 이는 악성 유방암과 관련이 있다고 알려졌다.

이런 사실은 의학적으로 꼭 필요한 경우를 제외하고 유방암을 예방하기 위해 항생제 복용을 피해야 한다는 것을 의미할까? 그 답은 아마도 "그렇다"이다. 그러나 유방암과 같은 특정 질환을 예방하기 위해 필요한 항생제의 최소량이 얼마인지에 대한 자료는 아직 얻어지지 않았다. 북미에서 약 만 명의 여성을 대상으로 한 대규모 연구에서 유방암 발생 전에 항생제 사용이 증가할수록 유방암의 위험도 증가한다는 결과를 얻었다. 그리고 모든 종류의 항생제가 유사하게 유방암의 위험을 증가시켰다. 또 다른 연구에 의하면 항생제가 유방암 위험을 약간 증가시킨다는 결과도 있다. 따라서 항생제에 의한 미생물군집의 변화는 에스트로겐과 같은 성호르몬 대사를 변화시켜 유방암의 위험을 증가시킬 것으로 예상된다. 이런 연구결과를 종합해보면 항생제가 유방암의 위험을 어느 정도 증가시킬 것으로 예상되지만, 항생제의 사용이 워낙 광범위해 유방암과의 관련성만을 명확하게 규명하기가 쉽지 않다.

음주도 유방암의 위험을 증가시키는데 특히 폐경 후의 여성에서 그 러하다. 그리고 이 경우에도 장 미생물군집이 관여할 것이다. 만성의 알 코올 남용은 장 미생물군집의 심각한 변화가 항상 뒤따른다. 예를 들면 소장에 대장 미생물이 출현해 생기는 소장의 세균과증식Small Intestinal Bacterial Overgrowth; SIBO 현상이 있다. 소장에 세균이 과다증식을 하면 만성설사와 영양소의 흡수불량을 일으켜 SIBO환자는 체중감소, 영양결 핍, 그리고 골다공증을 겪게 된다. 이 SIBO증세는 알코올성 간질환을 가 진 동물모델에서도 관찰된다. 이런 동물모델에서 에스트로겐 생성에 관 여된 수종의 대사물질이 변화되었지만 알코올에 의한 미생물군집의 변 화가 에스트로겐 생성과 유방암 발생에 어떻게 연결되는지는 아직 규명 되지 않았다. 이런 실험동물에서 나타난 현상이 사람에게도 일어난다면 알코올 남용에 의한 미생물군집의 변화가 유방암의 발생에 영향을 미칠 것이다.

최근에 발견된 획기적인 사실은 유방조직의 미생물군집이 장과 마찬 가지로 다양성을 가지고 있다는 것이다. 그리고 정상인과 유방암 환자의 유방 미생물군집에 차이가 있다는 사실도 발견되었다. 그뿐만 아니라 정 상인과 유방암 환자의 유방 미생물군집은 유방 주위 정상조직의 미생물 군집과도 다르게 나타났다. 20명의 유방암 환자와 20명의 정상인을 대 상으로 한 연구결과, 종양유방조직에는 정상조직과 다른 특정 미생물군 집이 밀집되어 있어서 종양유방조직에는 건강한 유방조직에 비해 미생 물 수와 다양성이 감소되어 있다.

그러나 유방암과 유방 미생물군집에 관해 확고한 결론을 내리기는 쉽 지 않다. 왜냐하면 최근에 실시한 70명의 여성 유방암환자와 정상인을 대상으로 한 연구에서는 다른 결과가 얻어졌기 때문이다. 즉 유방암 조직과 그 주변의 정상조직 사이에 미생물군집의 차이가 없었고, 이 두 조직이 정상인 유방조직과는 다른 양상을 나타냈다. 이 결과는 유방암만의 특이적인 미생물군집은 없는 대신, 유방암 환자는 유방암 조직을 포함해 정상조직까지 전반적으로 정상인의 유방조직과는 그 미생물군집이 다르다는 사실을 의미한다. 좀 더 구체적으로 살펴보면 여성 유방암환자는 대장균을 포함한 장내세균Enterobacteriaceae과 포도상구균Staphylococcus이 증가되어 있다. 이 균들은 인간 세포주를 이용한 실험에서 DNA의 이중나선을 파괴시키는 활성이 있으며 아직 실험단계의 초기결과이긴 하지만 이 활성이 종양형성을 증가시키는 것과 관련이 있다. 폐경기에 따른 차이는 아직 보고되지 않았지만, 유방암 환자에서 흥미롭게 에스트로겐 수치를 높이는 베타–글루쿠론산분해효소β-glucuronidase를 생성하는 세균의 증식이 관찰되었다.

이런 결과들을 종합해보면, 여성 유방암환자의 유방 미생물군집이 건강한 정상인과는 분명히 차이를 나타내지만, 아직 이 차이를 유방암의 검진이나 예방 또는 치료에 활용할 수 있는 단계는 아니다. 그러나 향후 수년 내에 유방암 분야에서 미생물군집에 대한 대대적인 연구가 추진되면 예방과 치료에도 적용될 것이다.

항생제와 암

앞에서 설명한 '종양위생가설'의 근거로서 암에서 항생제의 역할이 언급되고 있다. 왜냐하면 항생제에 의한 미생물군집의 붕괴가 암 발생을 증가시킨다는 보고들이 있기 때문이다. 예를 들어 핀란드에서 행한 항생제를 거의 복용하지 않은 그룹과 6번 이상 복용한 그룹을 비교한 역학조사가 있다. 이 연구에서 항생제를 많이 복용한 그룹을 9년 동안 추적 조사한 결과 대장암 발병률이 15% 증가되었다. 이와 유사하게 청년기부터 중년기 사이에 오랫동안 항생제를 사용했고 대장암의 전단계 양성암인 대장선종을 가진 여성간호사들을 대상으로 한 대규모 추적조사 결과에서도 60세 이후에 대장암 발생이 증가했다. 흥미롭게도 최근 4년간 항생제 사용은 대장암 발생을 증가시키지 못했다. 그 이유는 대장암이 생기기 위해서는 적어도 10년의 기간이 필요하기 때문에 짧은 기간에 대장암 발생을 증가시키지 않는다는 결과는 타당성을 가진 것으로 판단된다.

항생제 복용은 대장암뿐만 아니라 다른 암의 발생에도 영향을 미칠 것으로 생각된다. 60만 명을 대상으로 한 대규모 역학조사에서 항생제는 폐, 전립선, 그리고 방광에서 암 발생을 증가시키는 것으로 나타났다. 따라서 항생제 사용에 신중을 기해야 한다. 항생제 사용은 세균성 감염에 매우 효과적인 치료법이지만, 항생제의 장기간 사용은 암 발생 위험을 증가시킨다. 암과 항생제의 관련성은 아직 연구가 초기단계이고, 그 기전이 완전히 규명되지 못했지만 암 발생에 미생물이 관여한다는 사실은 의심의 여지가 없이 확실하다.

대장암(CRC)

장 미생물과 장 사이의 많은 상호작용을 생각하면, 장 미생물과 대장암 colorectal cancer; CRC 사이에 연관이 있다는 것은 놀랄 일이 아니다. CRC

는 결장직장암이라고도 하는데, 전 세계적으로 남녀 모두 다 세 번째로 치사율이 높은 암이다. 매년 14만 명이 대장암으로 진단받고 5만 명 이상이 사망한다. 산업화된 국가에서는 평생 동안 CRC에 걸릴 확률이 5%인데, 대장암 검진을 거의 받지 않는 50세 미만에서 그 비율이 증가하고 있다. 그래서 2030년에 되면 24세에서 34세 사이의 인구에서 대장암 발생률이 현재보다 90% 증가할 것으로 예측되고 있다.

대장암의 1/3은 유전적(또는 가족력)이다. 나머지 2/3의 원인은 규명되지 않았지만 음식과 이에 관련된 미생물이 영향을 미칠 것이다. 따라서 대장암은 예방할 수 있을 뿐만 아니라 치료가 가능해 초기에 발견하면 90% 이상이 완치된다. 대장암은 발생하는 데 10년에서 40년이 걸리는데 이 기간 중에 대장 세포 내에 유전적 돌연변이가 축적되어 비정상적이고 암화된 세포의 분열이 일어나게 된다. 이렇게 대장세포가 과다증식되면 폴립이라고 하는 양성의 선종상태가 된다. 이 선종 중에 일부가 악성암으로 전환된다. 크기가 크고 의심스러운 선종은 대장내시경 검사로 찾아내어 제거함으로써 대장암을 미리 예방할 수 있다. 따라서 진행된 대장암은 사망률이 높은 악성암이므로 대장내시경 검사로 대장암을 선제적으로 예방하는 것이 특히 50세 이상일 경우 매우 중요하다. 며칠간의 불편함이 생명을 구할 수 있다.

대장암의 많은 위험인자들은 폴립제거 같은 선제적인 예방조치 외에도 미리 관리할 수 있는 것이 있고, 할 수 없는 것도 있다. 미리 관리할 수 없는 것은 나이가 드는 것과 가족력, 염증성 장질환, 그리고 선종의 발생이다. 관리할 수 있는 것으로는 과체중 또는 비만, 운동부족, 흡연, 그리고 과다한 음주 등이 포함되고 이런 것들은 모두 다 생활방식을 바꾸면 개선할 수가 있다. 고지질 식사와 붉은 육류, 그리고 가공육은 대장암의 위험을 증가시키는 반면, 섬유질이 풍부한 식사는 대장암을 예방한다고 알려져 있다. 여기에 미생물의 관련성이 예상된다. 8장에서 언급했듯이 붉은 육류와 가공육에 함유된 단백질과 영양소들은 장세균의 대사과정을 통해 장 내부에 해로운 물질을 생성한다. 이런 물질들은 장세포에 돌연변이를 유발해 폴립을 만들고 궁극적으로 대장암을 일으킬 수 있다. 그리고 포화지방산이 많은 식품은 담즙산 생산을 증가시키는데 담즙산은 지방을 용해해 분해시키는 작용이 있지만 동시에 세포에게 매우 해로운 파괴적인 계면활성제로도 작용한다. 장 미생물들은 담즙산 생산에 크게 영향을 미칠 뿐만 아니라 이 담즙산을 변형시켜 여러 유도체를 만들고 이것들이 세포 내 돌연변이를 유발해 대장암의 원인이 될 수 있다.

앞에서 여러 번 언급한 면역계와 미생물과의 연결성은 대장암의 발생에도 핵심 역할을 담당한다. 미생물군집의 붕괴는 염증성 미생물을 증가시켜 염증반응을 일으키고 후속적으로 대장암을 유발시킬 것이다. 염증반응에 필수적인 선천성 면역반응이 결핍된 생쥐가 정상생쥐보다 대장암 발생률이 낮았다. 현재는 대장암에 관련된 특정 미생물에 대해 많은 논란이 진행 중이다. 그 중 한 종이 퓨조박테리움 뉴클레아툼*Fusobacterium nucleatum(F. nucleatum)*으로 염증반응을 일으키는 구강 상주균이고 대장에서는 소수가 서식하고 있다. 대장선종과 대장조직의 미생물 조성을 조사한 결과, 대장선종 즉 폴립과 대장암 조직에서 동일 환자의 정상대장조직에 비해 이 균의 수가 증가되어 있다. 그리고 무균생쥐에 이 균을 접종하면 대장암의 발생률이 증가했다. 뉴클레아툼 *F. nucleatum*은 침습성 세균으로서 숙주세포에 강하게 흡착된 다음 세포 속으로 침투한다. 이 외에도 이 균은 FadA라는 세포표면 단백질을 가지고 있어 이 단백질이 숙주세포의 수용체에 결합이 되면 숙주세포가 지속적으로 분열한다. 이 세포분열 촉진기전과 뉴클레아툼균을 제어하는 법, 그리고 이 균을 이용한 대장암의 바이오 지표 개발 가능성 등에 대해 더 많은 연구가 필요하다. 향후 이런 연구결과에 의해 대장암의 발생을 줄이고, 더 나아가 대장암 환자의 암 진행과 악성화를 방지할 방안이 얻어질 수 있을 것이다.

이 균 외에도 다른 미생물들이 대장암과의 관련성이 예상되지만 지금 단계에서는 분명히 이야기할 수 없다. 지금까지 발견된 미생물들을 좀 더 면밀하고 정확하게 검정해야 대장암의 원인균으로 인정될 것이다. 특정 종류의 미생물이 특정 종양(또는 다른 질병에도 마찬가지이다)에 관여되어 있다고 해서 그 미생물이 그 종양의 원인이라고 할 수 없다. 왜냐하면 그 종양의 미세환경이 그 특정 미생물의 증식에 단순히 유리할 수도 있기 때문이다. 특히 대장암인 경우는 매우 느리게 진행하므로 대장암을 일으킨 미생물(들)이 암으로 진단되기 전에 대장암 부위에서 이탈했을 경우도 생각해볼 수 있다. 따라서 특정 미생물과 대장암 간의 인과관계를 확립하기 위해서는 아직 갈 길이 멀고 연구가 꾸준히 추진되어야 한다.

암과 항생제 내성감염

암과 그 치료법은 면역 시스템이 제대로 작동하지 못하게 하므로 모든 암환자에게는 감염이 심각하게 목숨을 위협하는 위험요인이다. 감염을 일으키는 여러 균들이 항생제에 내성을 가지게 되면 암 치료를 매우 어렵게 만들 수 있다. 항생제가 처음 개발된 후 동일한 항생제들을 아주 광범위하고 오랫동안 사용함으로써 현재 세균들이 여기에 적응해 항생제에 내성을 획득하게 되었다. 따라서 이런 내성균들에 대한 새로운 해결책이 절실하게 필요한 시점이 되었다.

새로운 해결책으로 아직 초기단계이긴 하지만, 미생물군집을 이용해 항생제 내성감염을 억제시키는 방안이 매우 긍정적으로 추진되고 있다. 즉 건강한 미생물군집은 영양분과 서식지를 놓고 병원균과 경쟁해 제압함으로써 병원균의 서식을 차단시킬 수 있다는 것은 이미 잘 알려져 있다. 따라서 어떤 종류의 치료를 받더라도 환자가 건강한 미생물군집과 거기에 적합한 내부환경을 유지하는 것이 매우 중요하다. 건강하고 다양한 미생물군집을 유지하기 위해서는 캐피르나 잘 숙성시킨 요구르트, 식물성 발효식품예를 들면 템페(tempeh), 미소된장, 사워크라우트 등, 과일과 녹색잎채소와 같은 식품으로 식사하는 것이 바람직하다.

또한 미생물군집은 대장 장벽을 견고하게 해 투과성을 낮춤으로써 미생물이나 해로운 분자물질이 체내로 이동해 혈중으로 들어가는 것을 억제할 수 있다. 놀랍게도 특정 미생물이 서식하고 있는 줄기세포의 이식술을 받은 환자들이 반코마이신 내성 장구균*Vancomycin resistant enterococcus*; VRE의 감염에 저항성을 나타냈다. 이 VRE는 연간 2만 건의 감염을 일으키고 그 중 1,300명이 사망한다. 장구균은 혈중감염, 수술부위감염, 요로감염 등 다양한 감염증을 일으킨다. 이 장구균들은 시판되고 있는 항생제에 대해 광범위한 내성을 나타내므로 현재로서는 치료할 약물의 선택지가 거의 없는 실정이다. 이런 상황이므로 미생물을 증강시켜 항생제 내성균들을 제압할 수 있다는 개념은 매우 고무적이고 크게 기대된다. 이렇게 해서 생명을 구할 수 있다면 그 잠재력은 엄청나므로 앞으로 미생물군집을 이용해 암환자에서 감염의 위험을 감소시킬 수 있는 방안이 본격적으로 추진될 것이다.

줄기세포 이식

골수 깊숙이 조혈모세포가 있고 이 세포는 혈중의 모든 종류 세포로 분화될 수 있는 전구세포이다. 간혹 이 골수에서 암세포가 나타나서 다발성 골수종과 백혈병과 같은 골수암과 혈액암이 생긴다. 이런 암을 치료하기 위해서 환자의 모든 골수를 항암제나 방사선으로 파괴시킨다. 그런 다음 형제자매와 같이 가까운 인척으로부터 얻은 혈액줄기세포를 환자에게 주입해 골수에 정착시키고 정상혈액세포와 면역세포들의 생산을 재가동시키게 된다. 이 시술법을 동종 조혈모세포 이식술Allogeneic Hematopoietic Stem Cell Transplantation; AlloHCT이라고 한다. 이 이식술은 감염이 일어날 수 있고 공여자의 면역세포가 피이식자의 몸을 공격하는 이식편대숙주병graft-versus-host disease; GVHD과 같은 문제가 발생하므로 아직 우려스러운 부분이 있다. 이 GVHD의 증세는 발열과 같은 가벼운 것에서부터 치명적인 것까지 그 폭이 넓고 고령일수록 GVHD의 위험이 증가한다.

최근 몇몇 연구에서 미생물군집이 골수이식술 전후에 나타나는 결과에 영향을 미칠 수 있다고 보고되었다. 즉 이식 전 미생물군집의 붕괴는 감염의 위험과 GVHD를 증가시키고 전반적인 생존율을 감소시킨다. 80명의 피이식자를 대상으로 한 연구에 의해 세균의 다양성이 낮으면 그 예후가 심각하게 나쁜 것으로 나타났다. 이런 결과들은 미생물군집을 건강한 상태로 유지시키는 것이 이와 같은 문제점을 방지하는 데 중요하다는 점을 보여준다. 이와 관련해 최근의 임상 예비실험에 의하면 대변이식술이 골수이식술 후의 GVHD를 성공적으로 치료했다는 보고가 있다. 이 결과는 이 분야의 예상치 않은 중대한 진전을 의미하고 향후 좀 더 효과적인 암치료법의 수립을 위한 획기적인 성과로 여겨지고 있다.

GVHD의 사망률 증가는 골수이식 후에 따르는 광범위 항생제 사용에 의한 미생물 다양성의 감소와 관련이 있다. 이식과정에서 환자의 면역시스템이 파괴되었기 때문에 감염의 위험이 극도로 높아져 있으므로 감염에 대비해 강력한 항생제에 의존하지 않을 수 없다. 이러한 항생제 의존 사이클을 벗어나는 것이 매우 중요하므로 먼저 면역 시스템을 재가동시키고 그런 다음 항생제에 의한 문제점을 줄일 수 있는 방안으로 미생물을 이용한 새로운 시도가 절실하게 필요한 상황이다. 541명의 동종 조혈 모세포 이식술AlloHCT을 받은 환자들에 대한 후향성 연구에 의해 유박테리움 리모좀*Eubacterium limosum*균이 GVHD의 재발과 진행의 위험을 감소시키는 것으로 나타났다. 흥미롭게도 이 균은 백세인에게도 광범위하게 발견된다.

이런 연구결과들은 앞으로 의료분야에 활용할 수 있는 가능성이 크고, 환자 개인별 미생물군집의 조성에 기반한 치료도 효과를 더 정확하게 예측할 수 있을 것이다. 뿐만 아니라 이식수술한 후 장염증을 줄이고 치료 효과를 높이는 미생물군집의 보충과 재공급도 가능할 것이다.

암 치료와 미생물

수술법 외에도 전통적인 암치료법에는 방사선요법과 암 화학요법이 포함된다. 특히 화학요법은 독성 화학물질을 사용해 급속히 자라는 암세포를 선택적으로 죽이는 기능을 가지고 있다. 이런 치료제의 독성을 생각하면 이 약물들이 미생물 다양성을 크게 훼손시킨다는 점은 의심의 여지가 없다.

이런 문제를 해결할 수 있는 대안은 바로 우리 몸의 미생물군집을 사용해 암 화학요법을 좀 더 성공적으로 달성시키는 것이다. 즉 미생물들은 약물대사나 약물의 흡수에 영향을 미치므로 항암제의 생체이용률을 증가시킬 수 있다. 예를 들면 동물실험에서 항생제 처리를 하면 미생물이 고갈되어 피하피부 밑 종양들은 항암제에 반응하지 않았다. 그리고 널리 쓰이는 항암제인 사이클로포스파마이드cyclophosphamide는 효능을 나타내기 위해 건강한 장 미생물군집이 필요하고, 또한 인체 내의 면역 시스템이 잘 작동하기 위해서도 건강한 미생물군집이 필수적으로 요구된다. 반복적으로 언급되고 있지만 강력한 면역 시스템이 종양의 증식을 억제시키고, 이런 면역반응은 미생물군집에 의해 영향을 받는다는 사실이다. 이와 같은 발견들이 사람에서도 일어나는지 확인하는 연구가 진행되고 있으므로 앞으로 미생물군집에 의한 항암제 효능 증가가 기대된다.

암연구의 전 분야에 걸쳐 가장 획기적인 사실은 미생물군집이 면역항암요법에 활용되어 그 효능을 개선시킬 가능성이 있다는 것이다. 이 사실을 설명하기 위해 면역화학요법의 기본원리를 살펴볼 필요가 있다. 면역항암요법은 면역반응을 방해하는 면역관문을 차단시키는 면역관문억제제를 사용한다. 이런 항암제들은 면역반응을 촉발시켜 우리 몸의 자가 방어시스템이 암에 대항하도록 한다. 즉 면역항암요법은 면역 시스템의 기능을 증가시키거나 회복시켜 암세포의 증식을 멈추거나 낮추게 하고, 암세포의 전이도 차단시킨다. 이 면역항암요법에는 단클론항체, 비특이적 면역요법, 그리고 종양용해 바이러스요법, T세포 치료법, 그리고 항암백신 등 몇 가지 타입이 있다. 이런 면역항암요법은 비교적 최근에 개발이 되었고, 일반적으로 방사선요법이나 항암화학요법이 실패했을 경우에 사용되고 있으며 일부 암에서 효과를 보였다.

2015년에 발표된 두 편의 논문이 암 치료효과를 미생물이 조절할 수 있다고 발표함으로써 면역항암요법의 전 분야를 발칵 뒤집어놓고 전통적인 암 치료분야에서 미생물의 역할을 전면에 내세우는 계기가 되었다. 그 첫 번째 논문은 시카고 대학의 토머스 가이에브스카Thomas Gajewski 박사가 발표한 것이다. 그의 팀은 다음과 같은 비교적 단순한 질문을 가지고 연구를 시작했다. 미생물의 조성을 바꾸면 면역항암요법의 효능도 바뀌는가? 이 물음의 답을 얻기 위해 면역관문억제제로 항–PDL1 단클론항체를 사용한 면역항암요법을 대상으로 해 조사했다. 이 PDL1은 종양세포를 활발히 찾아내어 파괴시키는 특정 면역세포인 CD8+T세포의 생성을 억제시키는 작용이 있다. 가이에브스키 박사팀은 먼저 생쥐를 의도적으로 서로 다른 장 미생물군집을 가진 두 그룹으로 나누고 악성 피부암인 흑색종을 이식시킨 다음 항종양작용을 조사했다. 그 결과 한 그룹의 종양이 다른 그룹과 달리 훨씬 덜 공격적으로 증식했고, 이 종양증식이 느린 그룹의 생쥐에서 T세포의 면역반응이 훨씬 강하게 나타났다. 이 결과에 의해 장 미생물군집의 차이가 T세포의 면역반응을 다르게 나타내며 후속적으로 중요한 종양증식속도에도 영향을 미친다는 사실을 알게 되었다. 이 결과를 확인하기 위해 이 두 그룹의 생쥐들을 같이 살게 하면 서로 접촉이 되고 생쥐의 식분습성에 의해 서로의 분변을 섭취함으로써 일종의 FMT 효과를 나타내어 양 그룹의 미생물군집이 서로 섞이게 했다. 이렇게 서로의 미생물이 교환된 후에는 두 그룹 간에 종양증식의 차이가 검출되지 않았다. 또 다른 확인 실험으로 두 그룹 간에 분변을 이식하면 그에 따라 항종양활성과 T세포 면역반응도 똑같이 전달되었다. 이와 같이 대변이식술과 면역항암요법을 조합함으로써 종양억제 작용이 훨씬 증가된다는 사실을 보고했다. 이런 일련의 실험에 의해 미생물군집이 면역항암요법에서 핵심역할을 담당할 수 있을 것으로 예상했다.

이 발견은 후속적으로 다음과 같은 질문을 이끌어냈다. 그러면 면역항암요법에 작용하는 특정 미생물이 있는가? 이 의문에 대해 가이에브스키 박사팀은 장 미생물군집의 DNA서열을 분석해 비피도박테리움 *Bifidobacterium* 균종이 여기에 관여됨을 발견했다. 즉 이 균종의 혼합물을 실험동물에 주입하면 대변이식을 한 경우와 동일하게 종양증식 억제 활성을 얻을 수 있었다. 그러나 CD8+T세포가 결핍된 돌연변이 생쥐에 비피도박테리움 균종 혼합물을 주입해도 종양증식을 억제할 수 없었다. 따라서 이 결과는 CD8+T세포와 비피도박테리움균 둘 다가 종양억제에 필요함을 제시하고 있다. 이의 확인실험으로 이 균종을 죽인 후 생쥐에 주입하면 아무런 효과가 없었다. 따라서 살아 있는 세균이 종양억제효과를 나타내는 데 필요함을 알 수 있다.

두 번째 논문은 프랑스의 로렌스 지트보겔Laurence Zitvogel 박사 팀이 발표한 것으로 다른 각도에서 이 현상을 확실하게 증명했다. 그의 팀은 여러 종의 육종, 흑색종, 또는 대장암을 가진 실험생쥐를 이용해 PDL-1 과는 다른 면역관문억제제인 CTLA-4의 면역항암효과를 조사했다. 이 CTLA-4는 미국 식품의약국에 의해 악성피부암인 전이성 흑색종의 치료제로 사용이 승인된 약물이다. 지트보겔 박사 팀이 발견한 사실은 무균생쥐나 항생제를 처리한 생쥐는 이 항-CTLA-4 요법에 반응하지 않는 것이었다. 이에 비해 정상 미생물군집을 가진 정상생쥐는 잘 반응했다. 그런 다음 이 무균생쥐나 항생제 처리 생쥐에 박테로이데스 프라길리스 *Bacteroides fragilis*(*B. fragilis*)균을 주입하면 T-세포에 의한 면역항암반응이 나타났다. 그리고 프라길리스균을 가진 피부암 환자 25명의 대변을 무균생쥐에 이식하면 CTLA-4에 의한 면역항암활성이 회복되어 이 발견을 입증했다.

2017년 후반부에 〈사이언스Science〉 잡지에 발표된 또 다른 두 편의 논문이 실험동물에서 얻은 것과 같은 결과를 사람에게서도 증명했다. 첫 번째 논문은 지트보겔 박사팀이 수행한 것으로 생쥐에서 얻은 결과를 확장해 면역관문억제제의 기능이 미생물군집에 의한 것이라는 사실과 항생제가 면역관문억제제의 효능을 차단시킨다고 보고했다. 그리고 그 논문에서 암환자의 대변을 생쥐에 이식함으로써 면역관문억제제에 대한 반응이 대변에 의해 전달될 수 있다는 것을 발견했다. 그런 다음 암환자의 미생물군집의 조성을 분석해 아커만시아 뮤니시필라*Akkermansia muciniphila*균이 면역항암활성에 관여함을 규명했다. 이 균을 면역관문억제제에 반응하지 않는 환자의 대변과 섞은 다음 생쥐에 주입하면 면역항암활성이 나타남을 발견했다. 또 다른 〈사이언스〉 논문은 제니퍼 와고Jennifer Wargo 박사 그룹이 발표한 것으로 112명의 흑색종 환자의 장 미생물군집을 분석한 것이다. 이 논문에서 면역 항암제에 반응하는 그룹의 미생물군집은 그 다양성이 훨씬 높았고, 특히 루미노코쿠스과 *Ruminococcaceae*균이 높게 나타났다. 또한 면역관문억제제에 의한 항암반응도 간단한 대변이식에 의해 생쥐로 전달될 수 있음을 보여주었다.

전반적으로 이 획기적인 발견들은 암치료분야에서 새로운 연구 분야의 태동과 흥분된 기대감을 불러일으켰다. 지금은 여러 연구그룹들이 이 개념을 이용한 연구를 하고 있고 후속적인 임상시험이 진행되고 있다. 그래서 어떤 미생물이 어떤 암에 관여되어 있고, 또 어떻게 작용하는지를 좀 더 정확하게 규명되면 조만간 면역항암요법을 받은 환자들을 대상으로 미생물군집의 분석이 먼저 이루어져서 특정 미생물이 없는 경우는 치료효과를 높이기 위해 그 특정 미생물을 보충시키는 때가 올 것으로 예상되고 있다. 이러한 시도들에 의해 암을 좀 더 효과적으로 예방하고 치료할 수 있는 영역에서 커다란 진전을 이루게 될 것이다.

유용한 정보

- **몸의 방어기능을 증가시키자** 건강한 미생물군집이 병원균을 차단하고 암치료 효과를 증가시킬 가능성이 있다. 따라서 신선한 무첨가 자연식품과 발효식품을 섭취해 건강한 미생물군집을 유지하자. 그리고 프로바이오틱 보충제의 섭취를 고려해보자. 특히 암 치료를 받고 있는 상황이라면 더욱 적극적으로.

- **검진을 받자** 대장암은 조기 발견하면 예방할 수 있고 치료율이 높은 암이다. 따라서 50세부터는 대장암을 조기발견하기 위한 정기적인 대장내시경을 받도록 하자. 대장암의 가족력이 있는 경우는 50세 이전부터 검진을 시작하자.

- **강력한 항생제 내성균이 생기지 않도록 하자** 강한 항생제의 사용은 암과 감염의 위험을 동시에 증가시키므로 필요할 때만 처방 지시대로 정확히 항생제를 복용하자. 처방대로 빠뜨리지 말고 설령 나아진 것 같아도 끝까지 다 복용해야 한다. 그렇지 않으면 항생제 내성균의 출현 기회를 증가시켜 또다시 항생제 치료를 해야 한다. 항생제를 다른 사람과 나누어 복용하거나 남아 있는 항생제를 먹지 않아야 한다. 항생제 치료를 받은 후에는 프로바이오틱스와 프리바이오틱 식품을 섭취해 면역 시스템을 강화하자.

11

미생물과 면역 시스템의
줄다리기

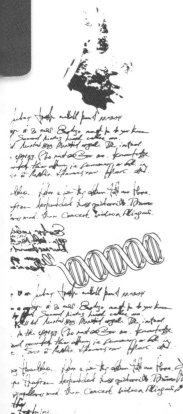

우리는 살아가는 동안 매 순간 외부로부터 공격받는다. 수많은 세균과 바이러스, 그리고 진균들이 우리 몸을 침입해 자신의 서식처로 만들려고 한다. 이에 대응해 우리 몸은 면역 시스템이라고 하는 보초, 경비대, 전투 보병, 정보요원, 각종 무기, 군수공장, 그리고 통신시설을 갖춘 복잡하고도 정밀한 방어군 체계를 발전시켰다. 이렇게 잘 정비된 방어체계는 치명적인 병원성 미생물군집으로부터 우리를 보호하고, 암세포들을 샅샅이 뒤져 제거하며, 수십 년 전의 외부공격도 잊지 않고 기억하고 있다. 따라서 이 탁월한 방어체계는 우리 각자의 개인 경호원으로서 감염에 대해 언제라도 우리를 보호할 태세를 갖추고 있고, 같은 위험이 다시 일어나면 즉각 맹렬하게 반격을 한다.

그러면 이 방어체계는 어떻게 작동할까? 날씨가 좋은 여름날 도보여행을 한다고 가정하고, 개울물을 건너기 위해 목재다리를 지나가다가 녹슨 못에 다리가 긁혀 상처가 생겼다고 생각해보자. 그러면 우리 몸 면역 시스템의 최전방 방어선인 피부가 뚫린 것으로 상처 근처에 있던 세균들이 이 기회를 틈타 상처에 의해 열린 몸속으로 침입하게 된다. 그리고 우리 몸 내부의 따뜻하고 습기 있는 환경에서 세균들은 증식하는데 이때까지는 우리 몸 방어체계의 레이더망에 잡히지 않아 경보음이 아직 울리지 않는 단계이다. 그러나 곧 세균들은 수가 많아지면서 우리 몸을 공격하기 시작하고, 그러면 면역 시스템이 작동해 가능한 한 신속하게 침입한 세균들을 물리치게 된다.

대식세포는 우리 몸의 보초이고 파수병으로 가장 먼저 방어선에 투입된다. 이 세포들은 몸속을 돌아다니면서 손상된 모든 틈새를 방어하는 역할을 한다. 대부분의 경우 대식세포만으로 외부침입자를 게걸스럽게 먹어치우고 분해시켜(즉 죽게 만들어) 외부의 공격을 막아낼 수 있다. 여기에 더해 대식세포들은 혈관 속에 있는 세포들을 소집해 그 세포들이 싸움터에서 감염에 대항하는 분자물질들을 방출하도록 한다. 이 과정이 염증반응으로, 그 반응은 발갛게 부어오르고 열기와 통증이 있고 어떤 경우에는 심한 발열증세로 나타난다. 이와 같이 전체 면역군대는 유기적으로 조직화되어 외부 침입자를 공격해 우리 몸을 정상화시키고 질병발생을 막는다. 면역 시스템은 매우 영리하고 효율적이며 놀랍도록 복잡한 시스템이다. 면역반응은 우리가 여행하거나 넘어져 다쳤을 때에만 작동하는 것이 아니다. 면역 시스템은 갑작스러운 상처에만 반응하는 것이 아니라 체내 환경의 변화에 대응해 끊임없이 조율하고 있다. 따라서 면역 시스템은 얼마나 큰 위협과 직면했는지, 또 외부침입자를 얼마나 성공적으로 물리칠 수 있는지 여부에 따라 염증수치의 높낮이를 조절한다.

미생물은 외부환경의 노출에 대한 핵심지표로 면역 시스템 및 면역기능과 긴밀하게 얽혀 있다. 미생물과 면역 시스템 사이의 첫 번째 상호작용은 우리가 태어나면서 즉각적으로 이루어진다. 출산 중 신생아가 산모의 질과 대변의 미생물과 접촉하면서 신생아의 면역 시스템이 작동되기 시작한다. 그리고 출산 후 몇 개월 사이에 산모의 미생물과의 지속적인 접촉에 의해 신생아의 면역 시스템이 본격적으로 형성되어 수년 후 알레르기, 천식, 그리고 습진 등의 발생 여부를 결정짓는 중대한 시기를 거친다. 이렇게 미생물과 면역 시스템은 평생에 걸쳐 지속적으로 줄다리기를 하게 된다. 즉 면역 시스템이 우리 몸속으로 침범하는 병원성 미생물들을 공격하면서 동시에 장과 입, 그리고 피부의 수많은 유익균들은 어떻게 보존할 수 있는가? 우리 몸이 이러한 균형을 어떻게 이루고 있는지, 또 역으로 미생물이 우리 몸에 유익하거나 해로움을 나타낼 수 있는 면역 시스템에 미치는 깜짝 놀랄 만한 효과에 대해 이 장에서 살펴보도록 한다.

면역 시스템에는 관련된 많은 구성요소들이 있고 이에 대한 전문용어 중 이 장에서 자주 언급되는 것을 정리하면 다음과 같다.

- **항체**: 이 보호단백질은 면역글로불린이라고도 하며, 병원성 미생물(항원)과 같은 외부 물질에 대응해 면역 시스템이 생산한다. 이 항체는 항원에 달라 붙어 항원을 몸 안에서 제거시킨다.

- **항원**: 면역반응을 일으키는 모든 외부물질로서 꽃가루로부터 감염성 미생물 등을 포함한다. 이 항원을 항체가 공격한다.

- **B세포**: B림프구라고도 하며 일종의 백혈구이다. 이 세포들은 특정 항원에 결합해 항체반응을 유발시키는 적응면역체계를 구성한다.

- **사이토카인**: 이 작은 단백질들은 면역반응을 매개하는 세포신호전달과정 에서 중요한 역할을 담당한다. 사이토카인들은 면역반응에서 세포간 정보 교환을 도와주고 면역세포들이 염증과 감염, 그리고 외상부위로 이동하도 록 한다.

- **IgA(면역글로불린A)**: 점막의 면역기능에 중요한 역할을 담당하는 항체로 작용한다. 이 특수화된 항체는 외부 침입 미생물에 선택적으로 결합해 죽 여 없애는 기능이 있다.

- **면역세포**: 면역 시스템을 구성하는 매우 중요한 세포집단으로서 T세포(또 는 T림프구라고 하며, 조절 T세포, 도움 T세포, 세포독성 T세포, 기억 T세 포 등이 있다)와 B세포(또는 B림프구) 같은 여러 종의 백혈구와 감염부위 에 처음 나타나는 세포 중 하나인 호중구, 그리고 단핵백혈구(단핵구)와 대 식세포들이 포함된다.

- **대식세포**: 크기가 큰 면역세포로서 외부침입 미생물들을 에워싸서 파괴시 킨다. 감염부위에 처음 나타나는 면역세포 중 하나이다.

- **병원체**: 숙주에 병을 일으키는 모든 생물학적 존재로서 세균, 바이러스, 그 리고 진균이 포함된다.

미생물과 면역 시스템

우리 몸의 면역 시스템을 작동시키는 원인인 미생물과 면역 시스템, 둘 다 없으면 병원균도 없어 감염의 위험이 없는 더없이 안락한 상태에서 우리가 생존할 수 있을까? 상당한 주의를 기울인다면 가능하겠지만, 그런 상황은 분명히 이상적인 상태가 아니다. 예를 들어 1971년 텍사스에서 태어난 데이비드 베터David Vetter의 경우를 살펴보자. 데이비드는 출생 전에 중증복합면역결핍증Severe combined immunodeficiency; SCID이라는 면역 시스템이 심각하게 결손된 유전병으로 진단되었다. SCID환자는 감염에 비정상적으로 취약해 무해한 미생물에 노출되어도 치명적이어서 아주 어릴 때 사망한다. 데이비드의 형도 SCID환자였고 7개월 만에 사망해 데이비드가 어떻게 될지 부모나 의사들도 알지 못했다. 데이비드를 살리기 위해 유일하게 할 수 있는 일은 태어난 후 바로 무균환경에서 자라도록 하면서 적절한 공여자로부터 골수이식을 해 그의 면역 시스템을 복구하는 것이었다다수의 면역세포들이 골수로부터 만들어진다. 그래서 데이비드는 무균상태에서 제왕절개로 출생했고 출생 후 즉시 특별히 제작된 무균상태의 보호막으로 둘러싸인 침대로 옮겨졌다. 이와 같은 무균환경에서 그는 12년 동안 생존했다. 데이비드는 아주 가끔, 정확히는 일곱 차례 이동장치 통속에 NASA에서 제공한 우주복을 입고 용감하게 세상 바깥으로 나들이를 했다. 마침내 SCID가 아닌 그의 어린 여동생으로부터 골수이식을 받았지만, 여동생의 골수 속에 잠복해 있던 바이러스로 인해 이식 후 수개월 만에 사망했다. 이러한 데이비드의 시련은 이 세상에서 살기 위해서는 면역 시스템이 얼마나 중요한지를 극명하게 보여준다.

데이비드가 이런 종류의 연구를 해볼 수 있는 유일한 사람이었지만, 과학자들은 이와 유사한 연구를 1950년대부터 동물을 사용해 수행했다. 이 실험은 출산 이후 계속 무균상태를 유지할 수 있는 무균생쥐의 개발에 의해 가능했다. 이 무균생쥐나 항생제를 처리한 생쥐를 이용한 여러 실험들에 의해 미생물이 면역 시스템의 정상적인 발달과정에 필수적이라는 사실이 규명되었다. 이런 연구에 의해 장연관 림프조직gut-associated lymphoid tissue; GALT라고 하는 장에 있는 특수한 면역조직이 발견되었다. 이 GALT는 장에서 면역 시스템의 첫 번째 방어선을 구축한다. 그런데 무균동물에서는 면역 시스템의 일부인 GALT가 제대로 발달하지 못한다. 따라서 무균동물의 장벽에는 제대로 기능하는 면역세포가 매우 적다. 그뿐만 아니라 면역세포들이 흘러다니는 장막 간 림프절의 크기가 작고, 그 수도 감소되어 있다. 또한 장벽을 이루고 있는 장 상피세포조차도 미생물 산물을 인식할 수 있는 수용체의 수가 적다는 것이 밝혀졌다. 그 외에도 무균동물들은 항체와 면역세포의 수 자체도 적다. 이 모든 연구결과들에 의해 미생물군집이 정상적인 면역 시스템의 발달과 그 기능 발휘에 반드시 필요하다는 것이 명확하게 알려졌다.

어떤 미생물이 면역 시스템의 특정 기능에 필요한지에 대해서는 이제 막 밝혀지기 시작하고 있다. 많은 경우에 있어서 유아기에 면역 시스템의 발달을 촉진시키는 것은 특정 미생물이 아니고 일반적으로 흔한 리포다당류LPS와 펩티드글리칸 같은 표면분자물질들이다. 면역 시스템에 관련된 미생물을 규명하기 위해 아주 특별하게 야심차고 고비용의 실험을 거쳐 연구자들은 각각의 무균생쥐에 53종의 서로 다른 인간 장 미생물종을 접종시켰다. 후속연구에 의해 이 53종의 다른 미생물들은 면역 시스템의 발달과 그 활성에 각각 다른 영향을 미친다는 것이 발견되었다. 그러나 수백 가지의 다른 종들이 포함된 정상 미생물군집에서 나타나는 배열과 조합을 염두에 두면 각 미생물종의 개별효과를 선별한다는 것은 극히 어려운 일이다. 그럼에도 불구하고 특정 미생물이 조절 T세포와 도움 T세포를 포함한 면역 시스템의 핵심세포에 영향을 미친다는 사실이 규명되었다. 따라서 앞으로 면역 시스템의 조절에 작용하는 각종 미생물의 역할을 규명하는 것은 현재 전 세계적으로 널리 퍼져 있는 알레르기 질환, 천식, 자가면역질환, 그리고 염증질환과 같은 수많은 면역질환을 해결하는 데 크게 도움이 될 것이다.

미생물과 면역 시스템 간의 대화

장은 그 전부터 외부 침입 병원균에 대항하는 면역 시스템의 방어기제로 잘 알려져 있다. 장은 우리 몸 내부의 주요 물리적 장벽으로 작용해 외부 미생물이 감염을 일으키지 못하도록 거의 뚫을 수 없는 장벽으로 견고하게 둘러싸고 극히 안전한 일종의 '비무장지대'와 같이 미생물의 공격을 여러 가지 무기로 방어하고 있다. 즉 미생물이 이 비무장지대를 통과하려면 면역 시스템의 항미생물용 방어무기들에 직면하게 된다. 첫째, 장은 미생물이 거의 통과할 수 없는 점액으로 덮여 있다. 둘째, 장은 항미생물 펩타이드와 침입미생물을 선별적으로 공격해 없애는 IgA라는 특수항체를 분비한다. 셋째, 대식세포와 같은 면역세포들이 장을 순찰하고 숨어 있는 미생물을 찾아내어 제거한다. 넷째, 장세포들은 미생물 탐지자를 가지고 있어 침입한 미생물의 특징적인 분자물질을 즉각적으로 인식해 염증반응을 일으킨다.

최근들어 장의 면역 시스템을 점차 이해하게 되면서, 장에서 면역 시스템이 어떻게 작용하는지에 대한 개념이 바뀌어졌다. 미생물의 바다에서 면역 시스템이 진화한다고 생각하면, 동물들은 어디에나 있는 무해하고 잠재적으로 유익한 미생물과 죽여 없애야 하는 소수의 유해 미생물을 구분할 수 있는 방법이 확립되어야 한다. 지속적으로 소수의 미생물들이 장벽을 통과해 침투한다는 사실을 이제는 알고 있다. 그 전에는 이런 일이 미생물이 감염되었을 때만 일어나는 것으로 알고 있었다. 그러나 면역 시스템은 항상 감시상태에 놓여 있어서 켜졌다 꺼졌다 하는 것이 아니고 항상 시동이 걸려 있는 상태로 있다가 필요하면 즉시 활성화된다. 따라서 이런 방식에 의해 즉각적으로 전력을 다해 가동됨으로써 미생물의 심각한 위협을 조기에 뿌리 뽑을 수 있다.

그러나 과학자들을 아직도 괴롭히는 큰 문제는 미생물들이 어떻게 구체적으로 면역 시스템과 소통하고 있는가라는 의문이다. 미생물 중 어떤 것들은 상피세포나 면역세포와 밀접하게 접촉해 서로 소통하기도 하지만, 세균이 보통 소통하는 방식은 특정 분자물질을 분비해 숙주세포 표면의 수용체와 결합함으로써 신호를 세포 내로 전달해 그 영향이 나타낸다. 현재까지 밝혀진 이런 분자물질로 가장 잘 알려진 것이 짧은사슬지방산short-chain fatty acids ; SCFAs으로, 이에 대해서는 7장에서 상세히 설명했다. SCFAs는 아세테이트2개의 탄소분자, 프로피오네이트3개의 탄소사슬, 그리고 부티레이트4개의 탄소사슬가 대표적이다. 이들은 식이섬유를 분해하는 특정 미생물들이 생성한다. 앞에서 설명한 바와 같이 SCFAs는 여러 기능을 가지고 있다. 가장 중요한 첫 번째 기능은 장세포에 흡수되어 에너지원으로 사용된다는 것이다. 두 번째는 면역반응을 조절하는 조절 T세포의 작용 네트워크 범위와 기능을 줄여 과도한 염증을 감소시킨다. 또한 염증을 유발하는 작동 T세포의 활성도 감소시킨다. 세 번째 기능으로 SCFAs는 몸속 여러 세포들에 영향을 미쳐 조직의 회복력을 개선시킨다. 이런 여러 기능에 의해 미생물이 생산한 SCFAs는 면역 시스템과 면역반응의 대부분 활성에 있어서 중심 역할을 담당하고, 미생물과 면역 시스템을 연결해 소통시키는 주요 분자물질이다.

한편 면역 시스템이 미생물조성을 조절해 변화를 일으킨다는 사실도 알려졌다. 염증성 장예를 들면 IBD과 같은 비정상적인 조건에서는 장에서 과다한 염증이 일어나거나 정상적인 면역 시스템이 손상되어 면역력이 약화됨으로써 장의 미생물군집에 큰 영향을 미친다. 이때 면역 시스템이 어떻게 이런 작용을 하는지 정확한 기전은 알려지지 않았다. 한 가지 가설은 IgA 항체가 결합된 미생물 중 일부가 면역 시스템에 의해 신속하게 제거되거나, 미생물을 죽일 수 있는 항미생물성 펩타이드에 의해 특정 그룹의 미생물들이 사라짐으로써 미생물의 조성이 바뀔 가능성이 있다.

미생물과 그에 따라 발전하는 면역학

면역학자들은 미생물군집이라는 개념을 수용한 첫 번째 비미생물학자들로서 미생물군집이 정상신체의 기능에 중심역할을 할 것으로 믿었다. 면역학자들의 이런 믿음은 무균생쥐의 면역 시스템이 제대로 발달하지 못한다는 사실에서 시작되었다. 그런 다음 항생제 투여, 대변이식, 또는 다른 미생물을 가진 생쥐와의 공동사육 등이 미생물조성을 바꾸고 면역 기능에 막대한 영향을 미친다는 놀라운 결과들이 얻어졌다. 오늘날 대부분의 면역학 학술대회에서는 미생물과 면역학, 두 분야의 상호교류가 활발히 일어나고 미생물 영역이 큰 부분을 차지하면서 면역 시스템과 그 기능을 미생물 관점의 새로운 각도에서 접근하는 획기적인 성과들이 속속 발표되고 있다.

특히 면역학자들은 면역 시스템의 두 핵심영역인 선천면역과 획득면역후천면역 또는 적응면역이라고도 함에 주목하고 있다. 선천면역은 비특이적 방어기제로서 체내에 미생물이 침입하면 즉시 또는 수 시간 내에 작동을 한다. 여기에는 피부와 같은 물리적 장벽과 혈중의 항미생물성 화합물, 그리고 외부 미생물을 인식하는 대식세포 같은 면역세포들이 포함된다. 이 선천면역은 곤충에서부터 인간에 이르는 거의 모든 다세포 생명체에 존재하고, LPS나 펩티드글리칸 같은 침입미생물이 가지고 있는 독특한 분자물질에 의해 활성화된다.

선천면역 시스템은 모든 동물과 식물을 방어하는 기전으로 외부침입미생물에 대해 기본적인 일차 방어선을 구축하고 있다. 장에서는 배상세포라고 하는 특수한 장 상피세포가 엄청난 양의 당단백질당이 붙어 있는 단백질을 분비해, 방어상 무엇보다 중요한 점액층을 형성한다. 특히 대장에는 두 종의 점액층이 있다. 안쪽 층은 거의 투과할 수 없는 점액장벽을 이루고 있어 미생물을 대장과 분리하고 미생물이 거의 없는 상태이다. 이에 비해 바깥층은 다소 느슨해 점액을 먹이로 하는 몇 종의 미생물들이 서식하고 있다. 따라서 바깥층은 미생물과 숙주인 인간, 둘 다에게 에너지를 제공한다. 소장에는 미생물 수가 더 적고 점액층도 두 층으로 뚜렷이 구분되지 않는다. 점액층 안에는 원주 모양의 상피세포 일종인 파네드 세포가 생산한 항미생물성 펩타이드가 함유되어 있어, 광범위 항생제처럼 여러 종의 세균을 죽일 수 있다. 장의 상피세포층 아래에는 장벽을 관통한 미생물을 탐지할 수 있는 일련의 분자물질에 의해 미생물이 탐지되면 사이토카인 같은 신호물질을 내보내어 외부침입 미생물에 대항할 수 있는 염증반응을 유발시킨다.

대부분의 경우, 선천면역 시스템이 우리를 보호하는 힘든 일을 거의 도맡아 한다. 그러나 이 방어시스템이 불충분하거나 실패할 경우 획득면역이 작동해 보강된다. 이 획득면역은 매우 복잡해 진화의 꼭대기에 있는 척추동물만이 보유하고 있다. 따라서 비교적 단순한 생명체는 생존을 위한 방어수단으로 선천면역만을 가지고 있다. 획득면역은 B세포가 생산하는 항체나 특정 미생물을 목표로 하는 특정 T세포에 의해 특정 미생물에 존재하는 특정 분자물질을 인식하게 된다. 이 획득면역 시스템이 부팅되는 데는 적어도 일주일 정도의 시간이 필요하지만 이 기간 동안은 선천면역 시스템이 방어기능을 담당한다. 획득면역은 병원성 미생물을 선별적으로 찾아내어 파괴시키는 여러 종의 면역세포와 항체로 구성되어 있으며 장기간 작동하는 방어시스템이다.

이 다재다능한 획득면역은 한 번 침입한 특정 병원균을 기억할 수 있는 능력이 있어서, 과거에 만난 적이 있는 병원균에 대해서는 새롭게 전략을

268

짜지 않고 그 전에 사용한 방어 전략을 그대로 사용한다. 획득면역에서 B 세포는 미생물의 특정 분자물질에 결합해 그 미생물을 무력화 시키고, T 세포는 염증을 일으키는 여러 종의 사이토카인을 분비해 면역반응을 전반적으로 조율한다. T세포의 일종인 세포독성 T세포는 바이러스를 가진 세포나 항체가 도달하지 못한 세포 내부의 미생물들을 직접적으로 파괴시킨다. 이런 복잡한 면역기능이 추가됨으로써 인간이나 다른 포유동물,

백신

백신은 면역 시스템을 이용해 가장 치명적인 감염병을 방어할 수 있으므로 면역학 분야에서 빼놓을 수 없는 영역이다. 5장에서 설명했듯 매년 인플루엔자 백신을 접종하도록 권장된다. 그러나 캐나다인의 2/3는 매년 인플루엔자 백신을 맞지 않고, 미국에서는 59%의 아이와 43%의 성인만이 백신을 맞는다. 생쥐실험에서 정기적인 인플루엔자 백신접종은 염증성 노화, 심혈관질환, 그리고 치매와 관련된 염증을 감소시킨다. 새끼일 때 인플루엔자 백신을 맞은 생쥐는 나이가 들더라도 만성질병에 덜 걸리는 것으로 나타났다. 그리고 백신 미접종 생쥐는 만성질병에 좀 더 빨리 걸리고, 인플루엔자에 감염되면 만성질병의 발생이 촉진되었다.

백신작용에 미치는 미생물군집의 여러 기능에 대해 문헌상 많은 총설과 논평이 있지만 실제 연구를 수행한 것은 많지 않다. 그 중 하나는 짧은꼬리원숭이로 연구한 것으로 백신에 잘 반응하는 원숭이들이 더 다양하고 안정된 장 미생물군집을 가지고 있었다. 그리고 소규모 인간집단 연구에 의해서도 장 미생물군집이 훨씬 풍부하고 다양한 그룹에서 백신반응이 잘 나타났다. 미생물이 면역 시스템을 변경할 수 있으므로 백신반응에도 당연히 영향을 미치기 때문이다. 그러므로 미생물군집을 잘 육성하면 백신 반응도 더 좋게 나타날 것으로 예상된다.

조류, 그리고 파충류 같은 유악류턱이 있는 척추동물들은 병원성 미생물에 대해 백신생산과 같이 자신을 방어할 수 있는 훨씬 다양한 유연성을 가지게 되었다. 따라서 획득면역은 선천면역이 방어할 수 없는 경우에 대비한 지원군 역할을 한다.

쏟아지는 새로운 발견

지난 10년 사이에 미생물이 획득면역을 결정하는 데 중대한 영향을 미친다는 사실이 발견되었다. 특히 다음 세 가지 발견에 의해 특정 미생물이나 그 생성물이 면역 시스템을 결정하는 데 핵심적이라는 놀랄 만한 사실이 입증되었다. 이 발견들에 의해 향후 면역반응을 견고히 하고 조정할 수 있는 방안들이 개발될 것으로 예상된다.

그 첫 번째 발견은 T세포에 미생물이 영향을 미친다는 것으로 2005년에 사르키스 매즈매니언Sarkis Mazmanian 박사와 데니스 카스퍼Dennis Kasper 박사 그룹이 발표한 것으로, 잘 알려진 장 미생물인 박테로이데스 프라질리스Bacteroides fragilis(B. fragilis)균이 T세포의 비율을 결정한다는 것이다. 즉 프라질리스B.fragilis균이 면역 시스템의 균형을 유지하고 정상적인 면역반응에 핵심적으로 중요한 도움 T세포들인 Th1/Th2세포의 비율에 영향을 미친다는 사실이다. 무균동물은 알레르기 반응을 증가시키는 Th2세포의 수가 증가되는데, 이 무균동물에 프라질리스균을 주입하면 T세포의 비율이 다시 정상화되었다. 더욱 놀라운 사실은 이 균의 세포 표면물질인 캡슐 형태의 다당류인 폴리사카라이드A(psA) 단독처리에 의해서도 T세포의 비율이 정상화되었다. 그리고 폴리사카라이드A가 제거된 프라질리스균을 가진 생쥐는 이런 T세포의 비율을 정상화시키지 못했으므로 이 폴리사카라이드A가 결과적으로 면역 시스템을 정상화시킬 수 있음이 입증되었다. 그리고 폴리사카라이드A는 과도한 염증을 줄이는 항염증성 사이토카인인 IL-10의 생산을 유발시킨다는 사실도 알려졌다. 따라서 동물실험에서 폴리사카라이드A는 T세포 반응을 조절해 장염증을 감소시켜 IBD 같은 대장염을 억제시켰다. 이 발견은 면역학 분야에서 특정 미생물과 그 미생물의 생성물이 T세포 기능을 조절한다는 획기적인 사실로서 면역학 분야의 패러다임을 바꾼 성과이다. 이는 미생물과 획득면역이 연결되었다는 첫 번째 보고이다.

두 번째 획기적인 발견은 2006년에 이루어진 것으로 뉴욕대학교의 병리학과와 미생물학과에서 분자면역학 교수인 댄 리트먼Dan Littman 박사 그룹이 발표했다. 그의 연구실 연구원이던 이바일로 이바노프Ivaylo Ivanov 박사는 그 당시 발견된 Th17세포를 연구하고 있었다. Th17세포는 도움 T세포의 일종으로 특히 자가면역질환에서 염증을 일으키는 핵심 세포로 보고되었다. 이 세포들은 면역반응에서 중대한 역할을 하고 장의 T세포 중 30~40%를 차지한다. 무균생쥐는 Th17세포가 결핍되어 있으나(당시 세 연구그룹이 동시에 발표했다) 이 세포의 결핍이 어떻게 일어나는지는 알려지지 않았다.

이바노프 박사는 미생물이 Th17세포 생성에 영향을 미치지 않을까 예상했다. 왜냐하면 이 Th17세포는 장에 특히 풍부하기 때문이다. 이 가설을 입증하기 위해 그는 생쥐를 여러 가지 항생제로 처리한 결과 항생제들이 Th17세포 수치에 영향을 미친다는 것을 발견했다. 그리고 Th17세포 수치는 항생제에 따라 달랐으므로 항생제에 영향을 받는 특정 미생물 또는 미생물 그룹이 Th17세포에 영향을 미치는 것으로 예상되었다.

리트만 박사는 이바노프 박사가 또 다른 전혀 예상치 않은 놀라운 발견을 우연히 하게 된 것을 이렇게 회상했다. "그는 유전적으로 동일한 생쥐를 다른 두 군데 검정된 생쥐공급처로부터 구입했는데 이 생쥐들이 놀랍게도 Th17세포의 수치가 확연히 다르다는 것을 발견했지요. 그 차이는 5~10배에 이르렀답니다!" 이바노프는 두 공급처의 생쥐를 같이 사육을 하면 Th17세포의 수치가 변한다는 사실도 보여주었다(생쥐는 식변습성이 있어 같이 키우면 서로간의 분변을 나누어 먹게 되어 두 종류 생쥐 사이에 미생물의 교환이 일어난다는 사실을 기억하기 바란다). 이 발견은 면역학자들에게 엄청난 충격을 주었다. 그때까지만 해도 과학자들은 보통 특정 유전자가 돌연변이 된 생쥐를 한 회사에서 구입하고 돌연변이가 안 된 비교생쥐는 다른 곳에서 구입했는데 이는 이 두 종류 생쥐들이 돌연변이 된 특정 유전자를 제외하고는 동일하다는 전제를 당연히 하고 있었다. 이뿐만 아니라 과학자들은 실험실에 방금 도착한 생쥐와 수년간 실험실에서 사육한 생쥐를 대상으로 비교실험 하기도 한다. 그러나 이바노프의 결과에 의해 면역학자들은 실험하기 전에 생쥐를 사육장 안에 같이 키워 미생물군집을 먼저 동일화시켜야 했고, 또 그 미생물군집이 면역 시스템에 막대한 영향을 미친다는 사실을 받아들여야 했다. 이 이바노프의 발견에 의해 생쥐의 면역 시스템을 이용한 지난 50년 동안의 면역학 성과가 의문에 휩싸이고 다시 점검해야 될 상황이 되었다.

리트만 박사 그룹이 Th17세포의 생성에 미생물이 관여한다고 발표함으로써 그 미생물을 찾는 연구가 후속적으로 진행되었다. 그러나 이 과제는 말하기는 쉬워도 실제로 하기는 쉽지 않다. 왜냐하면 특정 미생물을 확인하는 기술은 아직 초보단계라 신뢰성이 약하기 때문이다. 이 문제를 해결하기 위해 저자인 브렛의 실험실에서는 특정 미생물의 DNA서열에 형광표시를 달아 현미경으로 조사해, 어떤 종류의 미생물이 존재하는지 확인할 수 있었다. 이 방법은 다소 정밀하지 못했지만 그래도 미생물조성의 전반적인 양상을 파악할 수 있었다.

자신이 개발한 이 기술로 특정 미생물을 찾는 데 도와달라고 리트만 박사가 연락했을 때를 브렛은 결코 잊지 못할 것이다. 이 방법으로 미생물을 염색해 Th17세포를 가진 생쥐에서 가늘고 긴 분절된 중요한 세균을 발견했기 때문이다. 이 세균은 Th17세포가 없는 생쥐에서는 보이지 않았다. 2000년으로 거슬러 올라가면 브렛 실험실에서 이런 분절된 필라멘트 모양의 세균Segmented filamentous bacteria ; SFBs이 토끼에서 발견되었고, 이 토끼는 병원성대장균 감염에 우수한 내성을 가지고 있었다. 그러나 그 당시 현미경으로 관찰하는 것 외에 그 기능을 알 수 있는 방법이 없어 내버려 둔 상태였다. 그러나 Th17세포를 가진 생쥐에서 이 균이 발견됨으로써 과학자들이 소매를 걷어붙이고 연구에 달려들어 이 SFBs가 Th17세포의 생성에 관련되어 있다는 사실이 알려지게 되었다. 즉 이 미생물은 Th17-생성동물과 Th17-결핍동물 사이에 차이를 나타냈다.

1년이 지난 후 이바노프와 리트만 박사 그룹, 그리고 켄야 혼다Kenya Honda 박사 팀은 SFBs가 Th17세포 생성기능을 가지고 있으며, SFBs는 소장의 상피세포와 밀접하게 접촉하고 있는 점액 속에 서식하고 있음을 발표했다. 이 세균들은 지금 전 세계의 실험실에서 배양되고 있으며, 이 균들이 면역 시스템을 결정하는 기전에 대한 치열한 연구가 집중적으로 진행되고 있다.

미생물과 T세포의 관련성에 대한 세 번째 발견은 2011년 일본의 혼다 박사 실험실에서 발표했다. 그들도 앞과 비슷한 기술을 이용해 무균생쥐에서 클로스트리디움목Clostridiales에 속하는 일군의 미생물모두 46종도 조절 T세포들의 적절한 균형을 유지하는 데 필요하다는 사실을 발견했다. 더 중요한 사실은 인간에 특이적인 클로스트리디움속 균 17종(이 경우도 단일종이 아님에 주목하자)이 생쥐에 동일한 효과를 나타냈다. 이 17종의 인간미생물은 IBD나 다른 면역질환과 같은 다양한 질병을 치료할 목적으로 면역 시스템을 조절하는 용도로 이미 상품화되었다.

이와 같이 이 세 가지 획기적인 발견(더 많은 발견들이 나오고 있다)들에 의해 미생물이 획득면역 시스템의 두 축 중 하나인 T세포의 발달과 그 기능에 막대한 영향을 미치는 것이 확인되었다. 리트만 박사는 다른 종류의 세균이 다른 형태의 면역반응을 나타낸다는 사실을 알게 된 것은 정말로 흥분된 발견이었다고 회상한다. 지금은 과학자들이 특정 세균이 자가면역질환의 증상을 증폭시키거나 심지어 그 원인이 될 수 있다는 개념을 연구하기 위해 실험동물모델에 눈을 돌리고 있다. 예를 들면 류마티스 관절염인 경우, 모델생쥐에게 항생제를 처리하거나 미생물을 완전히 제거한 무균생쥐에서는 이 질환이 나타나지 않는다. 그러므로 세균과 장의 면역 시스템 간의 접촉이 면역 시스템을 통해 전신적인 반응을 나타낼 수 있을 것으로 예상된다. 아울러 이 사실은 장에서 멀리 떨어진 부위에서 발생하는 자가 면역질환을 치료하는 데 활용될 수 있을 것이다.

T세포 외에 획득면역에서 또 다른 핵심요소인 B세포와 B세포가 생산하는 항체도 역시 미생물에 의해 영향을 받는다. 왜냐하면 무균동물은 IgA항체가 생성되지 않기 때문이다. IgA는 장 속으로 분비되는 항체로서 미생물의 특정 종을 인식함으로써 미생물군집의 조성에 영향을 미치는 것은 잘 알려져 있다. 숙주가 특정 미생물에 대한 IgA항체를 생산한다는 것은 그 특정 미생물이 점액층을 돌파해 면역반응을 유발시켰다는 것을 의미하고 또한 그 특정 미생물이 장의 내강 속에 단지 돌아다니는 것이

아니라 신체와 밀접한 접촉을 하고 있음을 나타내는 것이다. 따라서 IgA 항체생산은 체내 침입 미생물을 방어할 뿐 아니라 면역 시스템과 직접적으로 접촉하고 있는 미생물 종을 확인하는 유용한 방법이 되기도 한다.

무균동물에 미생물을 접종하면 IgA항체 생산이 급격히 증가한다. 그리고 IgA가 결핍된 환자는 미생물군집에 '염증성' 미생물의 수가 증가되어 있고, IgA를 도포한 미생물을 동물에 주입하면 면역반응을 유발시킨다. 이러한 발견들은 IgA와 미생물과의 관련성을 알려주므로 IBD 같은 질환에서 염증성 미생물을 탐색하고 동정할 수 있는 길을 열어주었다.

면역학 분야에서 현재 일어나고 있는 패러다임의 전환은 미생물 분야에도 큰 영향을 미치고 있다. 이에 대해 리트만 박사는 다음과 같이 말했다. "우리가 매일 정상적인 기능을 발휘하는 데는 특정 미생물이 필요하고 그 미생물과 같이 진화하고 있다는 것은 이제 확실합니다. 특정 미생물들이 면역 시스템과 상호작용해 매우 유익한 결과를 보이고 있습니다. 그래서 이 발견을 자가면역질환이나 다른 질환에도 활용할 수 있으리라 생각합니다." 이에 관한 기전이 어떻게 작동하는지 아직 잘 모르긴 하지만 리트만 박사는 자신의 미생물을 염두에 두고 이미 매일 아침 요구르트를 먹는다. "아마도 조만간 우리가 오랫동안 젊음을 유지할 수 있는 더 나은 요구르트를 개발할 수 있겠지요!"

자가면역질환

면역 시스템은 외부 미생물이나 입자를 찾아내어 파괴하도록 되어 있고, 이 장에서 자세히 이야기했지만 대부분의 경우 아주 멋진 역할을 한다. 그러나 이런 일을 적절히 하기 위해서는 외부 미생물과 해를 입히지 않는 미생물이 어울려 있는 우리 몸속에서 아군과 적군을 잘 구분할 수 있어야 한다. 자가면역질환은 면역 시스템이 자기 몸의 분자물질이나 조직을 외부 침입자로 오인하고 이를 외부의 위협으로 간주하여 공격하는 것이다. 이렇게 되면 뚜렷한 이유 없이 자신이 스스로를 공격해 종종 심각한 질병이 일어난다. 류마티스 관절염, 강직성 척추염, 루프스낭창, 다발성 경화증, 통풍이 대표적이다. 이제 미생물이 면역과 밀접한 관련성이 있다는 사실을 기반으로 미생물군집이 여러 자가면역질환에 어떤 영향을 미치는지에 대한 연구결과가 축적되고 있다. 따라서 앞으로 이런 연구성과에 의해 이들 질환에 대한 새로운 치료법이 개발될 가능성이 높다.

류마티스 관절염

류마티스 관절염은 만성 염증성질환으로 손과 다리의 관절에 주로 발생한다. 이 질환은 관절 부위를 공격하는 자가 항체를 만들어 윤활액에 의해 움직이는 관절인 팔꿈치, 손목, 발목, 무릎 등의 활막관절에 염증을 일으켜서 연골과 뼈를 손상시켜 변형을 초래하고, 결국 관절장애를 야기하고 사망률을 높이게 된다. 나이가 이 질환의 주된 위험요인으로서 일반적으로 40~60세 사이에 발병한다. 그리고 유전적 요인과 환경적인 요인도 관여하는데 그 기전은 아직 완전히 규명되지 않았다. 이 질환이 생길 때 염증유발경로와 항염증경로 사이의 균형이 깨진다고 예측된다. 즉 Th17세포의 증가와 더불어 조절 T세포의 감소가 결과적으로 B세포의 생성을 증가시킬 것으로 예상되고, 이 증가된 B세포들이 자가항체의 생산을 증가시켜 류마티스 관절염을 일으킬 것으로 알려져 있다.

류마티스 관절염에 미생물이 관여한다는 몇 가지 증거가 보고되어 있다. 여러 동물실험에서 무균생쥐는 정상상태인데 여기에 장 세균을 주입하면 류마티스 관절염이 일어났다. 그리고 동물실험에서 항생제를 처리하면 류마티스 관절염의 양상이 달라지는데 항생제의 종류에 따라 증세가 개선되거나 악화되기도 했다. 이 장의 앞에서 설명했듯이 SFB균들이 Th17세포의 생성을 유발하므로 무균생쥐에 SFB균을 주입하면 류마티스 관절염과 유사한 증세를 일으킨다. 또한 치주질환과 류마티스 관절염 사이에 강한 상관관계가 있다고 알려져 있다. 즉 구강의 병원균인 포르피로모나스 진지발리스*Porphyromonas gingivalis*(4장 설명 참고)가 치주염과 관절염증 사이를 연결시키는 균으로 현재 인식되고 있다. 그리고 류마티스 관절염 환자들은 구강과 장 미생물군집이 붕괴되었다는 보고도 있다. 그 외 114명의 환자를 대상으로 한 연구에 의해 프레보텔라 코프리*Prevotella copri*균이 류마티스 관절염과 강하게 연관되어 있다는 결과가 있다. 이러한 미생물의 관련성이 확인됨에 따라 류마티스 관절염을 치료하고 컨트롤할 수 있는 새로운 치료법의 개발이 점차 희망적으로 전망되고 있다. 그러나 미생물과 관련된 다른 질환들과 마찬가지로 미생물을 이용한 새로운 치료법이 실제 임상에 사용되기에는 좀 더 많은 연구와 정보가 필요하다.

강직성 척추염

강직성 척추염도 자가면역관절염의 일종이고 척추에 생기는 만성염증이 특징적이다. 이 질환에 의해 종국에는 척추가 휘어지고 허리가 굽은 자세가 된다. 이 질환 환자의 90% 이상에서 소수의 인구에서 발견되는 인간유전자 지표인 HLA-B27이 양성으로 보고되어 유전적인 요소가 강하지만 환경요인과 미생물요인도 관여될 것으로 예상된다. 왜냐하면 환자들은 장 미생물군집의 붕괴가 보고되어 있고 그에 따라 장투과성도 증가되며 국소염증과 전신염증이 다 증가되기 때문이다. 또한 환자에서 대장균과 프레보텔라균과 같은 염증성 미생물들이 소장의 회장 부위에 증가되어 있으므로 염증을 더 가속화시킬 것으로 추측된다. 다시 말하면 염증성 노화와 같이 장 미생물군집의 붕괴는 장투과성을 증가시켜 염증성 세균의 생성물이 혈중으로 들어가도록 할 것이다. 이런 현상과 더불어 유전적 요인이 합쳐져서 강직성 척추염을 일으키는 염증반응을 초래할 것으로 보인다.

루프스

루프스전신 홍반성루프스는 면역 시스템이 자기 자신의 조직을 공격해 일어나는 자가면역질환으로 공격하는 부위는 관절, 피부, 신장, 혈구세포, 뇌, 심장, 폐 등이다. 이 질환은 여성에 많이 발생하며 남성에 비해 1.2배에서 7배 발생률이 높다. 라틴어로 늑대를 의미하는 루프스는 얼굴에 홍반이 나타나는 증세 때문에 생긴 이름으로, 이 반점은 마치 늑대에 물린 이빨 자국과 흡사하다. 이 질환의 환자들은 피로감, 관절통증, 홍반, 그리고 발열과 같은 증세들이 주기적으로 갑자기 재발하는 특징을 가지고 있다. 다른 자가면역질환과 마찬가지로 이 병도 유전적 요인이 강하지만 환경적인 요인과 미생물적인 요인도 관여할 수 있다. 67명의 환자와 16명의 건강인을 대상으로 한 연구에 의해 루프스 환자들의 장 미생물군집은 다양성이 낮고, 염증성 미생물인 프로테오박테리아*Proteobacteria*가 증가하고, 일반적으로 항염증성을 띠는 후벽균*Firmicutes*은 감소된다고 알려졌기 때문이다. 한 가지 흥미로운 사실은 루프스 환자들에게 프레보텔라 코프리*Prevotella copri*균이 증가되는데, 이 균은 류마티스 관절염 환자에서도 증가되었다. 그리고 류마티스 관절염과 유사하게 Th17세포도 증가되어,

이 세포들이 루프스에서도 염증반응과 조직손상을 일으키는 핵심 면역 세포로 추정된다. 이런 사실에 의해 장 미생물군집을 교정하고 재구축해 조절 T세포는 증가시키고 Th17세포는 감소시켜 T세포의 비율을 정상화함으로써 루프스를 치료할 수 있는 새로운 방안이 시도될 수 있을 것이다. 이러한 미생물 치료법이 향후 루프스 환자의 면역 시스템을 개조하는데 적용될 전망이다.

다발성 경화증

다발성 경화증Multiple Sclerosis ; MS은 면역 시스템이 신경을 감싸 보호하는 미엘린초myelin sheath를 침식해 일어나는 질병이다. 이렇게 생긴 신경손상이 뇌와 신체 다른 부위와의 소통을 파괴시킨다. 물리적 치료와 약물복용 같은 치료법이 면역 시스템을 저하시켜 증세를 줄이고 병의 진행을 늦추는 효과를 나타내지만, 치유가 되는 것은 아니다. 이 질환의 증세로는 시력상실, 통증, 피로감, 그리고 동작 조정력의 손상 등이다.

이 질환의 동물모델에는 T세포의 변화가 나타나서 Th17세포가 증가를 하고 조절 T세포는 감소하며 B세포에 의한 자가항체의 생산과 같은 자가면역 염증반응이 변화된다. 무균생쥐는 이 질환의 위험이 놀랄 만큼 감소된다. 그러나 이 무균생쥐에 SFB를 주입하면 Th17세포가 증가하고 다발성 경화증이 나타난다. 8건의 다발성 경화증 환자와 정상인의 미생물군집을 비교한 인간연구에 의하면, 연구별로 구체적인 미생물종은 다르긴 하지만 전반적인 양상은 다음과 같이 비슷하게 나타났다. 즉 피칼리박테리움 프로스니치Faecalibacterium prausnitzii와 같은 짧은사슬지방산 생성균들은 감소를 해서 부티레이트butyrate 같은 항염증성 물질이 줄어드는 반면 장내세균과Enterobacteriaceae 같은 염증유발성 미생물 수는 증가했다. 최근에는 아커만시아 뮤시니필라*Akkermansia muciniphila*와 아시네토박터 칼코아세티쿠스*Acinetobacter calcoaceticus*균들이 다발성 경화증과 관련이 있고, 사람과 무균생쥐에서 염증반응을 일으킨다고 보고되었다. 그 외에도 조절 T세포를 증가시키는 항염증성 미생물인 파라박테로이데스 디스타소니스*Parabacteroides distasonis*는 감소되었다고 알려졌다. 쌍둥이를 대상으로 한 연구에서 쌍둥이 중 다발성 경화증 환자의 대변을 무균생쥐에 이식하면, 다발성 경화증 환자가 아닌 쌍둥이의 대변을 이식한 경우보다 다발성 경화증의 증상이 더 심하게 나타났다. 이 결과는 놀랄 만한 것으로 다발성 경화증는 감염성 질환이 아니므로 이 병이 다른 사람에게 직접적으로 전염되지는 않기 때문이다. 따라서 이식한 미생물이 면역 시스템의 기능을 조절하여 다발성 경화증을 유발할 수 있다는 사실은 큰 발견이 아닐 수 없다. 이런 일련의 연구들이 가까운 장래에 미생물군집이 다발성 경화증의 예측인자일 뿐만 아니라 면역조절자로 이용될 가능성을 제시하고 있다.

통풍

통풍은 관절부위에 극심한 통증과 피부가 붓고 빨개지는 특징을 가진 일종의 관절염이다. 체내에서 과다 생성된 요산이 결정화되어 관절에 축적되면서 통증과 염증이 일어난다. 붉은 육류와 맥주 같은 주류, 조개류나 멸치 같은 특정 해산물 등 체내에서 요산으로 전환될 퓨린이 많이 함유된 식품의 섭취가 통풍의 원인이다. 이처럼 영양분이 풍부한 음식이 원인이므로 통풍은 역사적으로 '부자병' 또는 '왕의 질병'으로 알려져 있다. 역사적으로 유명한 통풍환자들은 영국의 헨리 8세, 벤저민 프랭클린, 뉴턴, 베토벤, 그리고 레오나르도 다빈치 등이다.

통풍의 발생률이 최근 서구사회에서 급증하고 있다. 아마도 식습관이 달라지고 과체중이 되고 수명이 늘어난 것이 주된 원인일 것이다. 그래서 미국인의 약 4%가 극심한 통증과 발적, 부어오름 같은 고통스런 경험을 하게 된다. 급성 통풍인 경우는 항염증약물인 NSAIDs가 통증을 가라앉히고 통증 시간을 줄여준다. 그리고 만성통풍인 경우는 식습관을 바꾸고 운동을 하고 음주를 줄이는 것이 재발을 최소화하는 데 도움이 된다.

통풍의 진단은 혈중 요산수치로 판정된다. 그런데 최근에 장 미생물을 기반으로 한 독특한 검사법이 개발되었고, 이 방법은 기존의 혈액검사법보다 효능이 높다고 알려졌다. 이 검사법은 요산의 30%가 장을 통해 배출되므로 장 미생물이 요산대사에 관여할 것이라는 가설에 기반해 개발되었다. 즉 요산환자와 정상인을 비교한 결과, 요산을 분해하는 효소의 양이 환자에서 낮다는 사실이 발견되었다. 따라서 환자들은 요산분해가 감소해 통풍이 유발된 것이다. 이 요산분해 과정에 관여하는 17종의 미생물을 발굴해 이를 '통풍의 미생물 지표'로 확립했다. 이 미생물 지표를 이용해 33명의 정상인과 35명의 통풍환자를 대상으로 조사한 결과, 통풍 진단의 정확도가 88.9%에 달해 기존의 혈액검사의 정확도인 71.3%보다 우수한 결과를 얻었다. 이 결과에 의해 장 미생물군집이 통풍의 진단을 개선하고 더 나아가 치료에도 활용될 가능성이 제기되고 있다.

염증성 노화: 노화의 핵심

염증이 외부침입 병원균을 방어하기 위해 꼭 필요한 것이고 대부분의 경우 그런 역할을 하지만, 아무리 좋은 것이라도 과하면 해로울 수 있다.

낮은 정도의 만성 염증은 몸의 조직과 기관에 장기간 해로운 효과를 나타내므로 노화과정에도 당연히 그러하다. 우리 몸의 면역 시스템은 대략 50세가 지나면 약해지기 시작하는데 이 과정을 면역노화라고 한다. 면역노화의 정확한 기전은 규명되지 않지만, 다양한 항원에 대한 오랫동안의 과부하가 아마도 면역노화를 일으킬 것으로 생각된다. 즉 오랜 기간 동안 우리 몸은 외부 미생물에 끊임없이 대응해야 하므로 이에 대한 피로감이 생길 가능성이 높다. 여기에 더해 나이가 들면서 외부미생물을 계속 제거할 수 있는 새로운 면역세포를 충분히 생성할 능력이 떨어지게 된다. 즉 항체를 생산하는 B세포와 면역 T세포, 그리고 항원을 제거할 수 있는 능력의 감소 등으로 인해 전반적인 면역 시스템의 효율성이 감소하게 된다. 이런 이유로 백신의 효능이 노인에게는 떨어지고, 젊고 건강한 성인에게는 문제되지 않는 폐렴과 같은 감염증이 노인에게는 치명적이게 된다.

면역 시스템이 늙으면서 약해지지만, 낮은 정도의 염증은 노인들에서 크게 증가한다. 이런 현상을 염증성 노화라고 적절하게 이름 지어졌다. 노화되면서 면역 시스템의 효율성이 감소하면 미생물군집도 잘 유지하지 못하고 그에 따라 외부물질도 적절하게 컨트롤하지 못하게 된다. 따라서 미생물이 몸속으로 쉽사리 침투해 염증반응을 일으키게 된다. 그리고 노화가 되면 장의 투과성도 증가한다. 그러면 더 많은 미생물과 이들이 만든 염증성 물질들이 몸속으로 들어가서 염증을 증가시키게 된다. 이와 같이 면역 자극물질들이 면역반응을 촉발시키면, 염증 유발성 사이토카인의 증가와 항염증성 사이토카인의 감소를 포함한 복잡한 일련의 과정을 거쳐 낮은 정도의 염증이 일어나게 된다. 65세 이상의 노인들은 젊은 사람들보다 혈중에 염증 유발성 사이토카인이 2~4배 높게 나타난다. 이런 염증성 사이토카인을 측정함으로써 10년 내에 사망할 위험을 예측할 수 있고, 대부분의 노화관련 질환의 발병 여부도 예상할 수 있다.

염증성 노화가 건강과 질병에 미치는 영향은 어떠한가? 과학자들이 애호하는 동물모델인 생쥐와 초파리의 연구결과, 염증을 줄이면 건강한 장미생물군집이 유지되고 수명이 증가되었다. 사이토카인들은 몸 전체를 순환하므로 그에 따라 염증성 노화가 대부분의 조직과 기관에 나타난다. 그 결과 심장마비와 뇌졸중을 일으키는 동맥경화증, 간과 신장의 대사질환, 비만, 제2형 당뇨병, 그리고 근육과 뼈의 손실, 암, 자가면역질환, 또한 우울증과 치매 같은 신경 퇴행성 질환의 발생과 관련이 된다.

이처럼 낮은 정도의 염증이 유발하는 조직손상은 몸 전반에 걸쳐 일어난다. 따라서 염증성 노화가 노화와 관련된 거의 모든 퇴행성 과정의 핵심에 놓여 있다. 그러므로 건강한 장수에는 이런 만성의 낮은 정도의 염증을 가급적 줄이는 것이 무엇보다 중요하다.

여기서 또 다른 의문이 생긴다. 염증성 노화가 우리 몸과 수명에 그렇게 해롭다면 왜 진화과정에서 제거되지 않았을까? 이에 대한 단순한 답은 염증성 노화는 주로 생식단계가 훨씬 지난 노인에서 일어나므로 이를 제거해야 할 진화의 압력이 없다는 점이다. 진화는 생식과 밀접하게 연관되어 있어 우리가 후손을 생산한 후에 얼마나 오래 살아야 하는지에 대해서는 유전적으로 관련이 없어 보인다. 또한 염증은 생애 초기단계에, 특히 생식 가능시기에 감염과 다른 질병을 극복해 생존하는 데 필수적이다. 이때의 생존 그 자체가 장수에 핵심이기도 하다. 따라서 이 방어기전이 노년기에 해가 된다 할지라도 제거시킬 진화상의 이유가 없는 것이다.

이런 면역성 노화에서 미생물은 무슨 일을 하는가? 아마도 여러분들이 예상했겠지만 모든 일에 관여한다. 7장에서 설명했듯이 노인, 특히 백세인과 젊은이들의 미생물군집을 비교해보면 큰 차이가 나타난다. 65세 무렵부터 전반적인 다양성이 줄어드는데, 피칼리박테리움 프로스니치

염증성 노화: 장수의 걸림돌

1908년으로 되돌아가면, 면역학의 아버지로 추앙받는 유명한 생물학자인 엘리 메치니코프Élie Metchnikoff가 장 미생물들이 노화와 관련되어 건강을 해치는 주범이라고 주장했다. 또한 그는 미생물현재의 유산균과 같은 프로바이오틱스을 잘 이용하면, 장의 건강을 회복하고 그에 따라 장수와 건강을 증진시킬 수 있을 것이라고 굳게 믿었다. 그는 자신의 주장을 확신했기 때문에 요구르트와 발효식품 같은 프로바이오틱균들이 풍부한 음식을 상당히 많이 섭취했다. 그러나 그의 가설과 주장은 말할 필요도 없이 그 당시에는 심한 조롱거리였고 무시되었다. 100년이 지난 지금에서야 그가 옳다는 것이 과학적으로 증명되었다.

맥마스터McMaster 대학교의 다운 보우디시Dawn Bowdish 팀이 행한 일련의 잘 계획된 실험에 의해 미생물이 생쥐의 노화와 수명에 핵심역할을 한다는 사실이 발표되었다. 노화 생쥐는 사람과 마찬가지로 젊은 생쥐에 비해 장투과성이 증가되어 있어서 장 미생물들과 LPS 같은 생성물이 장 외부에서 발견되었다. 그러나 이런 장 미생물의 생성물이 노화된 무균생쥐에서는 예상한 대로 발견되지 않았

*Faecalibacterium prausnitzii*를 포함해 염증을 낮추는 유익한 후벽균 종이 감소한다. 이는 좋지 못한 징후이다. 염증과 관련된 반응의 하나는 독성을 가진 활성산소reactive oxygen species ; ROS가 생성되는데 이는 전반적인 산소 수치를 높여 산소에 취약한 후벽균들이 줄어드는 데 일조한다. 이에 비해 LPS 같은 염증성 분자물질을 생산하는 염증유발성 미생물의 수는 크게 증가한다. 이 종류 미생물들은 통성 혐기성균으로 산소가 많아진 대장 환경에서 생장할 수 있는데 대장균과 같은 장내세균과*Enterobacteriaceae*균들이 포함된다. 노화와 관련된 또 다른 특징은 장투과성(7장 참조)의 증

다. 그리고 무균생쥐는 정상생쥐보다 오래 살았다. 또한 무균생쥐들은 장투과성이 증가되지 않았고 조직손상도 덜할 뿐 아니라 염증성 노화도 일으키지 않았다. 보우디시 팀은 노화된 정상생쥐의 미생물군집을 젊은 무균생쥐에 이식을 시키면 염증성 노화와 장투과성이 증가됨을 보여주었다. 그리고 정상 노화생쥐의 대식세포는 무균 노화생쥐에 비해 침입 미생물을 포식해 없애는 기능이 저하되는 반면, 무균 노화생쥐의 대식세포는 정상적으로 활동해 외부 미생물을 죽이는 능력이 젊은 생쥐와 유사했다.

보우디시 팀의 가장 뛰어난 연구결과는 노화와 관련된 염증성 사이토카인의 일종인 TNF종양괴사인자를 억제하면 미생물군집의 손상을 회복시킬 수 있다는 발견이었다. 다시 말하면 TNF 수치를 낮추면 염증이 감소되면서 미생물군집이 좀 더 건강한 균형상태로 돌아갈 수 있다는 것이다. 이런 결과들을 종합해보면 장 미생물과 미생물의 특정 생성물에 일생에 걸쳐 오랜 기간 노출되면 장투과성과 염증성 노화가 점점 증가한다는 것을 의미한다. 그렇게 되면 장 미생물군집의 붕괴와 대식세포의 기능이 손상되고, 후속적으로 더 많은 염증이 일어나면서 조직의 손상도 뒤따라 일어나게 된다.

가이다. 이런 특징들, 즉 유익균의 감소와 염증 유발균의 증가, 그리고 장 투과성의 증가는 장에서 종합적으로 작동해 낮은 강도의 염증이 일어나고 결과적으로 몸 전반에 걸쳐 조직손상을 일으키게 된다.

염증성 노화가 노화과정에서 중심축으로 작용하므로 적절한 시기에 염증을 막아서 노화를 늦출 수는 없을까? 염증이 필요한 젊은 시기가 아니라 염증이 해가 되는 노년기의 어떤 시기에 말이다. 물론 이런 가정은 가능하지만 현재로서는 그 시기를 결정할 수 있는 과학적인 증거는 없다. 지금까지의 각종 데이터에 의하면 염증성 노화는 가역적이어서 이를 컨트롤하는 것이 상당히 희망적이다. 지금 진행되고 있는 연구 가운데 하나는 수년에 걸쳐 지중해식 식단의 노인과 일반식단의 노인을 비교 분석해 지중해식 식단이 염증성 노화를 줄일 수 있는지 조사하고 있다. 또한 프로바이오틱스가 건강한 장 미생물군집을 유지할 수 있고, 장투과성을 감소시킨다면 염증을 줄이게 되어 염증성 노화도 감소시킬 수 있을 것이다. 메치니코프가 1세기 전에 주장했듯이 면역기능 발휘에 미생물이 중요한 역할을 한다는 사실이 잘 알려졌으므로 앞으로 미생물을 이용해 염증성 노화를 조절하고 감소시킬 수 있는 여러 새로운 방안들이 개발될 수 있을 것이다. 그러나 과학이 제자리를 찾아 해결책을 내놓기까지는 메치니코프의 예와 같이 끔찍하게 오랜 시간이 걸리기도 한다.

이 모든 것을 합쳐서: 미생물과 면역학이 협동하는 미래

이 장에는 두 가지 주된 핵심 포인트가 있다. ① 미생물과 면역 시스템은 서로 긴밀하게 얽혀 있다. ② 염증성 노화는 장수의 걸림돌이다. 면역 시스템이 우리 몸의 미생물 조성을 이루게 하고, 그 역으로 미생물은 면역 시스템을 형성하는 데 적극 관여한다. 이 현상은 감염을 조절하는 일에서부터 자가면역질환의 유발에 이르기까지 모든 것에 관여되어 있다.

노인이 되면 면역 시스템이 점차 쇠퇴해 면역노화가 일어나고, 미생물 생성물이 체내로 스며들어 낮은 정도의 염증을 일으키게 된다. 수년간에 걸친 염증성 노화에 의해 조직손상이 일어나고 점차 몸의 여러 시스템이 파괴되어 간다. 이때 염증성노화가 노화과정에 어떻게 관여하는지를 더 많이 알게 되면, 미생물을 통해 이 노화과정을 막을 수 있는 새로운 방안이 가능해질지 모른다. 미생물을 통한 이 새로운 방안들이 자가면역질환의 전반적인 발생률을 낮추고 노화에 따른 신체 조직의 자연적인 약화과정을 늦추는 항노화 영역을 개척할 수 있을 것이다.

유용한 정보

- **스스로를 돕자**　매년 가을에 맞는 독감백신처럼 최근에 출시된 백신의 접종으로 우리 몸의 면역 시스템이 바이러스를 물리치도록 하자.

- **노화는 피할 수 없어도 염증성 노화는 막자**　건강하고 다양한 미생물군집을 가능한 한 유지해 장투과성과 낮은 정도의 염증을 줄이자. SCFA와 항산화제를 증가시킬 수 있는 식품(즉 섬유질)을 최대한 섭취해 염증성 노화를 가능한 줄이자. 고섬유질 식품은 콩과식물, 베리류, 그리고 십자화과 채소 등이고, 짙은 색의 포도, 블루베리, 레드비트, 견과류, 짙은 녹색채소들은 항산화 식품이다.

12

당신의 미생물을 구부리세요: 근육과 골격

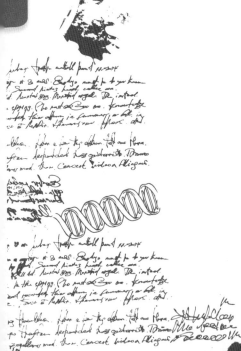

허약, 체중감소, 에너지 저하, 그리고 고통스럽게 느린 걸음걸이, 이 모든 것들이 대다수 노인들에게 숨길 수 없는 쇠약한 모습이다. 그러나 이런 쇠약함은 의학적 정의이지 노화의 피할 수 없는 결과는 아니다. 왜냐하면 생활습관이나 행동, 그리고 자신의 미생물군집에 영향을 미치는 일상적인 선택을 신중히 결정함으로써 쇠약해지는 것을 예방하거나 늦출 수 있기 때문이다. 브리티시컬럼비아대학교의 정형외과와 가정의학과 교수인 헤더 맥케이Heather McKay 박사는 노인층에 필요한 운동생리학 측면에 집중적으로 연구의 초점을 맞추고 있다. 이는 그녀 자신이 뛰어난 육상선수였다는 개인적인 체험과 어머니로서의 경험이 바탕이 되었다 (그녀는 영연방 경기대회 같은 세계무대에서 캐나다를 대표하는 단거리 주자였다). 그녀가 애들을 키우고 있을 때의 경험에 의해 "어린 시절에 무엇을 선택하는가에 따라 우리의 일생이 정해지는 것은 명백하다."는 사실을 터득하게 되었다. 집에서 애들을 키워야 했지만 의과대학에 진학을 했다. "의사가 되고 나서 이미 병에 걸리면 치료할 여지가 많지 않다는 사실을 깨우치게 되었지요. 그래서 그 대신 건강을 어떻게 유지시킬까가 중요했어요!" 이런 선택에 의해 즉각적인 치료와 처치에 초점을 둔 전통적인 의료행위를 벗어나 예방영역에 전념하게 되었다.

이런 예방 의료의 필요성이 지금은 그 어느 때보다 절실해졌다. 현재 북미 역사상 처음으로 15세 이하의 인구보다 65세 이상의 인구가 더 많은 상황이 되어 맥케이 박사도 노화연구에 일정부분 관여되어 있다. "우리의 건강 관리시스템이 미래에도 무너지지 않고 작동하려면, 노인들이 건강하고 활기 차게 늙어가도록 해야 합니다." 맥케이 박사는 뼈를 예로 들어 어릴 때는 뼈가 자라지만 노인들에게는 뼈가 감퇴한다고 하면서 "이런 현상은 논리적으로 타당하지만 오랜시간 동안 노인들의 뼈를 조사한 결과, 살아가는 동안에는 모든 것이 서로 연결되어 있다는 사실에 근거해 골격도 어떻게 해서든 지탱하고 유지시키는 게 중요합니다. 특히 운동과 식사가 일생에 걸쳐 뼈의 건강에 엄청난 역할을 하지요." 맥케이 박사는 장수에 관심이 많아서 우리 일생의 마지막 30년을 "인생 3막의 3번째 막"이라고 부르면서 이 시기를 어떻게 계획하느냐에 관심을 집중하고 있다. "저는 신체적인 활동과 움직이는 것이 장수의 핵심이라고 확신하고 있어요." 그리고 이렇게 덧붙였다. "삶의 질에도 무엇보다 중요하답니다."

맥케이 박사는 신체활동이란 것을 일주일에 5회씩 60분 동안의 중간 강도 또는 고강도의 운동을 하라는 처방을 꼭 의미하지는 않는다고 강조했다. 여기에서 신체활동이란 거동이 불편한 노인이 휠체어에만 갇혀 있지 말고 가벼운 움직임으로 점차 조금씩 진행하라는 의미이다. "매번 아주 조금씩 나아지는 것이에요. 하루의 대부분을 침대에 누워 있다면, 침대 모서리에 앉도록 시도하는 것부터 시작합니다. 침대 모서리에 앉게 되면 문까지 걸어보고요. 문에 도달하면 주위를 걷는 것이지요. 그렇게 해서 매일 조금씩 보태 나가는 겁니다. 거기에 격려하거나 공감할 수 있는 친구나 가족이 함께 하면 더 할 나위 없이 좋지요." 텃밭을 가꾸거나 손자들과 같이 노는 것도 노인들의 건강에 도움이 될 뿐만 아니라, 뼈 손실을 막고, 몸의 균형 잡기나 근육의 상호조정능력을 개선시키며 완화시킨다. 그리고 기분과 기억을 북돋우고 여러 가지의 만성 증세들을 완화시키키도 한다.

노쇠와의 싸움

1900년에는 미국인의 평균 수명이 47세였다. 지금은 평균수명이 거의 79세에 육박해 있다. 이렇게 인간이 일생에서 30년을 더한 것은 경이로운 성공담이긴 하지만, 쇠약, 체중감소, 그리고 낮은 활동 등으로 특징지어진 노인증세, 즉 노쇠라는 새로운 문제가 대두되고 있다. 이 노쇠에는 두 가지의 주된 신체적인 손실이 나타난다. 즉 뼈의 손실골다공증과 근육양의 감소근육감소증이다. 미국에서 65세 이상의 비요양시설 노인 중 약 15%가 노쇠를 경험한다. 그 노쇠 상태는 피로감, 낮은 육체활동량, 쇠약, 굼뜸, 그리고 위축과 같은 5가지 증상을 의미한다. 그리고 45%는 이 증상 중 하나나 둘을 가진 전 노쇠상태이다. 이 노쇠현상은 90세 이상의 노인에서는 38%로 크게 증가한다. 2050년이 되면 전 세계적으로 12억 명이 노쇠상태가 될 것으로 예측된다.

노쇠는 신체장애와 여러 부정적인 건강문제의 강력한 예측지표이다. 존스홉킨스 대학의 연구결과에 의하면 노쇠는 수술 후 합병증의 위험을 두 배로 증가시키고 입원기간을 늘리며 요양원으로 옮길 가능성을 증가시킨다. 뿐만 아니라 수술 후 간병인이 돌봐야 할 경우가 20배나 증가된다. 특히 미국에서 노쇠한 인구의 반 이상이 지난 1년 동안 낙상을 겪었다. 그 중 1/3 이상은 여러 차례 넘어졌으며, 2/5는 낙상 또는 다른 건강 상 이유로 병원에 입원해야 했다. 따라서 노쇠가 사실상 나이보다 사망률과 입원률에 대한 더 정확한 예측 지표가 된다. 달리 말하면 잘 늙는다는 것은 노쇠를 최소화하거나 예방할 수 있는 것을 의미한다.

우리 자신을 보호하기 위해 무엇을 할 수 있을까? 이 책의 주제인 식사와 운동이 일반적인 건강과 장수에 기적과 같은 효과를 나타내고, 이 식사와 운동은 이미 언급했듯이 미생물과 깊이 연관되어 있다. 노쇠의 한 원인은 노화에 따른 근육량의 감소이므로 일주일 중 대부분의 요일에 활발하게 움직여 근육의 힘을 증가시키고 쇠약해지지 않도록 하는 것이 매우 중요하다. 그렇다고 해서 체육관에 달려갈 필요는 없다. 맥케이 박사에 의하면 장바구니를 들거나 계단을 걸어 올라가고 손자들을 들어올리거나 안는 것들도 다 이 범주의 신체활동에 속해 효과가 있다고 한다.

과일, 채소, 단백질, 건강한 지방, 통곡류, 저지방 유제품과 같은 균형 잡히고 영양이 풍부한 식사를 규칙적으로 하는 것도 또한 중요하다. 한 연구에 의하면 지중해식 식사를 고수한 사람들은 노쇠 비율이 74%나 줄어들었다고 한다. 그 원인은 지중해식 식사에 의해 미생물들이 해로운 저강도의 염증성 노화를 줄여 노쇠의 방지에 관여하기 때문이다. 왜냐하면 늙으면서 부티레이트같이 항염증성 물질을 생산하는 미생물의 수는 줄어드는 반면, 염증성 미생물의 수는 증가해 이런 미생물 조성의 변화는 노쇠에 관여된 염증반응을 증가시키기 때문이다.

노쇠가 여러 질환과 관련되는 것 외에도 미생물군집에도 관여되어 그 다양성이 일반적으로 감소한다. 이런 미생물군집의 차이는 나이가 들면서 거주지와 식습관과 같은 외부적인 변화에 의한 것인지(노년기의 환경의 역할에 대해서는 13장 참조), 노화되는 신체의 생물학적 변화에 의한 것인지는 아직 확실하지 않다.

미생물군집의 변화와 노쇠에 대한 인과관계는 아직 규명되지 않았지만, 장 미생물군집이 노쇠현상과 관련되어 있다는 몇 가지 연구결과가 보고되었다(장 외의 다른 미생물군집과 노쇠현상과의 관련성은 아직 연구되지 않았다). 그 중 평균연령이 86세인 23명의 노인을 대상으로 한 연구에서 동일한 식사와 동일한 요양원에서 생활하는 10명의 고도 노쇠 노인과 13명의 경증 노쇠노인을 비교한 결과 17종의 핵심 장 미생물 집단이 상당한 차이를 나타냈다. 즉 고도노쇠 노인그룹은 락토바실러스 *Lactobaciili*, 박테로이데스*Bacteroides*, 그리고 피칼리박테리움 프로스니치 *Faecalibacterium prausnitzii*(*F. prausnitzii*) 같은 혐기성 세균의 수가 감소했다. 이런 세균들은 항염증성 짧은사슬지방산인 부티레이트를 생산하므로 이 균들이 감소를 하면 염증이 증가를 한다. 또한 고도노쇠 노인그룹은 염증을 증가시키는 장내세균과*Enterobacteriaceae*균의 수가 증가되어 있었다.

그리고 영국에서 행한 728명의 여성 쌍둥이를 대상으로 한 훨씬 대규모 연구에서 미생물과의 관련성을 조사하기 위해 대변 미생물에 대한 염기서열분석을 실시했다. 이 연구 참가자들의 평균 나이는 63세42~86세 사이였다. 비교적 나이가 젊은 사람들은 지역사회에 거주하며 전반적인 노쇠 정도는 낮은 편이었으며, 앞에서 조사한 결과와 유사한 경향을 나타냈다. 즉 전반적으로 노쇠현상은 미생물군집의 다양성 감소와 관련이 있었다. 노쇠는 참가자의 나이, 식사, 음주, 흡연, 체중과 같은 요인보다 훨씬 강하게 미생물의 다양성과 관련성을 나타냈다. 미생물 중 클로스트리디움목*Clostridiales*균종, 특히 부티레이트의 주생산균인 프로스니치*F. prausnitzii*와 반비례 관계를 나타냈다. 다시 말하면 노쇠한 참가자는 항염증 미생물의 수가 적다는 것을 의미한다. 이와는 반대로 노쇠와 정비례 관계를 가지는 수종의 미생물들이 발견되었지만, 이 미생물들이 실제로 노쇠를 증가시키는지는 아직 확인되지 않았다.

미생물과 노쇠에 관한 또 다른 중요한 연구는 64세에서 102세 사이의 178명의 아일랜드계 사람을 대상으로 수행되었고 대조그룹으로 평균나이 36세인 성인 13명이 포함되었다. 이 연구의 흥미로운 면은 식사와 거주지에 따른 미생물군집의 변화를 조사한 것이다. 즉 83명은 지역사회에, 60명은 장기 재택간호 시설에 거주하도록 했다. 장기 재택간호 시설에 들어간 참가자들의 미생물군집이 "지역사회거주자"의 다양한 조성에서 그 다양성이 줄어든 "장기 재택간호"의 조성으로 완전히 전환되는 데약 1년이 소요되었다(자세한 내용은 13장 참조). 장기 재택간호시설 거주자는 신체활동이 줄어들어 그만큼 앞에서 설명한 피로감과 같은 노쇠의 5가지 증상이 증가하고 종양괴사인자-α(TNF-α)의 혈중 수치도 높게 나타났다. 이런 결과는 우리 몸의 장기적인 체력을 위해서는 미생물군집을 염두에 두어야만 한다는 것을 암시한다.

부러지기 쉬운 뼈

어릴 때 뼈의 양과 강도가 지속적으로 증가한 후, 나이가 들면서 뼈의 양이 줄어드는 것은 자연스런 일이다. 어린애들이 뜀뛰기나 달리기 같은 체중이 실리는 운동을 해 평생 함께할 건강한 골격을 형성하는 것은 아이들에게 필수적인 일이다. 제시카이 책의 저자는 소아과 의사인 어머니가 자신과 남동생에게 저녁식사 전에 밖에 나가 뜀뛰기를 20번씩 시킨 것을 잘 기억하고 있다. 그 당시 제시카는 그 뜀뛰기가 그냥 재미있는 놀이로

만 생각했는데, 이제는 어머니가 자신의 뼈 건강을 위한 사려 깊은 조치였음을 깨닫게 되었다!

맥케이 박사와 여러 연구자들의 결과에 의하면 사춘기 무렵의 2년 동안에 성인 뼈 양의 약 26%가 만들어진다고 한다. 이 양은 성인이 된 후 50년에 걸쳐 상실되는 뼈의 양과 거의 비슷하다. 조골세포는 뼈 형성에 필요한 세포외 기질을 분비해 골조직을 형성하고, 반대기능의 파골세포는 뼈의 분해와 흡수기능을 가져 뼈를 파괴한다. 뼈가 최대로 형성되는 시기는 20세에서 30대 중반으로, 이 시기에 일생 중 가장 많은 뼈 질량을 갖는다. 그 후에는 뼈의 재구축과정이 일어나서 지속적으로 뼈가 생성되었다가 분해되므로 매년 전체 골격의 약 10%가 교환된다. 이 과정에서 늙으면서 새로운 뼈의 형성속도가 느려져서 골감소증이 일어난다. 골감소증에 의해 뼈가 가늘어지고 적절하게 치료하지 않으면 골다공증으로 진행되는데, 골다공증은 뼈가 심각하게 약화된 상태로서 골절의 위험이 증가한다.

50세가 넘으면 골절이 일어날 가능성이 여성은 2명 중 1명, 그리고 남성은 6명 중 1명으로 나타난다. 폐경기 이후의 여성은 같은 나이의 남성에 비해 골절이 일어날 확률이 2배나 높다. 그 이유는 아마도 여성은 남성에 비해 일반적으로 골격이 작고 가는데다 폐경에 따른 호르몬의 변화가 주원인으로 작용할 것으로 생각된다.

노인들에게 특히 문제가 되는 골다공성 골절은 두 종류가 있다. 첫 번째는 척추의 압박골절로서 척추골이 붕괴되어 척추가 앞으로 구부러져서 툭 튀어나오게 된다. 그러면 복강이 눌려서 호흡이나 소화, 소변기능, 움직임 그리고 균형 잡기 등에 여러 문제를 일으키게 된다. 그리고 두 번째 유형은 고관절의 골절로서 골반과 연결되어 있는 대퇴골의 가장 좁은 부위대퇴경부라고도 한다에서 일어난다. 이 종류의 골절은 심한 통증과 몸을 움직일 수 없게 한다. 그 치료는 골절 부위를 고정시키기 위해 수술로 못이나 나사를 박거나, 고관절의 한 부분 또는 전체를 교환하게 된다. 따라서 노인환자들은 고통스런 골절 그 자체와 그에 따른 힘든 수술을 견뎌야 할 뿐 아니라 혹독하고 긴 회복과정과 싸워야 한다. 고관절 골절이 된 노인환자 중 20%는 1년 안에 사망하고, 생존한 환자의 50%는 삶과 일상생활에 있어서 독립성을 상실한다. 이런 골다공성 골절은 일생 동안 발생할 확률이 30~40%에 달하므로 이제는 노령화사회의 주된 의료비용으로 대두되고 있다.

골다공증은 왜 일어나는가? 그 원인은 복잡하고 여러 가지가 포함된다. 뼈 양의 50~80%를 좌우하는 유전적인 요인과 아동기의 행동양식, 그리고 식사에 따라 각 개인의 뼈의 양과 밀도, 그리고 강도가 처음 결정이 되는 어린 시절부터 골다공증은 시작된다. 그 다음 성인기 동안의 영양분 섭취와 생활양식에 따른 요인들이 중요하게 작용한다. 칼슘이 적은 식품과 흡연은 뼈를 약화시킨다. 그리고 체중이 실린 육체적 활동은 기계적 자극을 전기 화학적 활성으로 전환시키는 기계변환 메커니즘에 의해 뼈의 축적과 상실에 직접적인 영향을 미친다. 여성의 수명이 남성보다 길므로 여성의 뼈에 마모가 일어날 시간도 더 많아진다. 그러나 수명만으로 여성이 남성보다 골다공증 확률이 4배나 높은 이유를 다 설명하지 못한다(80세 이상 여성 3명 중 2명이 골다공증이다).

미생물이 골다공증에 관여한다는 징후는 다음과 같이 몇 가지가 있다. 첫째, 염증성 대장질환IBD 환자들에게 골다공증이 훨씬 높게 발생한다는 사실이다. 둘째, 9장에서 언급한 바와 같이 폐경기 여성은 에스트로겐 수치가 낮다는 사실로서 이는 뼈의 양과 밀도를 낮추는 경향이 있다. 즉 에스트로겐 수치가 낮아지면 T세포에 의해 염증유발인자인 종양괴사인자-α(TNF-α)가 증가하며, 이 인자는 뼈를 분해시키고 파골세포를 증가시킨다. 셋째, 우리는 미생물이 식이요법, 영양, 운동과 관련이 있다는 것을 알고 있는데, 이 모든 것이 골다공증에 영향을 끼칠 수 있다. 이것은 골다공증의 발생과 소인에 세균이 관여할 가능성을 보여준다.

미생물군집이 골다공증에 미치는 역할에 대해 무균생쥐를 이용한 연구가 본격적으로 시작되고 있다. 그러나 이런 연구에 의해 얻어진 뼈의 밀도와 양에 미치는 영향이 상반된 결과를 나타내어 아직은 결정적으로 규정할 수 없다. 특정 무균생쥐종인 C57 B1/6에서는 정상생쥐보다 뼈의 양이 높게 나타났으나 이 무균생쥐에 미생물을 주입하면 뼈의 밀도가 감소해 정상수치로 되돌아갔다. 그러나 다른 무균생쥐종인 BALB/c에서는 그 결과가 반대로 나타났다. 즉 이 종류의 무균생쥐들은 약한 뼈를 가지고 있었고, 미생물을 주입하면 뼈의 형성과 뼈의 양이 증가했다. 이런 상반된 결과는 생쥐 종에 따른 차이, 또는 생쥐의 성별과 연령에 따른 차이로 설명할 수가 있을 것이다.

마지막으로 정상생쥐와 무균생쥐 사이에 호르몬의 수치와 뼈의 양 사이의 상관관계가 연구되었다. 즉 에스트로겐을 고갈시키는 류프로라이드leuprolide 약물을 처리해 에스트로겐이 없는 무균생쥐는 파골세포의 생성과 뼈 손실을 일으키는 염증성 사이토카인이 생성되지 않았다. 이런 무균생쥐들에게 생후 4주 이후 미생물을 주입해도 에스트로겐의 고갈에 따른 뼈 밀도의 상실이 일어나지 않는 반면, 정상생쥐는 폐경 후 여성과 유사하게 에스트로겐 고갈에 따른 뼈 밀도의 상실이 일어나는 놀라운 결과를 얻었다.

몇 가지 인간을 대상으로 한 연구결과에 의하면 미생물군집이 조골세포와 파골세포의 상반된 작용에 의한 리모델링 과정과 뼈의 양에 큰 영향을 미친다는 결과가 얻어졌다. 즉 골다공증 환자 6명, 골감소증환자 6명, 그리고 정상인 6명 등 18명을 대상으로 한 연구결과, 각 그룹의 미생물군집의 조성이 크게 다르게 나타나서 미생물군집의 다양성 측정만으로도 정상과 골 감소증상을 구분할 수 있었다. 더욱 놀라운 사실은 미생물군집의 다양성이 정상인에서 낮았다는 것이다. 제시카가 이 연구결과를 처음 접했을 때 당연히 골다공증이 없는 사람들의 미생물 다양성이 높을 것으로 예상했다. 왜냐하면 이 책의 여러 경우에 나타났듯이 미생물의 다양성이 높을수록 일반적으로 유익했기 때문이다. 그러나 이 경우에는 질의 미생물군집과 동일하게 그 반대현상이 발견되었다. 이 결과에 의해 미생물과 질병과의 상관관계는 생각보다 훨씬 복잡하다는 것을 다시 깨닫게 되었고, 그 상관관계에 대해 앞으로 더 많은 연구가 필히 추진되어야 한다. 그럼에도 불구하고 정상과 골다공증 사이에는 특정 미생물 종의 차이가 있음은 분명히 밝혀졌다.

왜 이렇게 예상하지 못한 결과가 얻어질까? 미생물군집이 몇 가지 다른 방식으로 뼈의 밀도와 양에 영향을 미친다. 염증은 염증성 사이토카인이 생성되도록 하고 이 사이토카인 중 일부는 뼈를 분해시키는 파골세포의 생산을 유도한다. 폐경기 여성이나 IBD환자, 그리고 노인들은 미생물의 활동에 의해 염증성 사이토카인의 수치가 높고, 이것은 다시 파골세포를 활성화시킨다.

칼슘의 흡수는 뼈의 밀도를 결정하는 또 다른 중요한 요인인데 여기에 미생물군집이 관여되어 있다는 보고가 있다. 음식으로 섭취한 식이섬유를 장 미생물이 분해하면 짧은사슬지방산과 같은 유기산을 생산해 장의 pH를 낮추고 그렇게 되면 칼슘의 흡수를 증가시킨다. 특히 부티레이트 같은 짧은사슬지방산은 장에서 신호전달 과정을 조절해 칼슘의 흡수를 증가시키고 뼈밀도에도 영향을 미치게 된다.

미생물군집이 뼈밀도에 영향을 미친다는 가장 확실한 증거는 프로바이오틱스와 프리바이오틱스를 이용한 연구이다. 즉 생쥐에서 락토바실러스*lactobacilli* 같은 프로바이오틱스에 의한 장 미생물군집의 변화는 뼈의 양을 증가시키고 에스트로겐과 관련된 뼈의 감소를 억제시켰다. 이와 유사한 결과가 인간에서도 얻어졌다. 프로바이오틱스인 락토바실러스 루테리*Lactobacillus reuteri*균이 혈중 비타민D의 양을 증가시켜 칼슘 흡수와 뼈의 건강을 증진시켰다. 그리고 팔 골절이 생긴 417명의 노인을 대상으로, 그 중 일부에게 프로바이오틱스인 락토바실러스 카제이*Lactobaillus casei*를 투여하면, 투여받은 그룹이 그렇지 않은 그룹보다 골절이 빨리 회복되었다. 또한 골감소증을 가진 여성들에게도 6종의 미생물로 이루어진 프로바이오틱스를 6개월 동안 투여하면 염증성 사이토카인인 TNF-α의 양이 감소했고 뼈 형성의 지표들이 증가했다. 그러나 짧은 투여기간으로 인해 뼈밀도에는 거의 영향을 미치지 못했다.

이러한 결과들에 의해 좀 더 확실하고 흥미로운 성과를 기대한 후속 연구들이 집중적으로 추진되고 있다. 아직까지 미생물군집과 뼈의 밀도사이의 연관성에 대해 결정적인 데이터가 얻어지지는 못했지만, 프로바이오틱스를 섭취하거나 식품을 통한 미생물군집의 변화, 그리고 당연히 칼슘이 풍부한 식품들이 모두 다 골다공증의 위험을 감소시키고 전반적으로 건강을 개선시킬 수 있을 것이다.

근육감소와 미생물

골감소증과 골다공증을 병행해 근육의 감소, 즉 근육감소증이 노쇠의 주된 원인이다. 일반적으로 근육의 감소는 근육의 양과 강도의 감소를 의미한다. 그렇게 되면 신체적인 장애와 낙상의 위험이 증가하고 최종적으로는 사망의 위험도 증가된다. 근육감소증은 보통 75세 무렵에 가속화되는데, 65세와 80세 사이에 강도를 달리해 일어나며 전반적인 노쇠를 촉진시키게 된다. 근육감소증의 원인은 근육에 연결된 신경세포의 감소, 성장호르몬 또는 테스토스테론 같은 호르몬의 변화, 그리고 단백질의 흡수와 합성의 감소 등이 알려져 있다.

먼저 근육의 상실이 일어나는 이유는 무엇일까? 근육량은 골량보다 늦은 나이인 30세 근처에 최대치에 도달한다. 그 후에는 근육생성과 소실

사이의 균형이 무너져 근생성보다 소실이 커져서 근육량과 기능, 둘 다의 감소가 일어나게 된다. 신체적으로 활동이 적은 경우 10년마다 3~5%의 근육량이 감소한다. 따라서 20세에서 80세 사이에 근육량이 30%까지 감소를 할 수 있다! 근육감소증의 일차적인 치료는 근력과 근지구력을 강화시키는 근력 트레이닝이다. 이 운동은 심혈관 운동과는 일부 중복되기는 하지만 다른 운동으로서 이 운동을 하면 2주 내로 상당한 효과를 나타낸다는 보고가 있다. 그리고 이 운동을 계속하면 더 이상의 근육소실을 방지하고 오히려 복구시키는 데 도움이 된다. 물론 근육 소실을 완전히 막을 수는 없지만.

근육감소증과 미생물군집과의 관련성은 이제 막 밝혀지고 있다. 근육위축증을 특징적으로 나타내는 백혈병 생쥐모델을 사용한 연구결과, 근육위축증이 락토바실러스*Lactobacillus*균을 포함한 장 미생물군집의 변화와 관련이 있었고, 그 특정 락토바실러스*Lactobacilli*균종을 생쥐에 다시 주입하면 근육위축증이 감소했다. 그리고 사람과 비슷하게 근육감소증을 나타내는 노화쥐의 장 미생물군집을 조사해보면 노화에 따른 미생물군집의 특징적인 변화가 근골격계의 기능저하와 관련이 있었다. 7장에서 설명한 바와 같이 노화에 따라 장 미생물군집의 전반적인 변화가 따른다는 사실에 의해 이런 연구결과를 눈여겨볼 필요가 있다. 즉 이런 특정 미생물의 변화가 근골격계를 변화시키는 원인인지, 아니면 단순하게 관련되어 있는지를 좀 더 면밀하게 조사해야 한다.

인간에서 근육감소증에 미치는 미생물군집의 영향에 대해 직접적으로 조사한 연구는 아직 없다. 그러나 식사를 통해 이들 간의 관련성이 제시된 연구가 있다. 영국에서 18~79세 사이의 2,750명의 쌍둥이 여성을 대상으로 지중해식 식단으로 수행한 연구이다. 지중해식 식단에 얼마나 충실했는지를 점수화해 조사한 결과, 그 점수가 높을수록 근육량과 강도도 직접적으로 증가하는 상관관계를 얻었다. 흥미롭게도 육류의 소비와 근육의 강도는 역상관관계를 나타내어, 육류를 많이 섭취하는 그룹이 근육의 강도는 약하게 나타났다. 이는 식물성 식사를 해서는 근육을 키울 수 없다는 속설과는 상반되는 결과이다. 특히 근육감소증이 증가되는 50세 이상의 여성들에게 식이요법의 효과가 훨씬 두드러졌다. 이는 늙어가면서 근육감소증에 미치는 식이요법의 효과를 조사한 첫 번째 연구로서, 노인 인구에 한정되지 않고 일생에 걸쳐 건강에 막대한 영향을 끼치는 미생물군집을 우리가 어떻게 다루어야 할지를 보여주는 의미있는 연구이다.

타오름을 느껴라

무엇보다 중요한 주제로서 8장에서 잠깐 언급했듯이 운동이 미생물군집을 부양시킬 가능성에 대해 최근에 사람을 대상으로 행한 연구결과가 있다. 결론적으로 운동은 미생물의 다양성을 증가시키고 유익한 짧은사슬지방산 생성균들의 성장을 도와주어 염증반응을 감소시켜 전반적인 건강상태를 개선시킬 것으로 예상된다.

먼저 쥐와 생쥐를 이용해 운동이 장 미생물군집에 미치는 영향이 연구되었다. 쥐를 가지고 한 실험에서는 '자발적 운동'을 하도록 달리는 바퀴가 있는 우리 속의 쥐가 달리는 바퀴가 없어 몸을 많이 움직이지 않는 쥐보다 대장 속에 부티레이트 같은 짧은사슬지방산의 양이 높게 나타났다. 이렇게 달리기를 한 쥐들의 장속에 유익한 부티레이트 생성 후벽균들이 또한 증가되어 있었다. 그리고 무균생쥐, 달리는 바퀴가 없어 운동하지 않은 생쥐, 달리는 바퀴로 운동한 생쥐의 세 그룹으로 나눈 생쥐실험에서도 운동이 미생물의 다양성과 부티레이트-생성균들을 증가시켜 염증을 감소시켰다. 그런 다음 운동한 생쥐와 안한 생쥐의 미생물을 무균생쥐에 이식하면 운동한 생쥐의 미생물군집이 무균 IBD생쥐모델에서 염증을 감소시켰다. 이러한 결과에 의해 운동만으로도 미생물조성의 변화를 일으키고 장의 염증을 감소시킬 수 있을 가능성이 제시되었다.

지금까지의 여러 생쥐실험 중 미생물군집이 운동에 어떻게 영향을 미치는지 연구한 경우가 한 가지 보고되어 있다. 이 실험은 정상생쥐, 무균생쥐, 그리고 박테로이데스 프라길리스*Bacteroides fragilis*균을 이식한 무균생쥐를 대상으로 수영지구력을 조사한 것이다. 정상 미생물군집을 가지거나 프라길리스*B. fragilis*균과 같이 한 종의 세균이 있더라도 무균생쥐보다 긴 시간 수영할 수 있다는 사실이 발견되어 미생물군집이 운동능력에 영향을 미칠 것이라고 보고되었다. 이 발견은 놀랄 일이 아니다. 왜냐하면 미생물군집은 에너지 대사와 면역반응, 그리고 스트레스 반응에 영향

운동선수들에게 미생물 약물을

이제는 미생물이 운동에 미치는 역할을 알기 때문에 엘리트 운동선수의 경기력을 증진시킬 수 있는 완벽하고도 합법적인 미생물군집의 디자인을 예상할 수 있다. 그러나 이에 대해서는 아직까지 8장에서 언급한 아일랜드 럭비선수에 대한 한 가지 연구결과가 발표되었을 뿐이다. 저자들이 추정하건대 이 분야는 아직 눈에 드러나지 않았지만 과학적인 혁신성을 가진 최고로 유망한 영역으로 생각된다. 여기에서 우리는 몇 가지 가설적인 미생물 혼합제제들을 소개한다.

• 첫째, 엘리트 운동선수들의 훈련 강도는 주말에 운동하거나 취미로 조깅하는 사람들과는 다르다는 것은 잘 알려져 있다. 운동선수들은 하루에도 두세 번씩 자주하면서 반복적으로 훈련받아 정해진 목표에 도달하기 위해 한계까지 밀어붙이게 된다. 이런 극단적인 운동은 몸속에 염증성 사이토카인을 비롯해 심각한 염증반응을 일으킨다. 그러나 운동선수들은 신속히 회복해 염증수치도 매우 낮은 수준으로 줄어들어 원래 상태로 돌아가야 한다. 따라서 완벽한 미생물 혼합제에는 부티레이트 생성균과 같이 항염증성 및 항염증반응을 증진시키는 미생물들이 포함되어야 한다.

• 둘째, 미생물 혼합제에는 격한 운동 후에 생기는 젖산을 분해시킬 수 있는 미생물들이 포함되어야 한다. 초등학교 체육시간에 단거리 경주를 몇 차례 전력질주하거나 격렬한 고강도 훈련을 받으면 속이 메스꺼움을 느꼈을 것이다. 이는 심한 운동 후 산소가 근육에 적절하게 공급되지 못해 일어나는 현상으로, 이때 에너

을 미칠 수 있고 이 생리과정들은 모두 다 운동수행능력에 중요한 요인이기 때문이다.

아직 많은 연구가 진행되지는 않았지만, 사람에서도 유사한 경향을 나타내고 있다. 18명의 마른 체형의 사람과 14명의 비만이고 잘 움직이지

지 분해의 대사 과정이 산소를 사용하지 않는 혐기성 대사과정으로 전환되면 젖산이 생성되어 움직이기가 힘들어진다. 운동 강도를 줄이거나 휴식을 취하면 회복되고, 대사과정도 산소를 사용하는 호기성 대사로 되돌아가며 혈중의 젖산도 제거된다. 보스턴 마라톤의 참가자 20명을 대상으로 한 연구에 의하면 마라톤을 마친 후 참가자들은 젖산을 분해시키는 미생물균종이 크게 증가했다고 보고되었다. 제시카도 2018년 보스턴 마라톤에 참가해 대단히 힘든 장거리 경주 후에는 이런 미생물들이 선택적으로 증식한다는 사실을 개인적으로 체험했다.

• 셋째, 운동선수들은 경기에 필요한 에너지를 신속하게 얻고, 근육 손상의 회복에 필요한 단백질의 흡수를 증가시키기 위해 식품을 효율적으로 분해시킬 수 있는 미생물들이 필요하다. 이는 50마일약 80km에서 100마일 이상의 경주를 하는 울트라 마라톤 선수들에게 특히 중요한 사항이다. 이런 선수들에게 탄수화물과 식이섬유를 효과적이고 선택적으로 분해시키는 미생물이 발견되었지만, 이 정보를 좀 더 널리 확산하기에는 각 개인에게 적합한 식품과 그 식품의 분해미생물에 대한 지식이 좀 더 진전을 이루어야 가능할 것이다.

• 넷째는 그냥 상상만 하지 말고 뇌에 영향을 미칠 수 있는 몇 종의 미생물을 과감히 발굴해보자. 즉 통증을 줄일 수 있는 미생물을 찾을 수 있을 것이고 이런 미생물들이 고통과 피로감을 극복할 수 있도록 도와줄 것이다. 또한 3장에서 보았듯이 스트레스를 극복하거나 출발점에서 생기는 경기시작 전 불안장애증상을 완화시킬 수 있는 미생물도 발굴할 수 있을 것이다. 그리고 이 장에서 언급한 바와 같이 뼈와 근육을 강화시켜 부상과 골절을 줄일 수 있는 미생물들을 활용해보자.

않는 사람을 대상으로 운동의 효과를 조사한 흥미로운 연구결과가 있다. 이들은 먼저 일주일에 세 번씩 중간 강도의 운동인 걷기를 30분씩 실시하고, 그 다음 6주 동안은 강도가 높은 운동인 조깅과 사이클링을 일주일에 세 번씩 매번 60분 동안 시행했다. 이 기간 동안 식사는 그대로 동일하

그러면 특히 체조선수들이 좀 더 강한 근육을 가지게 되어 착지를 완벽하게 마무리함으로써 큰 혜택을 얻을 수 있을 것이다.

• 마지막으로, 국제적으로 활동하는 육상선수들에게 가장 성가신 장애인 시차증에도 도전해보자. 이 선수들의 생체시계를 조절하는 하루주기 리듬을 관장하는 미생물을 발굴하면 선수들을 언제라도 최선의 상태로 유지시킬 수 있을 것이다. 그리고 엘리트 운동선수들도 사람이므로 감기나 다른 전염병에 걸릴 수 있고 장거리 비행기 안이나 훈련으로 기운이 소진되었을 때 감염 가능성이 더 높아진다. 특히 올림픽 같은 큰 경기일 때 아프게 된다는 것은 끔찍한 일이다! 따라서 호흡기 바이러스를 제압할 수 있는 경구용 미생물 제제를 복용하거나 더 나아가 프로바이오틱스 요구르트로 병원성 미생물의 제압을 시도할 수 있다. 이 프로바이오틱스 요구르트를 46명의 여성 수영선수들에게 섭취시켰을 때 호흡기 감염과 그 증상이 감소했다는 결과도 이런 시도를 뒷받침한다.

또 다른 다음과 같은 가설로 가득한 가상적인 시도는 다소 엉뚱하지만 창조적인 것이 될 것이다. 즉 각종 스포츠분야의 최고의 선수, 예를 들면 올림픽 금메달리스트나 세계 챔피언이 해당될 텐데 이런 선수들의 화장실 변기 속에서 사라질 대변을 아주 비싼 값으로 구입해 이를 다른 선수들에게 의학적인 검정을 거쳐 분변이식하는 것이다. 현재로는 운동선수들의 미생물군집에 대한 법적인 규제가 없지만 문제는 이와 같은 비정통적인 훈련프로그램에 운동선수들이 협조할지가 가장 큰 걸림돌이 될지 모른다.

게 유지했다. 그리고 운동프로그램을 중지한 다음 6주 동안 운동효과가 사라지는지를 추적조사했다. 그 결과 동물실험과 마찬가지로 운동하는 동안은 미생물군집의 다양성이 증가하고 짧은사슬지방산을 생성하는 미생물종도 증가했다. 특히 이런 증가양상은 마른 체형의 사람들에서 두드러지게 나타났다. 그리고 운동프로그램을 중지하면 미생물군집도 본래 상태로 되돌아갔다.

2017년 여성을 대상으로 한 연구에서도 중간강도의 운동이 미생물군집의 조성을 변화시켜 비피도박테리움*Bifidobacterium*, 아커만시아*Akkermansia*, 프로스니치*F. prausnitzii* 같은 건강에 유익한 세균의 수를 증가시킨다고 보고되었다. 이 종류의 미생물들은 모두 다 짧은사슬지방산 생성 및 항염증 활성과 관련이 있다. 이와 유사하게, 미국인 장 프로젝트the American Gut Project에 참여한 1,493명을 조사한 결과도 중간 강도 운동이 미생물의 다양성, 특히 부티레이트를 생성하는 프로스니치*F. prausnitzii*균을 포함한 후벽균문을 증가시켰다. 따라서 운동이 제2형 당뇨병, 관상동맥질환, 그리고 비만 등과 같은 여러 질환에서 나타나는 만성염증을 예방하고 치료할 목적으로 이제는 권장되고 있다. 이들 질환들은 모두가 미생물군집의 불균형이 특징적으로 나타난다. 이와 같이 운동과 관련된 여러 연구들이 종합적으로 보여주는 사실은 중간 강도의 적당한 운동이 미생물군집을 유익한 방향으로 조정해 항염증성 짧은사슬지방산의 수치를 증가시킨다는 것이다.

- **아무리 나이가 들어도 움직일 수 있다** 점핑과 같이 짧고 빠르면서 체중이 실리는 운동들은 심장박동이 빨라지게 한다. 이런 운동들은 빠르고 신속하게 훈련효과를 나타내는 반면 걷기나 달리기는 길고도 천천히 효과가 나타난다. 그리고 근력운동과 같이 힘을 기르는 운동은 어느 나이 때나 필요하다. 간헐적으로 체육관에서 땀을 흘려 하는 운동보다 규칙적으로 활동적이고 즐겁게 운동을 하는 것이 활력을 찾는 중요한 방법이다. 야외에서 산책하거나 손자, 손녀들과 같이 놀거나 친구들과 볼링하기, 또는 주방에서 음식 장만하면서 춤추기 등 무엇이든지 즐거운 일을 해보자. 맥케이 박사가 앞에서 추천했듯이 신체활동을 슬며시 하도록 도와주는 약한 강도의 운동이라도 쌓이고 쌓이면 우리의 뼈와 근육을 강화시키는 유익성을 나타낸다. 그리고 그 과정 중에 우리의 미생물들도 좋은 방향으로 강화된다.

- **식물성 식품을 먹자** 식물성 식품은 식이섬유의 섭취를 증가시키고 장 미생물군집을 통해 칼슘의 흡수도 증가시킨다. 콩류, 통밀류, 현미, 견과류, 껍질째 구운 감자, 베리류, 밀기울 시리얼, 오트밀, 그리고 채소 같은 섬유소가 풍부한 식품을 먹도록 하자. 이런 식품들은 지중해식과 MIND식 식이요법의 주된 성분이다(3장 참조). 이런 식품을 칼슘이 풍부한 유제품과 같이 섭취하면 효과가 배가된다. 예를 들면 밀기울 시리얼을 우유에 타서 먹거나 껍질째 구운 감자를 사워크림과 같이 먹는 것이다. 이렇게 함으로써 우리의 뼈를 한층 더 튼튼하게 하고, 골다공증의 위험을 감소시킬 수 있다.

13

너무 깨끗해, 조금 더러워도 좋아:
우리 주변의 미생물

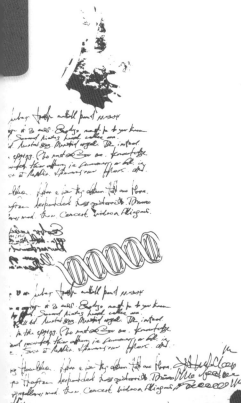

다른 어떤 것보다 우리의 건강과 수명을 더 잘 예측할 수 있는 숫자가 있다. 바로 우리 집의 우편번호다. 환경문제 연구자와 역학자들은 오래 전부터 지리적 요인이 인간의 건강 및 복지에 중요함을 인식해왔다. 이 지리적 요인에는 거주하고 배우고, 일하고 휴식하는 장소들의 모든 물리적 측면들인공환경, 우리가 접촉하고 상호관계를 가진 사람들사회적 환경, 그리고 자연환경의 지역적 특성들예를 들면 공기와 수질, 그리고 녹지의 인접성이 포함된다. 즉 건강한 식재료와 양질의 건강의료서비스, 그리고 잘 관리된 공원에 대한 접근성, 깨끗한 물과 음식, 깨끗한 공기를 가진 환경, 주위에 도와주고 보살펴줄 수 있는 사람들, 그리고 안전하고 청결한 집, 이 모든 것들이 우리의 전반적인 생활양식과 건강에 큰 영향을 미친다.

이런 여러 가지 요인들을 좀 더 자세히 살펴보면, 우리가 사는 세상의 교향곡을 조용히 지휘하는 주인공을 다시 한번 더 발견하게 된다. 그 주인공은 바로 미생물이다. 미생물은 모든 곳에 존재한다. 즉 우리가 살고 있는 공간의 내부와 외부, 우리가 먹고 마시는 음식과 음료수, 매일 만나거나 우연히 지나치는 사람들, 이 모든 곳에 존재해 어떤 사람들은 다른 사람들에 비해 더 건강하고 더 오래 사는지를 설명해줄 수 있는 핵심 퍼즐조각이다. 노인들은 자신의 거주지와 이웃의 조건에 더욱 종속적이다. 왜냐하면 노인들은 이동성이 약하고 특정 지역에 눌러 살기 때문에 11장에서 언급했듯이 미생물의 다양성이 줄어들어 외부위험인자를 격퇴시킬 수 있는 면역계가 약화되어있을 가능성이 있기 때문이다. 제시카는 환경과 노화 사이의 복잡한 상관관계에 초점을 맞추어 연구하는 환경 노화학자로서 거주지가 건강과 복지에 어떻게 영향을 미치는지 조사했다. 즉 제시카는 주변 환경이 얼마나 거주자에게 밀착되어 노화현상을 바꾸어 나가는지 연구했다.

제시카는 박사학위 논문의 일부로서 미국 미네소타 주 미니애폴리스 지역의 노인들을 인터뷰하면서 미생물에 대한 노출의 정도가 사람들 사이에 큰 차이가 있다는 사실을 알아차리지 않을 수 없었다. 어떤 집들은 방금 문질러 닦은 주방테이블과 표백제 냄새가 강하게 나는 바닥에 티끌 하나 없고 깨끗한 곳도 있었다. 하지만 더 많은 집들은 온갖 잡동사니로 가득 차 있어 옷가지에서부터 식품용기, 서류더미 등 여러 사람들이 애완동물과 같이 오랜 기간 거주한 삶의 흔적이 고스란히 남아 있었다. 심한 경우는 물이 새어 곰팡이가 자라고, 주방테이블에는 상한 음식이 있고, 환기가 안 되어 실내공기가 답답한 곳도 있었다. 이런 경우는 그 곳에 사는 거주자가 병원균과 자주 접촉할 위험성이 있다. 이와 같이 제시카는 노화과정에 대한 객관적이고 명확한 시각과 좀 더 전체적인 관점에서 바라보면서 주변환경과 미생물군집, 그리고 노인들 사이의 보이지 않지만 역동적인 상호작용을 탐구하기 시작했다.

유전요인과 환경요인

미생물의 조성에 미치는 환경의 역할은 미생물학 분야에서 과학적인 논의의 대상이다. 이 주제를 연구하기 위해 이스라엘의 와이즈만 연구소의 에란 시걸Eran Segal 박사 팀은 1,046명의 건강한 이스라엘 성인으로부터 혈액과 대변을 수집했다(이 연구결과는 2018년 〈네이처Nature〉지에 발표되었다). 연구 대상자들의 연령은 18세에서 70세 사이였고, 연구 참여 전 3개월 동안 항생제를 복용하지 않았으며, 만성질환을 가지고 있지 않고, 임신 중이 아니었다. 그리고 조상 기원이 아슈케나지중부와 동부유럽의 유대인 후손, 북아프리카, 에멘, 세파르디스페인과 북아프리카계 유대인, 그리고 중동의 5계열로 분류되었다. 따라서 유전적으로 다양한 인구 집단이 비교적 최근에 이스라엘로 유입된 반면, 이들이 현재 사는 환경은 동일하므로 환경과 유전적 요인이 미생물군집에 주는 영향이 어떤지 비교, 조사할 수 있는 최적의 조건이었다. 연구결과 시걸 박사팀은 혈통은 미생물군집의 조성과 크게 연관되지 않아 개인의 유전적 요인이 미생물 조성의 차이에 미치는 정도는 2% 미만으로 매우 작은 부분에 불과함을 발견했다.

시걸 박사 팀은 이 주제에 대해 더 깊게 조사하기 위해 2016년 영국에서 1,126쌍의 쌍둥이를 대상으로 실시한 미생물군집의 조성에 대한 데이터를 분석했다. 그 결과, 인간미생물군집의 1.9~8.1%만이 유전되었다. 따라서 쌍둥이들은 동일한 유전자를 가지고 있지만 그 미생물군집은 확연히 다르게 나타났다. 그 대신 식사, 약물, 그리고 거주환경과 같은 생활요인들이 나머지 91.9~98.1%를 결정했다.

여기에 그치지 않고 미생물군집에 미치는 환경요인의 정도를 더 조사하기 위해 시걸 박사 팀은 같이 거주한 적이 없는 24쌍의 친척들을 대상으로 미생물조성을 분석한 결과, 이들 사이에는 미생물군집의 유사성이 발견되지 않았다. 그 대신 같이 한 집에 산 적이 있는 55쌍의 친척들은 미생물군집이 상당히 높게 유사했다. 더 나아가 한 집에서 같이 산 적이 있으나 유전적으로 아무 상관이 없는 32쌍도 그 미생물군집의 유사성이 아주 높게 나타났다. 이런 일련의 중대한 연구결과에 의해 같이 산 적이 없는 친척들은 유사한 미생물군집을 가지고 있지 않았으므로, 과거나 현재 한 집에 같이 거주하는 것이 장 미생물군집의 유사성에 크게 기여함을 발견했다. 즉 유전자가 아니라 거주지역이 우리 몸에 서식하는 미생물을 결정하게 된다.

이러한 시걸 박사 팀의 획기적인 연구 성과는 건강과 질병에 미치는 비유전적인 요인들의 중요성을 확실하게 보여주었다. 이런 요인들을 대상으로 해 활력이 있고 건강한 노화를 이끌 수 있는 개인별 의학적 치료법과 접근법이 새롭게 모색될 수 있을 것이다. 왜냐하면 각 개인의 유전자보다는 미생물군집을 변화시키는 것이 훨씬 용이하기 때문이다. 이런 관점에서 이 장에서는 주변 환경의 미생물군집의 개입과 처치가 그 정도가 크든 작든, 또는 장기간이든 단기간이든 우리의 삶을 더 오래, 그리고 더 건강하게 이끌 수 있는 근거를 갖추고 있음을 최근 결과로서 보여주고자 한다.

노출의 부족과 과잉 살균

현관문을 열 때마다 한바탕의 미생물을 집안으로 이동시킨다. 이는 개가 들어오거나 손님이 왔을 때, 배달물품을 받을 때도 마찬가지이다. 그리고 바로 당신이 자신 집안으로 들어올 때도 당신의 차와 길거리, 그리고 사무실 등에서 채집한 미생물을 집안으로 가져오게 된다. 이런 미생물들이 아주 중요하다. 왜냐하면 현재의 미국인들은 약 90%의 시간을 건물 내부에서 보내고 있는데 이런 현상은 사람에게 지극히 비정상적이기 때문이다. 왜냐하면 우리들은 멸균된 통속이나 닫힌 방안이 아니라 자연과 밀접한 접촉 속에서 진화한 것이다. 우리 조상들은 동굴 바닥에서 잤으며 매우 제한된 위생환경 속에서 살았고 대부분의 시간을 다른 사람이나 동물들과 함께 야외에서 보냈다. 비록 인간사회가 발전했다고 하더라도 가까운 과거에는 가축들이 길거리에서 느릿느릿 걸어 다녔고, 지붕과 벽은 틈이 갈라져 누수가 되었으며 하수관은 넘쳐흘렀고, 창문은 열어두어 모든 종류의 미생물들이 집안으로 들락거렸다. 비교적 최근까지 대부분의 사람들은 농촌지역에 살고 있어서 집밖의 하루 일과나 흔한 야외 오락, 그리고 창문을 열어 바람이 불어오도록 해 다양한 미생물과 접촉하면서 생활해왔다.

현대화가 되면서 우리는 이런 미생물과의 접촉이 차단되었다. 즉 현재는 우리 대다수가 매일매일 훨씬 적은 미생물종과 접촉하고 있을 뿐이다. 거기에다가 지금 우리는 항균 페인트, 항균 카펫에서 항균 도마까지 수천가지의 항미생물제품으로 이루어진 세상에 살고 있다(더 많은 것은 나중에 설명하도록 한다). 따라서 현재는 훨씬 적은 수의 미생물에 노출될 뿐 아니라, 접촉하는 것들마저 죽여 없애버리려고 끊임없이 노력하고 있다. 현대의 인간은 과거 동굴 속 조상보다 훨씬 생산적이고 긴밀히 연결되어 있고 고도의 기술을 가지고 있지만, 우리와 함께 진화해 온 다수의 필수 미생물과의 접촉은 상실되어 있다. 이렇게 살균된 집안에서의 거주는 결과적으로 의도하지 않은 많은 문제를 일으켰다.

농경사회에서 도시사회로의 생활환경의 근본적인 변화는 우리 몸의 면역 시스템의 발달에 필수적인 미생물군집과의 접촉을 감소시키는 결과를 낳게 되었다. 그 결과 호흡기 질환이 증가되어 전세계적으로 3억 명의 천식환자가 있고 선진국 인구의 40% 이상이 알레르기 환자이다. 그리고 미생물과의 접촉을 증가시키는 여러 환경 요인들이 천식 발생의 위험을 감소시킨다는 연구결과들이 보고되었다. 예를 들면 가축과 밀접하게

초대받지 않은 동거인, 습기와 곰팡이

습기가 차거나 물에 의해 손상된 건물에서 자라는 곰팡이가 점점 더 문제되고 있다. 북미와 북유럽의 가정 중 15~40%에서 습기 문제가 있고, WHO에 따르면 호주, 유럽, 인도, 일본, 그리고 북미의 건물 중 10~50%도 역시 습기가 문제시된다. 물에 의한 실내 손상의 대부분은 홍수 같은 자연재해와 관리부실에 의한 인재이다. 그 외에도 눈이 녹거나 폭우, 또는 하수관의 역류 등에 의해 물이 건물 사이에 스며들고, 요리나 세탁, 그리고 샤워 등에 의해 수증기가 생긴다. 이렇게 습한 환경에서는 진균의 흔한 종류인 곰팡이가 어디에서나 쉽게 자란다.

대부분의 곰팡이는 건강한 사람에게는 해롭지 않다. 그러나 민감한 사람에게는 코막힘, 목의 염증, 기침이나 쌕쌕거림, 눈의 출혈, 그리고 간혹 피부염증 등을

접촉하는 바이에른 지역이나 아미쉬Amish농장에서 자란 어린아이들은 일반적으로 비농업지역 아이들보다 천식의 발병률이 훨씬 낮게 나타난다. 그리고 알레르기 질환의 발생률을 낮추는 요인들로는 어릴 때 동물과의 접촉, 즉 한 살 이전에 마구간에 가거나 모유수유, 정상분만, 그리고 어렸을 때 항생제의 미복용 등이 포함된다.

농업시대부터 우리가 알던 미생물이 제거되었다고 해서 현대의 실내 환경에 우리 혼자만 있는 것은 아니다. 우리의 집이나 직장, 그리고 공공 건물에도 새로운 많은 수의 미생물들이 서식하고 있다. 문제는 지금 우리가 생활주변에서 접촉하는 미생물들이 야외 환경에서 마주치는 미생물 군집보다 그 다양성과 유익성이 낮다는 점이다. 따라서 모든 연령의 사람들이 바깥으로 나가서 좀 더 다양하고 유익한 미생물과 만나는 것이 중요하다. 특히 노인들은 소독되고 냉난방이 되는 실내 환경에 너무나 한정이

일으킨다. 이런 곰팡이의 장기간 노출은 특히 노인이나 영유아, 그리고 천식이나 알레르기 환자, 그리고 면역손상 환자에게는 나쁜 영향을 미쳐서 호흡기 문제나 감염, 그리고 천식과 알레르기가 악화될 위험성이 증가한다.

실내에 곰팡이를 최소화시킬 수 있는 핵심 방안은 습기의 조절이다. 미국 질병관리센터CDC에서 추천한 습기조절 방법으로 에어컨과 제습기의 사용, 지붕·창문·파이프 누수의 수리, 홍수가 난 후 청소와 건조를 철저히 하고, 목욕과 세탁, 그리고 주방에는 환기를 자주 해주기를 권장하고 있다. 곰팡이가 자라는 것은 비누와 물, 또는 표백용액 같은 제품으로 표면을 문질러 닦아 제거할 수가 있다. 가장 중요한 것은 물기나 습기가 발생하는 근본 원인을 해결해 곰팡이가 다시 자라지 못하도록 하는 것이다.

되어 있다.

직접 외부로 나가기도 하지만 신선한 공기를 환기시키거나 외부 미생물을 실내로 끌어들일 수도 있다. 실내의 나무나 화초들은 스트레스를 줄이고 창의성을 키우며 산소를 공급해줄 뿐만 아니라 유익균들을 실내 미생물군집에 합류시켜 건강에 도움이 된다. 사람과 마찬가지로 식물들도 고유한 미생물군집을 가지고 있다. 그리고 실내의 식물들은 실내의 공기 정화작용도 하는데 식물의 잎은 이산화탄소의 양을 줄이고 산소를 배출한다. 또한 실내 식물들은 실내 생태계를 안정화시키고 병원균을 막는 역할도 있다. 예를 들면, 고풍스런 건물의 옆면을 타고 올라가는 상록의 덩굴식물인 양담쟁이는 공기로 전파되는 곰팡이 포자를 제거시키는 작용이 있다. 그래서 실내 식물과 화초를 이용해 집안의 미생물 다양성과 공기 질을 개선시키도록 하자. 날씨가 괜찮으면 창문을 열어 바깥 공기로 환기시켜 주변 식물에서 유래한 미생물들이 집안으로 들어오도록 하자.

우리는 한 가족이다

DNA 염기서열법의 발전에 따라, 우리가 살고, 일하고, 노는 장소에 서식하고 있는 세균, 고균(고세균이라고도 한다), 진균들을 점점 더 많이 검출할 수 있게 되었다. 실내의 미생물군집은 주로 사람의 피부, 애완동물, 그리고 바깥 공기(그림1)에서 유래한다. 사람은 시간당 100마리 이상의 미생물을 피부 미생물군집으로 새로 합류시킬 수 있다. 그런 다음 이 미생물들은 분해되기도 하고 다른 사람들과의 접촉에 의해서 피부에서 신속하게 교체될 수 있다. 사람에 의해 주로 확산되는 미생물은 다량의 방선균류*Actinobacteria*와 후벽균문의 세균과 같은 피부세균이고 그 외에 말라세지아*Malassezia* 같은 피부효모도 포함된다. 말라세지아 효모는 피부 미생물군집의 핵심 멤버로서 피부에 별 문제없이 서식하고 있지만, 과다번식하면 2장에서 설명된 바와 같이 피부에 문제를 일으켜 비듬과 아토피습진을 유발한다.

집안미생물군집 프로젝트The Home Microbiome Project에서 애완동물과 집을 포함해 일곱 가족의 세균을 4~6주 동안 조사한 것이 있다. 이 연구에서 18명의 참가자들은 10군데의 집과 3마리의 개, 그리고 1마리의

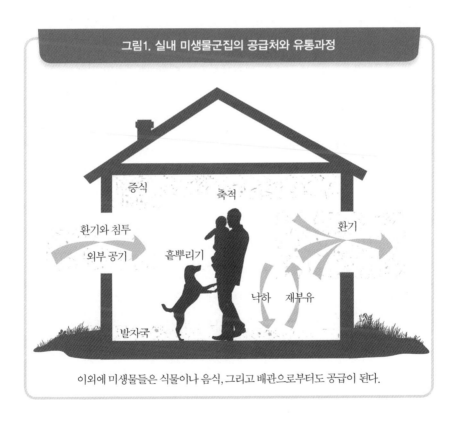

그림1. 실내 미생물군집의 공급처와 유통과정

증식   축적

환기와 침투   환기

외부 공기   흩뿌리기

낙하   재부유

발자국

이외에 미생물들은 식물이나 음식, 그리고 배관으로부터도 공급이 된다.

고양이를 포함한 각자의 가정과 자신들의 몸으로부터 1,625개의 미생물 샘플을 수집했고, 그 중 세 가족은 새집으로 이사한 전후에 즉시 샘플을 수집했다. 참가자들은 자신의 피부와 손, 발, 코, 주방조리대, 문손잡이, 그리고 식구들이 접촉하는 집안의 여러 군데 표면을 면봉으로 닦아 샘플을 채취했다. 가족들 간에는 손의 미생물이 가장 유사한 반면, 코는 차이가 가장 많이 났다. 이와 대조적으로 미생물군집은 각 가정마다 상당히 많은 차이를 보였고, 집안의 미생물군집은 그곳에 거주하는 사람들에게서 주로 유래했다. 또한 우리 몸은 주변 환경과 마주치는 거의 모든 상황에서 세균을 방출한다는 것이 드러났다. 그 상황은 머리를 긁거나 하품을 할 때, 냉장고 문을 열 때, 또는 밤늦게 집에 돌아와 소파에 털썩 주저 앉을 때 등 거의 모든 행위와 관련이 있다. 이런 우리 몸 미생물의 교환은 신속히 일어난다. 즉 세 가족이 새집으로 이사했을 때 새집의 미생물군집이 그 이전 집의 것과 동일해지는데 24시간이 채 걸리지 않아서 신속하게 새집으로 미생물들이 마치 동거인처럼 합류했다. 이런 현상은 거주 장소가 집이 아닌 다른 사람이 방금 전까지 기거했던 호텔 방에서도 마찬가지로 나타났다! 각각의 가정에서 미생물군집의 신속하고도 완벽한 식민지화는 아주 정확하고 독특해 집안 어떤 장소든 그 가족의 차별화된 미생물 특징을 보여주었다. 이 현상은 너무나 명확해 특정 샘플이 어느 가족의 것인지 틀리지 않고 판정할 수 있을 정도였다.

우리 집 바깥에서의 사회적 상호작용도 미생물 상호교환의 주된 역할을 담당한다. 악수를 한다든지, 친구의 핸드폰을 받아 사진을 넘겨본다든지, 같은 접시의 음식을 먹는 것 등등이 다 미생물을 교환하는 행위가 된다. 이와 관련된 실험으로 자원 참가자 한 명이 의도적으로 바이러스가 묻은 문손잡이를 만진 후, 두 번째 참가자와 악수를 하고, 그 두 번째 참가자는 세 번째 참가자와 악수를 하는 식으로 계속 진행을 한 연구가 있다. 그 결과에 의하면 바이러스는 이런 악수를 통해 여섯 번째까지 전파되었다. 이렇게 사람 사이의 교환을 통해 미생물은 한 사람에 의해 여러 군데의 표면에 전파되고 그 후 또 다른 사람이 이 미생물을 묻혀 간다. 또 다른 연구로는 10개의 책상을 세 학교에 나누어 배치해 조사한 것이 있는데 학생들의 피부와 구강, 그리고 장 미생물군집이 책상 표면에 붙어 있음이 관찰되었다. 그 다음 책상을 깨끗이 닦아도 5일 후면 미생물군집이 다시 본래대로 돌아왔다.

어린이와 노인들은 감염에 더 취약하다고 생각되므로 손을 규칙적으로 따뜻한 물과 비누로 씻는 것이 중요하다. 그리고 매일매일 접촉하는 여러 사람과 여러 물체의 표면을 통해 미생물들이 교환되고 있음을 인식해야 한다.

노인요양시설의 문제점

요양시설이나 양로원에 장기간 거주하는 것도 미생물군집에 큰 영향을 미친다. 요양원으로 옮기면 장 미생물이 요양원 지역의 미생물군집으로 완전히 전환되는 데 1년 정도가 걸린다. 요양원은 보통 미생물의 다양성이 부족해 염증을 일으킬 수 있는 건강에 좋지 않은 미생물 조성을 가지고 있다. 그리고 세균 감염도 흔히 일어나서 이런 요양시설들은 감염이 발생하고 전파되는 데 좋은 조건을 갖추고 있다. 왜냐하면 거주자들이 감염원되는 공기와 음식, 그리고 건강관리를 공유하고 있을 뿐만 아니라 수용인원이 보통 과밀된 상태이고 거주자 자신들이 질병에 이미 취약한 상태이기 때문이다. 거기에 더해 지속적인 방문객, 직원, 그리고 거주자들이 병원이나 주변지역으로부터 병원균을 계속 운반해온다. 그래서 호흡기나 위장관의 감염 발생은 요양시설에서 자주 일어나게 되고, 다른 장에서 이미 언급했듯이 이런 질병들은 미생물에 의해 일어나고 병에 대한 민감성도 미생물과 강하게 연결되어 있다.

일반적으로 폐렴균이라고 하는 폐렴사슬알균*Streptococcus pneumoniae*은 폐렴과 귀의 감염증을 포함한 여러 종류의 감염병을 일으킨다. 이 감염증이 미국에서 매년 질병과 사망의 주된 원인이 되고 있다. 폐렴균에 의한 감

여행을 할 때 미생물군집을 점검하라

생활방식의 변화와 여행에 의해 새로운 사람과 새로운 장소, 그리고 새로운 음식과 마주치면서 그에 따라 우리 몸의 미생물군집도 달라진다. 이국적인 지역의 여행에서 가장 우려되는 것 중 하나는 여행자 설사병 또는 장내 감염이다. 이에 대한 연구로서 한 참가자가 미국 대도시 지역에서 동남아시아의 한 개발도상국 수도로 여행해 새로운 음식과 환경에 노출되었는데 이때 두 차례의 설사병을 경험했다. 그리고 장 미생물군집에서도 의간균문/후벽균문의 비율이 거의 2배로 증가했는데, 이 증가는 미국으로 돌아오고 나서 본래상태로 돌아왔다.

장 미생물군집이 여행자의 건강에 큰 역할을 해서 장 미생물군집의 수와 다양성이 병원균의 감염과 증식을 예방하거나 제한할 수 있다. 이런 기능은 세균들 간의 경쟁적 배제현상에 의해 나타난다. 따라서 여행자의 독특한 장 미생물군집에 의해 장내감염이 잘 일어날 수도 있고 반대로 잘 일어나지 않을 수도 있다. 이런 예로 장내감염의 위험성이 높은 지역으로 여행한 스웨덴 여행자 그룹에서 여행 전 미생물군집의 다양성이 낮은 사람들이 설사병의 원인균인 캄필로박터*Campylo-bacter*에 더 쉽게 감염되었다. 그러므로 장 미생물군집의 구조와 조성이

염증은 일반적으로 항생제로 치료한다. 문제는 이런 항생제의 사용이 과다하게 일어나서 어떤 경우는 유아와 특히 노인에게 부적절하게 처방됨으로써, 요양시설이 항생제 내성균이 출현할 수 있는 이상적인 환경이 되기도 한다. 미국 질병관리센터가 발표한 바에 의하면 폐렴균의 10~40%는 항생제 내성을 나타내고 있으며 그 비율은 계속 증가되는 추세에 있다. 이런 항생제 내성균의 발생을 억제하거나 최소화할 수 있는 방안은 항생제를 조심스럽게 사용해 사용량을 줄이고 폐렴백신을 접종하는 것이다. 문제는 백신접종이 요양시설에서 그 빈도가 낮다는 점이다. 그 이

여행자에게 나타나는 일반적인 장질환을 예방할 수 있다. 여행 중 설사병 환자의 장 미생물군집을 비교해보면 의간균문에 대한 후벽균문의 비율이 정상과 다르게 나타났다.

미생물군집을 이용해 여행자 설사병을 방지하는 방안이 있을 것이다. 그 중 한 방법은 해외여행 중 가능한 한 집에서와 동일한 식사를 하는 것이다. 식사패턴이 여행 중의 짧은 기간 동안이라도 바뀌면 미생물군집에는 여행에서 돌아오고 나서도 장기간 영향을 미치게 된다. 그러나 여행을 통해 새로운 음식을 먹고 특별한 경험을 하고 싶은 열망이 있으면 이 방법은 의미가 없다.

해외여행 전에 감염병에 대해 예방주사를 맞아 면역기능을 증가시키듯이 유익한 미생물로 장을 무장시키는 방안을 고려해볼 수 있다. 즉 사카로마이세스 보울라디Saccharomyces boulardii와 락토바실러스GG Lactobacillus GG를 함유한 프로바이오틱스가 여행자 설사병을 예방하는 기능을 가질 수 있다. 그리고 갈락토올리고당galactooligosaccharide이 포함된 프리바이오틱스가 역시 여행자 설사병을 낮출 수 있다고 보고되었다. 그러나 이런 결과들은 아직 소규모 초기 연구이고 임상적으로 증명되지 않았으므로 현재 프로바이오틱스와 프리바이오틱스가 급성 여행자 설사병을 예방하고 치료할 수 있는지에 대한 여러 연구가 진행중이다.

유는 의사들이 백신은 노인들에게 효과가 없거나 오히려 해롭다는 잘못된 견해를 가지고 있기 때문이다. 미국에서 65세 이상 노인의 45%만 폐렴백신을 맞았고 폐렴이 발생한 요양시설의 대부분은 폐렴백신 접종률이 5% 미만이었다.

2017년 〈미국감염관리저널American Journal of Infection Control〉에 발표된 메타분석 논문에 의하면 요양원 거주자의 평균 27%가 항생제 내성균을 가지고 있다고 한다. 위험요인으로는 고령, 두 가지 이상의 만성질환동반이환, 반복되는 입원 경력, 요양원 직원과의 증가된 접촉, 빈번한 항미생물제의 노출, 기능상태의 저하, 고도치매, 비활동성, 대변실금, 그리고 장기간의 요양시설 거주 등이 있다. 따라서 이 논문의 저자들은 요양원과 장기 건강관리시설에서 강력한 감염예방 프로그램의 중요성을 강조했다. 이런 주장은 항시적인 직원부족과 최소 재원, 훈련의 부족, 그리고 부적절한 감시 시스템을 극복해야 하는 어려움이 있다. 또한 요양원 거주자가 요양원과 급성환자 치료실 사이를 빈번하게 이동하는 것도 병원균의 유입에 관여하므로 이에 관련된 병원환경 관리에서도 감염문제를 고려해야 한다.

병원 미생물군집의 연구는 2013년 시카고대학교의 새 병원부속건물이 들어서면서 내부물건의 표면, 공기, 직원, 그리고 환자의 미생물 샘플을 수집하면서 시작되었다. 이 연구의 목표는 건강관리 환경에서 세균집단의 발생에 미치는 요인들을 규명하고자 하는 것이다. 새집으로 이사한 사람들의 미생물군집을 조사한 기존의 연구와 동일하게, 이 연구는 새 병원이 직원과 환자를 받기 시작하면서 병원 미생물군집의 전이 속도와 특성을 파악하고자 한 것이다. 이 책을 집필할 때까지 결과가 아직 발표되지 않았지만, 건물자재, 온도, 습도, 난방, 환기, 공기조절, 그리고 청소범위와 계획 등 여러 환경적인 변수들이 관여될 것으로 예상된다. 이런 변수들은 환자와 직원들과 교차해 만나면서 병원 내 복잡한 미생물군집에 영향을 줄 것이다. 이런 종류의 데이터를 분석해 그 패턴과 동향을 파악하는 것이 병을 치료해야 할 병원에서 병에 걸리는 것을 방지하는 데 결정적으로 작용할 것이며, 새로운 병원과 의료시설을 디자인하는 데도 크게 영향을 미칠 것이다.

애완동물과 미생물

몸의 면역 시스템을 강화시키는 좋은 방법은 광범위한 미생물세계에 노출되어 미생물의 다양성을 증가시키는 것이다. 생물의 세계에 있어서 다양성이 높다는 것은 거의 언제나 바람직한 현상이라는 것을 명심하자! 이런 방법 중 하나는 애완동물, 특히 애완견을 키워 더욱 풍부하고 다양한 미생물을 집안으로 들어오게 하는 것이다. 한 연구에 의하면 반려동물을 키우는 가정이 더 많은 식물세균과 토양세균이 집안에서 검출되었고,

이는 건강에 좋은 신호이다. 또 다른 연구로는 개가 사는 집에서 채집한 먼지를 생쥐에 먹이면 그 생쥐들은 알레르기 유발 항원에 대해 더 잘 회복했다. 그리고 이미 언급했듯이 어린 시절에 집에서 키우는 애완동물을 포함해 동물과 접촉하면 천식과 알레르기 질환의 발생 빈도가 낮아진다. 개도 말과 같이 이런 질병에 비슷한 예방효과를 나타내므로 굳이 말이 있는 농장으로 이사하지 않아도 된다(물론 농장이 전반적으로 도시보다 더 다양한 미생물에 노출될 가능성은 크지만). 노년에 개를 키우는 것은 동반자 감정이나 스트레스 경감, 그리고 정기적으로 야외 운동을 해야 하는 것 외에 미생물군집 측면에서 또 다른 이점을 제공한다.

간혹 고양이가 손등을 물면 심각한 세균감염이 일어날 수 있다. 고양이의 날카로운 이빨이 상당히 깊은 상처를 내어 체내로 감염성 미생물이 침입할 수 있기 때문이다. 특히 노인들은 피부가 얇고 쉽게 손상받을 수 있어 더 심해질 수 있다. 감염성 세균들은 동물의 구강 미생물군집에서 보통 유래하지만 물린 사람 자신의 피부나 주변 환경에서 오기도 한다. 동물에 물리면 감염의 신호에 주의를 기울여서 붓거나 빨개지고 통증이 있고 손을 움직이기 어려우면 병원에서 치료를 받아야 한다.

간혹 드문 경우, 애완동물들이 해로운 미생물을 집안으로 가져올 수가 있다. 예를 들면 톡소플라즈마원충*Toxoplasma gondii*(*T. gondii*)은 신경계에 기생하는 원충으로서 사람을 포함한 모든 온혈동물에 감염될 수 있다. 면역기능이 저하된 사람이나 임산부에는 이 미생물이 대단히 파괴적인 양상을 나타내어 그 증상이 공격성, 충동성, 심한 정신질환, 그리고 자살까지도 일으킨다. 특히 고양이의 대변과 접촉하면 톡소플라즈마원충에 감염될 수 있다. 이런 이유로 임산부는 집안에서 키우는 고양이의 배설물과 접촉하지 말라는 말이 생겼다. 그리고 개도 고양이의 분변이나 톡소플라

Myth 근거 없는 믿음	개의 입은 사람의 입보다 깨끗하다.
Fact 입증된 사실	개의 입에는 사람에게 직접적으로 해로운 미생물 수가 많지 않다. 그렇다고 해서 개의 입안에 미생물 수가 적거나 더 깨끗하다고 할 수 없다. 개들이 어떻게 행동하는지 생각해 보면 짐작할 수 있다. 즉 개의 입은 자기 자신이나 다른 동물의 엉덩이 부위나 대변에 자주 접촉하고 있다(사람과 달리 개들은 식분습성이 있다).

즈마원충에 오염된 흙에서 뒹굴면 털 속에 이 기생충을 옮길 수 있다. 이런 애완동물로부터의 감염이 걱정되면, 접촉한 후에 손을 깨끗이 씻는 것이 좋은 방법이다.

주방의 숨겨진 더러움

가정에서 식품을 다루는 동안 해롭거나 무해한 식품매개 미생물에 노출되는 것은 꽤 자주 일어난다. 그 중 살모넬라균은 흔히 식품매개 질병인 식중독을 일으키는 세균이다. CDC가 추정한 바에 의하면 살모넬라균은 미국에서 매년 100만 건의 식품매개 질병을 일으킨다. 식품매개 질병은 가금류 고기와 달걀, 오이, 피스타치오, 생물 참치, 새싹류 등 오염된 여러 식품들과 관련되어 있다. 소고기는 대장균 *E. coli* 0517의 오염원으로 햄버거나 다른 육류를 감염시키면 폐기처분되어야 한다. 육류를 조리할 때 사용되는 주방 테이블이나 도마가 잘 청소되지 않으면 오염을 확산시킬 수 있다. 또 다른 오염경로는 바비큐용 솔을 생고기에 붓질한 후 소스병에 다시 담글 때 일어난다. 그 외에도 해로울 수 있는 미생물이 손을 통하거나 다른 물품의 표면과 접촉해 코, 입, 눈 그리고 벌어진 상처를 통해 간접적으로 전달될 수 있다.

세균이나 바이러스는 감염원이나 매개원으로부터 주변 환경의 표면으로 확산되면 몇 시간 동안 상당한 숫자가 살아남는다. 어떤 경우는 특히 습기가 있는 표면에서는 수일간 생존한다. 이런 미생물들은 오염된 표면

당신의 핸드폰은 변기 의자보다 10배 더 오염되어 있다

우리는 핸드폰과 끊임없이 연결되어 있다. 아침 출근시간에 뉴스를 본다든지 병원에서 진료를 기다리면서 음악을 검색한다든가, 식료품점에서 살 목록을 작성하고 요리법을 찾고 침대에서 소셜미디어를 훑어보는 것이 다 해당된다. 이렇게 하다 보면 잠시도 생각할 틈을 가지기 어렵다. 따라서 핸드폰은 전 세계적으로 가장 많이 소유하고 사용하는 전자제품으로서 우리의 정신건강과 타인과의 관계에서 가장 큰 부정적인 타격을 주고 있다. 그뿐 아니라 핸드폰은 우리가 예상하는 것보다 훨씬 더 미생물로 오염되어 있다. 사실상 핸드폰은 세균의 큰 저장소로 작용해 많은 미생물이 모이고, 많이 모인 미생물이 우리의 손과 얼굴, 그리고 그 사이의 모든 것을 휘감고 있다.

핸드폰과 손 사이의 건강하지 못한 관계는 많이 사용하는 엄지손가락의 경련만이 아니다. 우리 손이 핸드폰 표면에 미생물을 가장 많이 침착시키는 장본인이다. 한 연구에 의하면 미국인들은 하루에 평균 47회 핸드폰을 연다고 하므로 이는 손가락이나 손바닥에서 핸드폰으로 미생물이 이동할 충분한 기회가 된다. 핸드폰에 서식하고 있는 미생물의 수와 종류는 연구에 따라 차이가 난다. 그 중 2017년 연구에 의하면 중학생의 핸드폰 한 대당 평균 17,032개의 세균 유전자가 검출되었다. 이 세균들은 사람의 피부에서 전달된 것으로 대부분 무해했으나 황색포도상구균과 같이 잠재적인 병원성을 가진 균들도 발견되었다. 핸드폰 소지

으로부터 손이나 스펀지, 행주, 그리고 집안에서 손과 음식이 접촉하는 물품의 표면으로 신속하게 확산된다. 주방에서 날 음식이 미생물의 주된 오염원이지만, 식기건조대, 싱크대, 행주, 세척도구들도 세균의 주 서식처가 된다. 특히 습하고 축축한 곳은 세균들이 지속적으로 자란다.

주방용 스펀지는 미생물의 온상이다. 독일에서 사용된 주방용 스펀지

자의 성별에 따른 차이와 핸드폰의 종류터치스크린형 또는 키패드형에 따른 차이는 나타나지 않았다. 다행히 항생제 내성미생물은 검출되지 않았다.

애리조나대학교 연구팀이 발견한 바에 의하면 핸드폰에는 대부분의 변기 좌석보다 10배 이상 많은 세균들이 서식했다. 역설적이게도 대부분의 사람들은 욕실과는 달리 핸드폰을 청소하거나 소독하는 일이 드물어 세균들이 핸드폰에 계속 축적된다. 그리고 핸드폰을 자주 사용하면 열이 나서 세균들이 번식하기 좋은 조건이 형성된다. 따라서 핸드폰은 노인이나 면역이 약화된 사람이 잠복해 있는 병원균에 감염될지도 모르는 생물화학적 위험물이 될 수 있다. 다행스럽게도 이런 균들의 오염을 최소화할 수 있는 쉬운 방법들이 있다. 먼저 화장실로 핸드폰을 가져가지 않거나 화장실에서 사용하지 않는 것이다. 변기의 물을 내리면 세균들을 공기 중으로 뿌리는 것과 같아서 대장균과 같은 대변 속 세균이 핸드폰에 묻게 된다. 따라서 변기 물을 내릴 때 뚜껑을 닫는 것이 대변 속 미생물을 칫솔과 같은 욕실 내 물품의 표면에 뿌려지는 것을 막는 방법이다.

핸드폰을 청소하는 몇 가지 효과적인 방법이 있다. 그 중 하나는 부드러운 초미세 합성섬유 천으로 핸드폰 표면을 닦아 미생물을 제거하는 것이다. 좀 더 깨끗하게 하려면 물 60%와 소독용 알코올 40%의 용액에 천을 적신 다음 핸드폰을 부드럽게 닦는 것이다. 한 달에 몇 번은 청소를 하는 것이 바람직한데, 그렇게 못한다면 핸드폰을 들 때마다 미생물과 마주치는 것에 익숙해질 수밖에 없다.

14개의 미생물 DNA를 조사한 결과, 그 속에 362가지 세균 종이 서식하고 있었고 그 밀도는 놀랄 만큼 높았다. $1inch^3$의 공간에 약 820억 마리의 세균이 살고 있었다. 이를 미터 단위로 환산을 하면 $1cm^3$ 공간에 500억 마리의 세균에 해당해 이 숫자는 전 세계 인구의 약 7배에 달한다. 이렇게 고밀도의 세균이 서식하고 있는 다른 유일한 곳은 대변이다.

스펀지는 음식이나 피부, 그리고 다른 표면으로부터 전달된 세균이 서식하기에 가장 좋은 환경을 제공한다. 따뜻하고 습기가 많고 영양분이 풍부해 미생물에게 이상적인 배양기 역할을 한다. 조사한 14개의 스펀지에서 특출하게 많은 세균은 모락셀라 오슬로엔시스*Moraxella osloensis*로서 이 균은 자연 상태에 널리 퍼져 있고 사람의 피부에도 서식한다. 이 균은 더러운 세탁물에서 나는 냄새의 주범으로서 주방용 스펀지에서 나는 고약한 냄새의 원인이기도 하다. 이 균의 위험성이 이 연구결과만으로는 평가할 수 없지만, 매일매일 동일한 스펀지로 식기와 주방테이블을 문질러 닦는다는 점을 염두에 두어야 한다. 놀랍게도 스펀지를 끓이거나 전자레인지로 돌리면 세균이 죽을 것이라는 상식적인 믿음이 이 연구에서 입증되지 않았다. 즉 정기적으로 살균시킨 스펀지도 처리하지 않은 것에 비해 세균 수가 적지 않았다. 그 대신 정기적으로 살균 처리한 스펀지는 사람에게 감염을 일으킬 수 있는 세균 종과 유사한 특정 종류의 세균이 더 높은 비율로 번식하고 있었다. 그래서 우리는 이 발견을 주의 깊게 관심을 기울이고 있지만 스펀지에서 검출된 세균은 기존에 알려진 세균의 잠재적 병원성에 비해서는 약한 것으로 보인다. 그리고 이 특정 세균이 주변 환경에서 감염을 일으켰다는 보고는 아직 없는 상태이다.

스펀지에 많은 세균들이 있다는 사실에 의해 과학자들은 스펀지를 일주일에 한 번씩 새 것으로 교환할 것을 권장하고 있다. 그리고 교차 오염을 최소화하기 위해 스펀지마다 테이블용과 식기용으로 용도를 정해 사용하는 것이 좋다. 냄새가 나면 세균들이 서식하고 있다는 신호이므로 반드시 새것으로 교체해야 한다. 그 대신 스펀지 폐기물을 줄이기 위해 세제와 표백제를 넣고 가장 높은 온도에서 세탁기에 넣고 돌린 다음 화장실과 같이 집안에서 위생이 덜 민감한 곳에서 사용하기를 권장하고 있다. 여러 회사에서 스펀지용 살균세척액이나 항균 주방조리대 등을 상품으로 판매하고 있으나 이런 제품들은 전문가들이 과학적으로 면밀하게 충분히 검정하지 않았기 때문에 그 효과가 미지수다. 거기에다가 항미생물 제품들은 나중에 언급하겠지만 또 다른 위험성을 가지고 있다.

청결이 낳은 슈퍼내성균

　제시카는 캐나다의 온타리오에서 미국 미네소타 주로 옮긴 후 캐나다와는 달리 많은 미국인들이 집안에서 신을 신고 있는 것에 놀랐다. 길거리의 모든 지저분한 것과 제설용 염분, 그리고 때자국을 집안 구석구석에 특히 새로 닦아 깨끗한 바닥 위에 남기는 것에 질색을 했다. 그러나 이 책을 집필하면서 제시카는 날씨가 좋고 진흙이나 눈, 또는 염분의 양을 최소로 한다면 밖의 것, 즉 외부 미생물을 안으로 가져오는 것이 불쾌하긴 했지만 일반적으로 바람직하다는 사실을 깨달았다. 그래서 제시카는 매일 하던 청소습관을 '깨끗함'에 대한 좀 더 종합적인 접근으로 조정했다.

　많은 미생물군집 연구자들은 사람들이 집안에서 세균과의 전쟁에 사투를 벌여 스스로를 학대하고 있다고 생각한다. 집안을 살균하려는 모든 시도는 좋거나 나쁜 세균을 다 제거하는 것이고 이는 해로운 결과를 가져올 수 있다. 다시 말해 살균 시도에는 다음과 같은 중요한 질문을 내포하고 있다. 미생물로부터 사람을 보호하는 것을 어느 선에서 멈추어야 바람직할까?

　항미생물제는 세균항균제, 바이러스항바이러스제, 그리고 진균항진균제과 같은 미생물을 죽이거나 증식을 억제시킨다. 비교적 최근까지 주된 가정용 항미생물 제품들은 살균제, 소독약, 그리고 항생제였다. 살균제는 조방조리대나 변기 좌석의 표면에 있는 미생물들을 살상한다. 소독약은 베이거나 긁힌 상처와 같은 피부문제에 사용된다. 그리고 항생제는 잘 알다시피, 체내미생물을 사멸시키도록 만들어진 약이다. 지금은 여러 회사들이 경쟁적으로 이런 항미생물 성분들을 모든 종류의 생산품에 집어넣어 새로운 종류의 상품으로 출시하고 있는 실정이다.

이제는 이런 항미생물 상품들을 가정과 공공장소, 직장, 그리고 학교, 또한 의류, 도마, 가구 등 모든 곳에서 접하게 되었다. 항미생물제를 미국 식품의약국FDA은 약소독약과 항생제으로 분류한 반면, 미국 환경보호청Environmental Protection Agency; EPA은 살균 또는 살충제로 분류해 규제하고 있다. 살균 또는 살충제로서의 항미생물 제제들은 주방조리대, 장난감, 식품점의 손수레, 의류, 가정용품, 그리고 병원장비 등에 매일같이 사용되고 있다. 약으로서의 항미생물제제들은 사람이나 애완동물, 그리고 그 외 생물체의 병을 치료하거나 예방용으로 사용되고 있다. 이 두 영역의 차이는 주방이나 화장실에서 사용하는 물수건EPA에 의해 규제됨과 손 소독용 물수건FDA에 의해 규제됨을 비교해보면 된다. 미국 환경보호청 EPA 등록제품이라는 것은 적합하게 사용한다면 사용용도에 맞게 제품이 생산되었다는 뜻이다. 예를 들어 클로락스 살균물수건이면 여러 번 닦아도 살균효과물품의 표면에 있는 세균, 바이러스, 그리고 진균을 살상하는 것를 나타내기 위해 물수건의 표면 위에 4분 동안은 축축하게 남아 있어야 하고, 적어도 10초 동안은 소독효과소수의 미생물을 살상하는 것가 있어야 한다. 그리고 FDA는 비누나 치약, 탈취제 같은 개인생활용품들은 꽤 느슨하게 규제하는 반면 항생제나 여러 의약품들에 집중해 안전성, 효능, 그리고 보안성 등을 세심하고 까다롭게 규제하고 있다.

항미생물 제품의 마케팅전략은 대장균이 발생했다는 소문, 공포스런 모습의 바이러스, 그리고 내성을 가진 병원균의 출현 같은 무시무시한 광고를 통해 소비자들의 공포를 이용해 수립된다. 그리고 그 제품들은 "99.9%의 병균을 죽인다"고 주장한다. 정말 그럴까? 그리고 이런 항미생물 성분의 과다 사용이 수퍼병원균이 출현되도록 돕지 않을까? 이 부분은 현재 공공위생 분야에서 논란이 많은 주제이다. 미국 정부는 항미생물

내성이 전 세계적인 위협이 될 것으로 판단하고 있다. 왜냐하면 매년 적어도 200만 명의 미국인이 항생제 내성균에 감염되고 그 중 2만 3,000명이 사망하기 때문이다.

항미생물제의 광범위하고도 무분별한 사용이 부정적인 결과를 초래하는 것에 대해 과학적으로 많은 증거가 축적되어 있다. 예를 들어 항균 및 항진균 효능의 트라이클로산triclosan 성분이 많은 제품에 함유되어 있는데 이 성분은 0.2~2%의 농도에서도 항미생물 활성을 나타낸다. 이 트라이클로산은 세균과 진균은 죽이지만 바이러스에는 거의 효과가 없다. 이 사실은 중요한데, 왜냐하면 감기나 독감과 같이 가정에서 가장 흔한 질병이 바이러스성이므로 트라이클로산 같은 항균성분은 아무런 효과가 없기 때문이다. 공중보건 전문가들은 항미생물제의 지나치게 과도한 사용, 특히 아무런 제재 없이 마구 사용되는 일반 가정의 현실이 이런 화학물질에 저항성을 가진 미생물의 출현을 유발할지 모른다는 우려를 가지고 있다. 트라이클로산도 그 작용기전이 특수하고 아주 널리 사용되고 있기 때문에 이 살균제에 대한 저항성 미생물의 출현을 일으킬지 모른다.

우리의 생활환경을 가능한 한 살균하지 말고, 건강한 노화를 위해 올바른 정도의 위생적인 깨끗함을 유지하도록 노력하는 것이 필요하다. 무엇보다도 우리가 사는 환경에서 만나는 미생물 중 극소수가 해를 끼친다. 이 장에서 살펴보았듯이 더 많은 미생물들은 우리 몸에 이롭다. 그리고 미생물이 없는 집을 생각할 수도 없다. 살균제들이 표면에 있는 미생물들을 일시적으로 죽이지만, 그 살상효과가 오래 지속되지 않는다. 물론 살균제가 필요한 상황이 있긴 하지만 많은 경우가 그러하지 않다. 예를 들어 변기를 살균한다는 것은 헛고생하는 것이다. 변기를 정기적으로 청소하는 것은 바람직하지만, 변기가 대변에 자주 노출되기 때문에 멸균은 사실상 불가능한 일이다. 또 다른 예는 탈취살균제를 방 안에 뿌리는 일이다. 이렇게 해서 공기를 살균할 수 없다. 그 대신 실내 공기 중의 냄새가 이상하면 그 원인을 찾아 깨끗이 청소하면 된다. 그럼 살균제가 실제로 필요한 때는 언제일까? 그럴 때는 지하실의 하수관이 넘쳐 흐르거나 집 안에 특별히 건강문제가 있어서 감염에 극히 취약한 환자가 있는 경우이다. 그 외 대부분의 경우에는 비누나 세제 그리고 물로 간단하게 닦고 청소하는 것을 자주 꼼꼼히 하는 것으로 충분하다. 즉 간단한 청소와 손 씻기가 일반적으로 여러 감염증과 질병의 확산을 막는 가장 효과적인 방법의 하나이다.

미생물 스타일 집안살림

이 장에서 우리가 생각한 바와 같이 접촉하는 미생물 중 극소수가 해롭고 많은 것들은 사실상 유익하다. 미생물들은 언제나 우리 주위에 있어서 '깨끗한' 환경이라고 여겨지는 여러 물품의 내부에도 있다. 실내의 미생물군집은 공기의 흐름과 환기, 표면의 접촉 여부, 화초, 사람과 동물 간의 상호작용 등의 요인에 의해 영향을 받는다. 우리가 이런 실내의 유용한 미생물 기능에 대해 더 잘 알 수 있게 됨으로써, 이제는 건물 속에서 살고 일하는 사람들이 바람직한 미생물에 노출이 잘 되도록 해서 건강을 유지하도록 건물의 설계와 운용, 그리고 기능을 구상할 수 있을 것이다. 양로원이나 병원, 그리고 돌봄 시설을 가능한 한 '살균'하려고 하는 대신, 우리와 우리의 미생물 친구들이 다 같이 안락하게 살 수 있는 공간으로 재탄생시켜야 할 것이다. 즉 좀 더 오래 그리고 건강하게 삶을 영위하기 위해 미생물과 더불어 살아가야 한다.

현재의 병원이나 요양원 같은 시설의 청결과 위생 기준은 유익한 미생물이 서식하도록 하는 대신, 오히려 다제내성 병원균의 출현을 돕는 것으로 보인다. 그러나 다행히 매일 사용하는 용품에 항미생물 화학성분이 포함되는 것에 대한 우려는 이제 해소되기 시작하고 있다. FDA는 트라이클로산과 트라이클로카반과 같은 19종의 항균 화학물질을 비누에 사용하는 것을 금하는 조치를 내렸다. 나아가 균을 없애는 것과 주변 미생물과의 관계에 대한 우리의 사고를 다시 깊게 생각해보는 것이 꼭 필요한 일이 될 것이다. 앞으로 차세대 미생물 염기서열분석법과 현미경 기술의 발전에 의해 실내 미생물군집을 좀 더 확실하게 규명하게 되면 미생물과의 이로운 상호관계의 확립 방안이 개발 가능할 것이다. 따라서 앞으로 노화에 친화적인 환경은 미생물도 포함한 구성원 모두에게 건강과 복지를 제공해야 한다.

사실상 가정에서 해로운 미생물을 제거하는 것은 별다른 어려움 없이 할 수 있다. 즉 가능한 한 바깥공기로 환기를 시키거나, 표면을 깨끗이 닦고 미생물들을 붙잡아 두는 과도한 카펫과 바닥재를 줄이는 것 등이다. 그 대신 실내에 나무와 화초를 키워서 실내 공기의 질을 개선하고 유익한 세균이 실내에 들어오도록 해서 건강에 도움이 되도록 하는 것이다. 그 외에도 애완동물을 키우거나 친구와 친척의 정기적인 방문에 의해 집안 내 미생물의 다양성을 증가시키고 항미생물제 대신 비누와 물로 청소하는 것들도 도움이 된다. 그리고 신발을 집 안에 두는 것도 건강에 오히려 도움이 될 수 있다. 따라서 늙어가면서 냉난방이 되고 살균된 환경 속에 자신을 가두지 않도록 해야 한다.

- **야외 활동을 즐겨라** 마당에서 노는 것은 어린애만이 필요한 것이 아니다. 성인들은 점점 자신들을 소독되고 냉난방이 된 실내 환경으로 격리하고 있다. 이는 건강에 해로운 효과를 나타낸다. 모든 연령의 사람들이 밖으로 나가는 것이 중요하다. 그리고 실내 화초나 신선한 공기와 같이 바깥 것을 안으로 가져올 방도를 찾아야 한다.

- **핸드폰을 내려놓자** 핸드폰과 결별하는 이유 중 하나는 미생물 때문이다. 다음번 집을 나설 때 핸드폰을 테이블에 내버려 두자. 그리고 얼굴과 접촉해 생긴 잠재적인 유해균의 숫자를 핸드폰 표면을 자주 닦아 최소화하자.

- **주방에 범인이 있다** 교차 감염을 피하기 위해 주방 표면을 비누와 물로 자주 닦도록 하자. 주방 표면에는 도마, 식탁, 전자레인지, 그리고 냉장고 등이 포함된다. 그리고 주방용 스펀지는 미생물의 온상이므로 정기적으로 매주 한 번 정도 교체할 필요가 있다.

- **올바른 종류의 청소** 특히 트라이클로산과 같은 항미생물 성분이 포함된 제품은 피하자. 일반적인 비누가 거의 모든 경우에 유용하다. 예를 들면 생닭을 만지고 나서 손을 비누와 물로 깨끗이 씻으면 불필요한 세균을 제거하는 데 충분하고 적절한 방법이다. 집안의 여러 물품의 표면도 마찬가지이다. 비누나 세제, 물, 그리고 걸레나 수건으로 매일 청소하면 된다. 이렇게 닦고 물로 세척하는 것만으로도 상당한 양의 미생물들이 제거된다.

- **위생관리에 조심하자** 양로원이나 도우미가 있는 건강요양시설들은 가능한 미생물 친화적인 환경을 조성하도록 해야 한다. 즉 창문을 열고, 실내 화초를 키우고, 허용된 애완동물은 안으로 들어오도록 하는 것이다. 시설에 입소하기 전에 청소 계획, 위장관과 호흡기 질병 같은 감염병 발생 이력, 제공되는 식사의 타입, 그리고 거주자 활동계획표 등을 문의하라. 그리고 시설을 직접 방문해 점검해보고 현재 거주자들과 직원에게 그곳 상황을 들어 보는 게 좋다. 음식은 모양과 맛이 어떤지? 방문했을 당시의 소리와 냄새는 어떤지 등 그곳의 하루 생활을 입주하기 전에 미리 파악하고 점검해보라.

14

젊음의 샘은 미생물로 가득 차 있다! : 우리 몸 미생물과 함께 살기

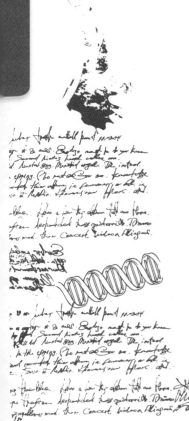

11장에서 건강과 장수를 위해 유익한 미생물이 포함된 젖산 배양액을 섭취하기를 100년 전에 주장한 면역학의 아버지라고도 하는 메치니코프를 언급한 적이 있다. 그는 시골에 살고 있는 불가리아인들이 가난과 열악한 기후에도 불구하고 더 부유한 유럽인보다 장수하는 것에 주목했다. 그 지역 사람들이 발효시킨 우유를 섭취하는 것을 목격하고 우유를 발효시키는 젖산균이 항노화 효능이 있다고 판단해 장수를 위해 발효우유를 섭취해야 한다고 주장했다. 그는 이 주장을 지금은 유명해진 《생명의 연장The Prolongation of Life》으로 출간했고, 이는 면역학의 획기적인 업적으로 1908년도 노벨생리의학상을 수상하게 되었다. 메치니코프는 장에 '좋은' 미생물과 '나쁜' 미생물이 있다고 믿었다. 그 '나쁜' 것들은 자신의 대사과정을 통해 독소를 생산해 인체에 손상을 일으키므로 이를 '장의 자가중독' 현상이라고 규정했다. 반면 '좋은' 것들은 젖산과 같은 유익한 발효산물을 생산해서 해로운 생성물에 대응해 건강을 증진시킨다고 생각했다. 이런 개념은 프로바이오틱스의 탄생을 의미했고, 장 미생물들이 건강에 유익하고 장수를 위해 활용될 수 있음을 제시했다.

이런 메치니코프의 가설은 한 세기가 훌쩍 지난 오늘날에 와서야 우리가 알아낸 단기 및 장기 건강에 대한 미생물의 역할에 대한 것으로서 그의 불가사의한 선견지명에 놀라지 않을 수 없다. 그의 주장을 지금 재해석해보면, 그가 이야기한 '나쁜' 미생물은 염증성 물질을 생산해 염증을 유발하는 미생물이고, '좋은' 미생물은 짧은사슬지방산과 같은 항염증성 물질을 생성하는 미생물을 의미한다. 건강과 노화에 이익을 주는 미생물과 그 생성물을 인간이 조정해 이용할 수 있다는 그의 아이디어는 지금도 매우 획기적인 것으로, 현재는 과학적으로 커다란 진보를 이루었고 임상적인 적용이 곧 이루어질 전망이다. 즉 미생물군집의 연구는 인체를 다루는 모든 영역의 건강과 의학 분야에 엄청난 영향을 미쳐 불과 몇 년 전만 하더라도 상상하지 못한 새로운 진단기술과 치료법을 제공하고 있다. 그러나 분변이식술과 같이 병원에서 사용되는 가장 발전된 첨단 치료법도 아직은 매우 조악한 상태이다. 미생물군집의 장점과 미생물이 생성하는 여러 생리활성 물질들을 충분히 활용하기 위해서는 아직 많은 연구가 필요하다. 이런 관점에서 이 마지막 장에서는 미생물군집을 식이요법, 프로바이오틱스와 프리바이오틱스로 활용하는 최근 방법들을 비판적이면서 심도 깊게 다루려 한다.

미생물군집의 응용분야에는 과장된 선전과 희망이 뒤섞여 있고 제대로 된 과학적 근거 없이 여러 가지 잘못되거나 부풀린 주장들이 난무하고 있다. 이런 점에 주목해 이 마지막 장에서 건강한 미생물을 통해 모든 연령에 걸쳐 미생물의 유익함을 증가시키기 위해 현재의 과학지식에 기반을 둔 몇 가지 지침을 제시하고자 한다. 그리고 개인적인 건강상 요구사항과 걱정거리를 자신이 직접 하거나 대신하는 간병인이 주치의와 상의할 내용을 이 장에 포함시킬 것이다. 마지막으로 이렇게 급속히 발전하는 분야에서 앞으로 전개될 미래를 자세히 들여다보고 조만간 일어날 새로운 개념을 제안하고자 한다.

당신 먹는 것이 바로 당신이다

"채소를 먹어라. 그게 몸에 좋은 것이야!" 이 말을 모든 어린애들이 수백 번도 더 들었을 것이다. 그러나 이제는 부모들이 이렇게 말해야 한다. "채소를 먹어라. 그게 네 몸속 미생물에 좋고, 너에게도 좋은 것이야!" 좋든 나쁘든 식품이 우리 미생물에 커다란 영향을 미친다. 우리 몸이 미생물군집의 조성을 개선시킬 수 있는 가장 손쉬운 방법은 단연코 먹는 음식을 바꾸는 것이다. 그러나 이에 관한 많은 주장에도 불구하고 '건강한' 미생물군집과 이에 필요한 식품의 종류가 완전히 규명된 것은 아니다. 그리고 제시카가 박사학위 논문 준비 중 직접 체험한 바와 같이 '건강한'이라는 의미가 모든 사람들에게 동일한 것이 아니다. 그럼에도 불구하고 식습관과 식품이 미생물군집에 어떻게 영향을 미치고 바꿀 수 있는지에 대한 몇 가지 권고 원칙이 점차 확립되고 있다. 이런 원칙은 노년기에 일어나는 미생물군집의 큰 변화를 감안하면 특히 노인들에게 중요하다.

일반 지역사회에서 독립적으로 살던 노인이 장기거주시설로 옮긴 후의 과정을 추적 조사한 연구에 의하면, 미생물군집의 변화가 선행한 것이 아니고 아마도 음식의 변화에 의한 건강상태의 변동에 따라 후속적으로 일어나는 것으로 추정되었다. 장기거주시설 거주자의 92%가 고섬유성/저지방 식사를 했고, 일반 지역사회 거주자는 단지 2%만이 이런류의 식사를 했다(나머지 일반 지역사회 거주자는 고지방/저섬유성 식사를 했다). 이 고섬유성/저지방 식사는 부티레이트 같은 건강을 증진시키는 짧은사슬지방산의 수치가 높게 나타났다. 장기거주시설로 이사한 후 한달 안에 모든 사람들이 장기거주시설 식사에 적응했다. 그러나 그들의 미생물군집이 지역사회 거주자와 확실히 달라지는 데는 1년이 걸렸다. 이 현상에 의해 미생물군집의 변화는 식사의 변화에 의해 일어나는 것이 분명하지만 그 시기는 노화와 관련된 변화가 있은 후에 일어나는 것으로 연구자들은 판단했다.

지방 외에 섬유질이 위의 연구에서 핵심 식이성분으로서 7장에서 언급했듯이 장 미생물에 의해 짧은사슬지방산으로 분해된다. 미생물군집의 다양성이 낮은 사람 중 25%가 섬유질이 보충된 식사에 의해 다양성이 증가했다는 보고가 있다. 일종의 섬유질인 저항녹말resistant starch, 소화되지 않는 녹말이 미생물군집에 영향을 미쳐 포도당스파이크의 감소와 같이 대사지표를 개선시키거나 염증을 감소시킨다고 알려졌다. 인간의 조상들은 훨씬 많은 섬유질을 섭취했을 텐데 불행히도 현재의 전형적인 서구 식단에는 섬유질이 거의 없는 상태이다. 이런 식단의 변화는 오늘날의 인간에게 영향을 미칠 뿐만 아니라 인간 종이 가진 미생물군집의 조성에도 장기간 변화를 초래해 많은 우려가 되고 있다. 왜냐하면 생쥐 연구에 의하면 단일 세대에는 저섬유질 식이가 미생물군집에 가역적이지만, 여러 세대가 지나면 상실된 미생물이 회복되지 않아 고섬유질 미생물군집으로 되돌아가지 못하기 때문이다(7장 참고). 이 현상은 인간도 저섬유질 식사를 몇 세대를 걸쳐 지속하게 되면 섬유질을 분해할 수 있는 유익한 미생물들이 사라질 수 있음을 의미한다. 따라서 현재 추천되고 있는 식사법은 여성은 하루에 적어도 21~25g, 남성은 30~38g의 섬유질을 섭취하도록 권장되고 있다. 고섬유질 식품으로는 산딸기, 껍질째 먹는 배, 통밀스파게티, 보리, 겨, 아티초크, 그리고 쪼개서 말린 완두콩이나 렌틸콩, 청완두콩 같은 콩류 등이다.

이런 고섬유질 식품을 먹기 쉬운 식사방식은 지중해식 MIND 식이법으로서 여기에는 섬유질, 채소, 과일, 견과류, 그리고 콩류가 풍부하고 유제품 지방과 붉은 고기의 섭취는 줄이는 식사법이다. 이 MIND 식이법은 건강에 유익하고, 여러 연구에서 알츠하이머병의 위험을 53%까지 감소시킬 수 있다고 보고되었다. 또 다른 연구는 유럽 5개국의 1,296명 노인을 대상으로 비타민을 보충한 지중해식 식이법을 따르도록 했다. 이 식이법을 따른 그룹은 대조그룹보다 골질량의 감소가 줄어들었고 염증도 감소했다. 이 고섬유질식사에는 통곡물이 사용되었고 이는 서구식 식사를 하는 사람에서 유익한 것으로 나타났다. 즉 통곡물 식사를 단지 6주간 해도 짧은사슬지방산 생성미생물들이 증가하면서 염증성 세균과 염증수치는 감소했고 체중감소도 일어났다. 부분적으로 미생물에 의해 생산되는 발효식품도 우리의 장으로 들어가는 유익한 미생물 수를 증가시키는 좋은 방법이다(메치니코프와 발효우유를 생각해보라). 사워크라우트와 김치 같은 프로바이오틱스 식품들이 유익한 미생물의 공급뿐만 아니라 영양 측면에도 가치가 높다는 것은 의심할 여지가 없지만, 영양 측면 외의 건강에 대한 유익성을 입증할 확실한 임상연구결과는 부족한 상황이다. 프로바이오틱 요구르트를 제외한 다른 발효식품에 대해 사람을 대상으로 한 연구는 거의 없다. 체중개선, 심혈관질환과 제2형 당뇨병, 그리고 대사질환을 감소시킨다는 소수의 연구들이 있을 뿐이다. 따라서 이런 발효식품들이 유익한 효과가 있는 것으로 보이지만, 그것이 미생물군집을 통해 일어난다고 아직은 확실하게 이야기할 수 없다.

식사법과 미생물군집 간의 연구를 복잡하게 만드는 것은 사람마다 미생물군집이 다르다는 점이다. 7장에서 보았듯이, 사람마다 여러 음식들에 다르게 반응한다. 이런 사실에 의해 데이투DayTwo 회사가 제공하듯이, 미생물군집에 기반한 개인별 식사법이 미래 식이법의 주축이 될 것이다. 또한 각종 식품에 대한 미생물의 영향과 그 반대로 각각의 미생물에 미치는 식품의 영향도 파악되면 이런 정보가 식사법과 영양에 미치는 미생물군집의 역할을 명확히 규명하는 데 크게 도움이 될 것이다.

당신이 하고 있는 영양 또는 식이 프로그램이 무엇이든지 간에 안정성과 지속성을 목표로 하는 게 중요하다. 이미 7장에서 요요식사법과 13장에서 여행에 의한 단절로 인한 해로움에 대해 알아봤다. 어떤 식사법을 하다가 중단하는 식으로 들쑥날쑥하면 체중감소 노력을 방해하는 미생물의 기억이 있다는 사실을 명심해야 한다. 그리고 인공감미료에 대해 알게 된 것을 기억해야 한다. 이를 무시한 사람들은 미생물군집의 붕괴를 사실상 일으키고 포도당내성을 증가시켜 대사증후군을 악화시키기도 한다.

식이제한은 쥐, 생쥐, 어류, 초파리, 곤충, 그리고 효모 같은 여러 생물체에서 수명을 연장시킨다고 보고되었다. 그러나 특정 의도를 가지고 사람에게 실시한 강력한 식이제한은 비윤리적이고, 그 효과도 미지수로 남아 있다. 지난 70년이 넘게 시행한 연구에도 불구하고 식이제한이 동물에게 어떻게 작용하는지 수많은 이론이 난무함에도 불구하고 그 정확한 기전이 아직 규명되지 않았다. 그 중 알려진 사실로는 생쥐실험에서 일생 동안 식이제한을 하면 미생물군집에 큰 변화가 일어난다. 식이제한을 한 생쥐들은 건강과 관련한 미생물의 수는 증가하고 염증 관련 미생물의 수는 감소한다. 그리고 저지방식을 한 생쥐는 젖산균Lactobacillus의 수치가 매우 높게 나타나는데 이는 수명연장과 강하게 연관된다.

동물연구에 사용된 식이제한을 시도해볼 생각이면 이 식이제한이라는 것이 평상시의 절식과는 다르다는 것을 염두에 두어야 한다. 즉 섭취 칼로리의 약 30%를 감소시켜야 하고, 그것도 평생 동안 지속해야 한다. 보통 2,000칼로리 식사를 하므로 30% 감소는 하루에 1,400칼로리를 뜻한다! 그렇게 하면 수명이 좀 연장될지 모르지만, 그 대신 끊임없는 굶주림 상태에 있어야 한다는 것을 명심해야 한다. 그래서 이 식이제한 실험을 사람에게 실시하기가 어렵다.

아직까지 식품 종류와 미생물군집 간의 정확한 상관관계가 다 밝혀지지 않았지만, 일반적으로 섬유질의 증가가 미생물에게 유익하고 염증을 줄인다는 것은 가장 확실한 사실이다.

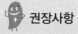
생명을 위한 프로바이오틱스

미생물군집 분야에서 프로바이오틱스보다 더 많은 관심과 논쟁을 불러일으키는 주제는 없다. 이 분야는 이제 전 세계적으로 300억 달러가 넘는 거대산업이 되었다. 발효시킨 콤부차와 같은 상품들이 급속하게 인기를 끌고 있지만 아직은 큰 의문이 남아 있다. 이런 제품들이 효능이 있을까? 간단한 질문이지만 그 답은 단순하지 않다. 따라서 이 장에서 프로바이오틱스에 대해 깊게 파고들어 급속히 성장하는 이 분야에 대한 정확한 정보와 우리에게 어떤 도움을 줄 수 있는지를 살펴볼 예정이다.

프로바이오틱이라는 단어는 생명을 의미하는 그리스어에서 유래했다. 이 프로바이오틱스가 건강을 위해 사용된 것은 오랜 역사를 가지고 있다. 즉 1917년 독일 과학자인 알프레드 니슬Alfred Nissle이 제1차 세계대전 중 그 당시 만연한 감염성의 설사병Shigellosis, 세균성이질에 접촉되지 않은 병사의 대변에서 비병원성의 대장균E. coli 종을 분리했다. 이 대장균 종은 대장균 니슬E. coli Nissle 1917로 명명되었고 현재 프로바이오틱스의 일종으로 이용되고 있다. 현재 세계보건기구WHO에 의한 프로바이오틱스의 정의는 "적절한 양이 투여되었을 때 숙주에게 건강상의 이익을 주는 살아 있는 생물체"이다. 즉 프로바이오틱스는 살아 있는 미생물로서 일반적으로 락토바실러스*Lactobacillus*, 비피도박테리움*Bifidobacterium*, 일부 대장균*E. coli*와 바실러스*Bacillus*, 그리고 효모인 사카로마이세스 보울라디 *Saccharomyces boulardii*를 포함하고 충분한 양을 규칙적으로 복용하면 건강 증진효과를 나타내도록 구성되어 있다. 이 프로바이오틱스는 음식과 같이 먹거나 별도로 복용할 수 있다.

문제는 수많은 프로바이오틱스 제품이 나오고 있어 각 제품이 어떤 것인지, 무슨 효능을 가지는지, 그리고 누가 복용해야 하는지 등에 대해 명확한 답변과 합의된 가이드라인이 없다는 점이다. 건강식품점에 들어가 보면 당황스러울 정도로 많은 프로바이오틱스 제품과 직면하게 되는데 한두 벽면의 선반을 가득 채운 수많은 제품들이 각자 검정되지 않은 과장된 건강 광고로 소비자를 유혹하고 있다.

또 다른 문제는 프로바이오틱스에 대한 수많은 문헌에도 불구하고, 그것이 어떻게 작용하는지를 잘 모르고 있다는 점이다. 아마도 장투과성을 감소시키거나 염증을 줄이는 것을 포함해 여러 효과가 있을 것으로 보인다. 그러나 프로바이오틱스 균들은 장에서 신속하게 사라지므로 이미 구축된 미생물군집의 전체적인 구성에 직접적으로 장기 효과를 나타내지는 못한다. 프로바이오틱스 균들은 외부 환경이나 동물 또는 인체의 다른 부위에서 주로 분리했기 때문에 권장량이 매우 높아서 하루에 1,000만에서 100억 또는 그 이상의 생균을 복용하도록 되어 있다. 그러나 장에서 유래한 균이 아니어서 이 균들은 장에서 생존하지 못하므로 집단으로 서식하지 못한다.

세 번째 문제는 캐나다와 미국에서 현재 시판되는 프로바이오틱스들은 식품이나 식이보조제로 분류되어 FDA의 규제를 받지 않는다. 따라서 프로바이오틱스 제품이 주장하는 효능은 FDA 승인 의약품에 요구되는 철저하고 엄격한 임상시험을 거치지 않은 것이다. 여러 종류의 프로바이오틱스에 대한 임상시험이 1,500개 이상 보고되어 있지만, 많은 경우가 잘 설계된 것이 아니어서 무작위로 구성되어 있지 않고, 블라인드테스트를 수행하기 어렵게 되어 있다(참가자들이 자신이 컨트롤그룹인지, 시험대상 그룹인지를 알거나 파악할 수 있다). 따라서 특정 질환의 치유에 전반적인 건강을 증진시킬 수 있는 프로바이오틱스의 기능에 대한 신빙성 있는 임상데이터는 거의 없는 실정이다. 그럼에도 불구하고 많은 사람들은 프로바이오틱스가 자신을 개선시킨다고 확신하고 있다. 이런 믿음의 근거에는 프로바이오틱스가 부작용이 거의 없고 일반적으로 안전하다고 생각되는 점과, 또한 유사한 용도로 사용할 수 있는 대부분의 처방약보다 훨씬 저렴하다는 점도 긍정적으로 작용하는 것으로 보인다.

네 번째 문제는 대부분의 프로바이오틱스가 그 제품 속에 많은 수의 생균이 있음을 표시하고 있지만 그 숫자는 실제 살아 있는 수를 반영하지는 못하고 있다. 냉장보관이나 그 외 다른 보관법이 생균 수에 영향을 미칠 수 있기 때문이다. 이처럼 이 분야에서는 규격화가 이루어지지 않아 여러 프로바이오틱스 제품의 품질상 큰 차이를 보이고 있다. 그리고 상품표시에도 심각한 문제가 있다. 예를 들면 라벨에 표시된 락토바실러스 *Lactobacillus*균이 포함조차 되지 않는 제품도 있고, 제품에 포함된 생균 수가 실제로는 라벨에 표시된 것의 80%에 불과한 경우도 있다. 다행스럽게도 이런 제품들은 일반적으로 복용해도 안전하다. 다만 선전한 것보다 효능이 떨어질 것은 당연하다.

그러면 프로바이오틱스에 대해 이렇게 혼란스럽고 때로는 상충되는 정보를 어떻게 해야 제대로 이해할 수 있을까? 이런 프로바이오틱스 정보와 광고 내용을 실제 밝혀진 과학적 사실과 나란히 비교해 충실히 제공해주는 전문가 그룹들이 있다. 이런 그룹 중 하나가 국제 프로바이오틱스 및 프리바이오틱스 과학 협회the International Scientific Association for Probiotics and Prebiotics; ISAPP이다. 메리 엘렌 샌더스Mary Ellen Sanders 박사는 이 협회의 창립회장을 역임했고, 현재는 과학이사로서 1990년대 미국에서 프로바이오틱스가 막 태동할 때 이 분야에 참여했다. "프로바이오틱스에 대해 처음에는 의심을 많이 했어요. 제가 대학원생일 때는 프로바이오틱스 분야 전체가 엉터리 가짜라고 생각했지요. 그 후 제가 다루는 모든 것에 프로바이오틱스를 사용하는 컨설팅사업을 시작한 이후로 제 대학원 지도교수는 지금까지도 저를 놀리고 있답니다. 저의 의심은 근거가 없는 것이었지요. 그러나 처음에는 이 분야가 과학이라기보다 일종의 신앙과 같았습니다." 수십 년이 지난 현재는 제대로 된 과학적 연구와 고도로 정밀한 임상시험을 거쳐 프로바이오틱스가 건강에 중요한 영향을 미친다는 사실이 확실하게 되었다. 따라서 샌더스 박사는 앞으로 시판되는 프로바이오틱스 제품들이 과학적으로 더 증명이 되고, 신빙성 있게 제조되며 정확하게 광고된다면 프로바이오틱스는 더욱 각광받게 될 것이라고 힘주어 강조했다. 샌더스 박사는 프로바이오틱스 분야의 실무일을 담당하면서 프리바이오틱 전문가인 글렌 깁슨Glenn Gibson 교수와 더불어 2002년 다방면의 과학자들이 포함된 ISAPP를 창립했다. 이 협회에는 프로바이오틱스와 프리바이오틱스의 여러 분야에 직접 관여하고 있는 전문가들뿐만 아니라 미생물학, 생화학, 소화기 내과, 그리고 식품공학 연구자들도 참여하고 있다. ISAPP는 여러 전문가들을 함께 모은다는 목적과 더불어 이 분야에 횡행하는 잘못된 정보를 포함한 수많은 정보들의 신빙성에 초점을 맞추기 시작했다. 그렇게 해 이 협회는 프로바이오틱스에 대해 살펴보아야 할 점이나 어떻게 효과를 나타내는지에 대한 유용한 정보를 제공하고 있다. 일반인들이 쉽게 알 수 있도록 전문용어가 없는 도표, 비디오 테이프, 그리고 그 외 상세한 정보들이 협회 웹사이트 isappscience.org에 공개되어 있다.

ISAPP 외에도 두 개의 매우 유용한 웹사이트가 있다. 즉 미국에서 판매되고 있는 프로바이오틱스 제품에 대한 임상가이드usprobioticguide.com와 이와 유사한 캐나다의 사이트probioticchart.ca로 특정 프로바이오틱스가 효능을 나타내는 특정 조건에 대한 임상적인 증거의 개요를 제공한다. 이 정보들은 매년 갱신되고 있으며, 어떤 프로바이오틱스가 어떤 조건에서 효능을 나타내는지를 여러 프로바이오틱스를 대상으로 연구한 많은 논문들에서 추출한 임상증거를 근거로 얻어진 신빙성 있는 정보들로 구성되어 있다. 이 사이트들은 원래 임상의사들을 위한 것이지만, 어떤 프로바이오틱스가 실제 임상데이터를 가지고 있는지, 그리고 그 데이터가 얼마나 믿을 수 있는지를 알고 싶어 하는 일반인들에게도 엄청나게 유용하다. 이 웹사이트들은 처음 대하면 좀 복잡해 보이지만, 안내문을 따라가보면 특정 프로바이오틱스의 효능, 사용 가능한 사람, 사용량, 그리고 이에 대한 임상적인 근거 등을 알 수 있어 검색하느라 애쓴 보람이 있다.

이 두 웹사이트들은 성인과 유아의 건강, 질의 건강, 그리고 프로바이오틱스가 첨가된 기능성 식품들에 대한 표가 여러 개 포함되어 있다. 이 표에는 캐나다와 미국에서 시판되고 있는 많은 프로바이오틱스의 이름과 함유된 프로바이오틱 균종, 1회 복용량, 그리고 하루에 필요한 양 등이 나열되어 있다. 그런 다음 각종 질병에 대한 임상시험 증거와 순위가 매겨져 있다. 레벨 I이 가장 높은 순위로서 그 효능이 적어도 하나 이상의 잘 설계된 무작위 임상시험으로 확인된 것이다. 레벨 II와 III는 그보다 임상시험 증거가 부족한 것들이다. 그 다음에 나오는 표는 질병의 목록으로서 각종 질병명이 두세 문자의 약어로 표시되어 있다. 예를 들면 ID는 전염성 설사병infection diarrhea이고, AAD는 항생제 연관 설사병 antibiotic-associated diarrhea이다. 마우스 커서를 이런 약어 위에 놓으면 질병명 전체가 나타난다(이 약어들은 사이트의 초기화면에도 나와 있다).

특정 질병 상황에 대해 프로바이오틱스가 효능을 나타내는 임상적 증거의 예가 몇 가지 보고되어 있다. 이런 질병으로는 항생제 연관 설사병, 과민성 대장증후군irritable bowel syndrome; IBS에 연관된 우울증, 클로스트리디움 디피실리균에 의한 설사병, 헬리코박터 파일로리Helicobacter pylori균 박멸의 보조요법, 모유 영양아의 배앓이, 외음부 칸디다증, 그리고 세균성질염이 해당된다. 따라서 많은 프로바이오틱스 제품들이 대대적인 광고와 그에 따른 막대한 판매량에도 불구하고 임상효능을 확보하지 못했지만 중요한 사실은 몇 종의 프로바이오틱스는 특정 상황에 분명히 효능을 나타낸다는 점이다. 그러므로 프로바이오틱스에 대한 이런 모든 불확실성은 인간미생물군집과 프로바이오틱스의 효과에 대한 정밀한 기

 추천사항

몇 종의 프로바이오틱스는 항생제 연관 설사병, 디피실리 연관 설사병, IBS, 모유 영양아의 배앓이, 그리고 세균성질염과 같은 상황에서는 효과를 잘 나타낸다. 그러나 많은 프로바이오틱스들은 효능을 검증받지 못했다. 자신의 건강관리 식이요법에 프로바이오틱스를 포함시키고 싶으면 usprobioticguide.com이나 probioticchart.ca 같은 웹사이트를 찾아보고, 전문가와 상의하길 권한다.

전이 앞으로 신속하게 규명됨으로써 사라질 것으로 전망된다. 이런 지식으로 무장된 샌더스 박사는 프로바이오틱스가 앞으로 건강과 질병을 의미 있게 개선할 수 있도록 지속적으로 진화할 것이라는 남다른 기대와 자신감을 가지고 있다.

프로바이오틱스 2.0

최근에 미생물군집에 대한 연구가 급속히 발전하면서 프로바이오틱스 2.0이라고 명명된 차세대 프로바이오틱스에 대한 강렬한 욕구가 나타났다. 여기에는 체내 특정 부위에서 분리된 미생물들도 포함되어 장질환에는 장 미생물들이, 그리고 산부인과 감염증에는 질 미생물들이 사용되고 있다. 이들은 단일 미생물종이 아니라 여러 종이 혼합되어 있고, 소량을 사용하도록 되어 있다. 왜냐하면 이 균종들은 몸의 특정 부위에 서식하도록 디자인되어 있어 우리 몸에서 외부 침입자로 제거되지 않고 그 특정 부위에 쉽사리 집단을 형성할 수 있으며, 무엇보다 중요하게 한정된 유익한 기능을 나타내도록 되어 있기 때문이다.

이런 새로운 세대의 프로바이오틱스 중 일부는 FDA에서 생균 바이오 치료제품live biotherapeutic products; LBPs 또는 생균 바이오 치료제live biotherapeutic agents; LBAs로 분류된 의약품으로 승인받아 개발되고 있다. 11장에서 설명한 바와 같이 클로스트리디움Clostridium 균종의 혼합제가 조절 T세포에 강력한 영향을 나타내고 있다는 사실에 근거한 다음과 같은 시도가 추진되고 있다. 이 책의 저자인 브렛은 미국 메사추세츠 주의 케임브리지에 위치한 생명공학 회사인 베단타 바이오사이언스Vedanta

Bioscience, Inc에 관여하고 있는데 이 회사에서는 디피실리C. *difficile* 균종의 혼합제를 디피실리와 연관된 감염증이나 다제내성균을 포함한 여러 의료분야에 임상시험을 실시하려고 한다. 브렛이 주도적으로 시도하고 있는 또 다른 계획은 역시 케임브리지에 소재한 컴먼스Commense 회사의 프로젝트로서 3개월 된 유아에게 엄선된 미생물 혼합액을 섭취시켜 나중에 천식의 위험을 줄이려는 것이다. 그리고 제왕절개 수술로 태어난 아기들에게 질의 미생물을 접종시켜 제왕절개 출산과 관련 있는 천식, 알레르기, 그리고 비만의 위험을 감소시키는 계획도 추진하고 있다(브렛은 이 두 회사의 공동창립자이다). 그 외에도 피칼리박테리움 프로스니치*Faecalibacterium prausnitzii*균과 아커만시아*Akkermansia*균을 이용해 장에서 SCFA 생성을 증가시켜 염증을 낮추는 시도도 진행되고 있다. 또한 많은 회사들이 미생물군집에 대한 연구로부터 얻어진 새로운 정보를 기반으로 신종 세균들을 프로바이오틱스로 개발하려고 하고 있다. 아직 확실한 데이터는 없지만 강렬한 흥미를 유발하는 분야는 "사이코바이오틱스"로서 뇌에 영향을 주어 우울증이나 불안 같은 증세를 치료할 수 있는 프로바이오틱스도 시도되고 있다.

또 다른 첨단연구분야는 유전공학적으로 조작된 세균이다. 이는 항염증성 사이토카인을 생성하거나 부티레이트 같은 SCFA 생산 대사과정을 작동할 수 있는 프로바이오틱스를 디자인해 건강에 유익함을 제공하고자 하는 연구이다. 현재 이런 인공 미생물을 제작하기 위한 기술적인 제한은 없지만, 살아 있는 유전자 조작 미생물이 자연 환경 속으로 유입되는 데에 대한 많은 규제를 통과해야 하는 어려움이 있다. 예를 들면 대장균 니슬*E. coli Nissle* 1917 균주는 콜레라*Vibrio cholerae*균의 주변감지 기능을 손상시켜 독성을 억제하도록 유전자 조작된 것이다. 이 균주는 생쥐

콜레라 모델에서는 잘 작동했지만 아직 사람에게는 시험되지 않았다. 대장균 니슬 1917과 젖산균*lactobailli*, 그리고 박테로이데스*Bacteroides* 종과 같이 승인된 프로바이오틱스 균주에는 유전자 조작이 이미 시도되었고, 새로운 균주가 유전자 조작을 하게 되면 기존의 프로바이오틱스보다 인체 내에 좀 더 효과적으로 서식할 수 있게 되어 항염증성 물질 같은 유익 화합물 생성을 더 증가시킬 수 있을 것이다. 새로운 기술이 등장하면 항상 그러하듯이 이런 시도들에 대한 우려도 많으므로 신중하게 접근할 필요가 있다. 예를 들면, 아커만시아*Akkermansia*균은 여러 대장질환에 매우 유익하다고 알려져 있지만, 파킨슨병, 치매, 알츠하이머병, 그리고 다발성 경화증과 같은 신경계 질환의 발병 위험의 증가와도 관련이 있다. 따라서 이런 새로운 균주들은 프로바이오틱스로 널리 사용하기 전에 그 안전성이 엄격하게 보증되어야 한다.

　새로운 프로바이오틱스가 가진 또 다른 문제점은 주변환경 속으로 들어가서 예측하지 못한 결과를 유발할 수도 있다는 점이다. 지금 사용되는 프로바이오틱스의 장점은 그렇게 오래 생존하지 않는다는 것인데, 만일 새로운 균주가 잘 번식해 집락을 형성하고 퍼져 나가면 주변환경이나 다른 사람에게도 전파되어 예상 밖의 영향을 나타낼 위험성도 있기 때문이다. 이런 위험성을 방지하기 위해 '살해 스위치' 유전자를 새로운 미생물

 추천사항

계속해서 관심을 가지고 새롭게 디자인된 프로바이오틱스의 출현을 고대하자!

에 삽입할 수 있다. 이는 이미 백신용 생균에 적용된 유전공학 기술로서 새로운 프로바이오틱스에도 필요할 것으로 예상된다.

프리바이오틱스

프로바이오틱스probiotics를 먹는 대신 이미 있는 미생물군집을 보완할 수 있는 방안으로 아예 처음부터 유익 미생물들의 번식과 활성을 증진시킬 수 있는 식품을 먹는 것은 어떨까? 이런 식품들을 프리바이오틱스pre-biotics라고 한다. 프리바이오틱스의 정의는 지난 몇 년 동안 계속 변화해왔지만, 지금은 선택적으로 발효되어(즉 분해되어) 위장관 미생물군집의 조성과 (또는) 활성에 특이적인 변화를 야기하는 물질로 흔히 정의된다. 이 물질은 결과적으로 사람의 건강에도 유익하다. 이때 이 물질 자체는 사람에 의해 분해되지 못하지만(즉 소화가 안 되지만), 세균은 대사를 할 수 있어 결과적으로 사람과 미생물군집 양쪽에 유익한 효과를 나타낸다.

프리바이오틱스는 섬유소탄수화물 또는 당류로서 보통 저항성 녹말이라고도 한다의 일종으로 이눌린, 프락토올리고당, 그리고 갈락토올리고당을 포함한다. 이런 미생물의 먹이는 유익균인 젖산균과 비피도박테리움균들을 선택적으로 증식시킨다(현재는 이런 프리바이오틱스가 부티레이트 생성균과 같은 다른 세균에도 영향을 미친다는 것이 알려져 있다). 또한 프리바이오틱스는 미생물의 다양성도 증가시킨다. 이런 프리바이오틱스는 식물성 식품에 자연적으로 함유되어 있고 여러 생물자원에서 분리할 수 있다.

프리바이오틱스가 어떻게 작용하는지에 대해 여러 가설이 있다. 그 중

대표적인 것은 프리바이오틱스를 섭취하면 이것이 유익균의 먹이가 되어 유익균이 증식하면 유익한 SCFA 생성을 증가시킨다는 가설이다. 그리고 프리바이오틱스는 장 내용물이 장관을 이동하는 시간(장 통과시간), 장 내용물의 점도와 굵기, 그리고 장 미생물과 식품성분과의 상호작용에도 영향을 미친다.

프로바이오틱스와 마찬가지로 프리바이오틱스도 시급하게 해결해야 할 문제는 사용자에게 건강상 이익을 실제로 줄 수 있는가 하는 점이다. 이 경우에도 아직 데이터가 부족해 더 많은 연구가 필요한 상황이다. 몇몇 연구에 의해 프리바이오틱스가 분명히 유익균의 수를 증가시키지만 아직까지 건강상 유익함을 제공한다는 임상 증거는 얻어지지 않았다. 이눌린과 프락토올리고당이 특히 10대에게 칼슘의 흡수와 골밀도를 증가시킨다는 보고가 있지만 성인에게는 그 반대의 결과가 얻어졌다. 그리고 프리바이오틱스가 감염성 설사와 IBS에 유익한 효과를 나타내고, 백신의 반응에도 영향을 미친다는 보고가 있다. 프리바이오틱스에 대한 문헌

 추천사항

현재 몇 가지 임상연구가 진행 중이긴 하지만, 아직까지 프리바이오틱스가 사람에게 유익한 효과를 나타낸다고 단정적으로 이야기할 수 있는 사람 대상 연구는 매우 부족한 상황이다. 그렇지만 여러 종류의 섬유소가 풍부하고 균형잡힌 식사가 미생물군집에 유익한 효과를 나타내고, 결과적으로 사람의 전반적인 건강도 개선시킬 수 있을 것으로 예상된다. 그러므로 너무 많이 먹으면 발효의 부산물에 의해 속이 부글거린다는 점을 빼면 다른 부작용은 거의 없으므로 프리바이오틱스를 이용 안 할 이유가 없다.

조사를 종합해보면, 대체로 건강에 유익한 효과를 가지는 것으로 보이나 프로바이오틱스만큼 확실한 임상 데이터가 얻어지지 않았다. 따라서 그 효능을 확인할 수 있는 추가적인 임상연구가 필요한 실정이다.

그럼에도 불구하고 브렛은 아침식사인 통곡물 시리얼에 테이블스푼 하나의 이눌린을 타서 규칙적으로 먹고 있다. 이것이 건강에 유익하다고 단언할 수는 없지만, 그에게는 장을 점검하고 장 미생물이 일으키는 발효 과정을 직접 체험해볼 수 있는 일종의 실험이 되고 있다(음식을 먹고 나서 생기는 방귀!). 식물성 섬유소가 풍부한 프리바이오틱스 식품으로는 생치커리 뿌리, 돼지감자뚱딴지, 마늘, 부추, 양파, 그리고 아스파라거스가 해당된다.

전체적으로 판단했을 때 프리바이오틱스의 개념은 타당성이 있어 보인다. 즉 그 개념은 유익미생물을 위한 식품을 먹고, 미생물들이 그 식품을 분해해 제대로 작용하도록 돕자는 것이다. 그러나 이 개념을 실생활에 적용하기는 생각보다 쉽지 않다. 그러므로 프로바이오틱스의 경우와 같이 장 속의 미생물 대사활동이 더 많이 규명되면 좀 더 명확한 기전을 통해 건강에 유익한 더 나은 프리바이오틱스들이 개발될 수 있을 것이다.

신바이오틱스

프로바이오틱스와 프리바이오틱스가 둘 다 건강에 유익하다면 이들을 합치면 어떨까? 이렇게 합쳐진 것을 신바이오틱스Synbiotics라 한다. 이는 이론적으로 참신한 아이디어이지만, 각자 사용한 것보다 합친 경우가 낫다는 데이터는 아직 얻어지지 않았다. 65세에서 90세 사이의 노인들에

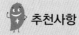
게 프로바이오틱스인 비피도박테리움 롱검*Bifidobacterium longum*과 프리바이오틱스인 이눌린을 같이 투여한 연구가 있다. 결과는 비피도박테리아와 다른 유익균의 수가 증가하고 염증성의 프로테오박테리아의 수는 감소했다. 그리고 부티레이트의 생성은 증가한 반면 염증성 사이토카인의 양은 줄어들었으나, 이런 유익한 효과는 두 가지의 투여를 중지하면 곧 사라졌다. 이런 시너지효과는 후속적으로 검정되지 않았지만 그럼에도 매우 고무적인 현상이다. 그러나 다른 여러 연구들에서는 신바이오틱스의 시너지 효과가 관찰되지 않았고, 오히려 프로바이오틱스와 프리바이오틱스를 각자 사용한 것이 더 좋은 효과를 나타냈다.

항생제

항생제는 20세기의 가장 큰 의학적 발견 중 하나로서 수많은 사람을 구한 기적의 약이다. 항생제 덕분에 우리가 1세기 전의 사람보다 훨씬 긴 수명을 누리게 되었다. 그러나 이 항생제가 미생물군집에 영향을 미침으로써 새로운 문제를 일으키고 있다. 캐나다와 미국에서 사용되는 항생제의

80% 이상이 질병치료에 쓰이지 않고 성장촉진제로 동물사육용으로 이용되고 있다. 이런 용도는 유럽에서는 이미 금지되어 있다. 북미에서도 이 문제점을 인식하기 시작해 맥도날드, 서브웨이, 그리고 캔터키 후라이드치킨 같은 대규모 패스트푸드 회사들은 현재 무항생제 가축과 가금류를 사용하고 있다. 대량으로 사용하는 동물사육용 외에도 항생제의 불필요한 과다 처방과 남용으로 인해 항생제 내성 병원균이 출현하고 있다. 이런 '수퍼 내성병원균'들은 치료하기가 매우 어려워 전 세계적으로 항생제 이전 시대로 되돌아가는 것이 아닌가 하는 심각한 우려를 야기하고 있다. 앞에서 살펴보았듯이, 미국에서 매년 200만 명 이상이 항생제 내성균에 감염되고, 그 중 적어도 2만 3,000명 이상이 사망한다.

이런 사실에 의해 '항생제를 사용하는 것이 안전한가?'라는 의구심을 가지게 된다. 그 답은 당연히 '그렇다'이지만, 항생제가 올바르게 사용된 경우에 한한다! 즉 생명을 위협하는 감염증이 생겼을 경우, 항생제는 목숨을 구해준다. 그러나 예를 들어 귀에 생긴 염증이 바이러스에 의한 경우는 항생제가 소용이 없으므로 병원에서는 하루 이틀 경과를 관찰한다. 일단 항생제를 쓰면 우리 몸속의 미생물 촌락에 대량의 폭탄을 수차례 투

 추천사항

심각한 세균성 감염과 같이 병원에서 처방해 항생제가 꼭 필요한 경우에는 복용해야 한다. 그러나 항생제는 장기적인 부작용을 나타낼 수 있고, 바이러스성 감염증에는 효과가 없다는 점을 명심해야 한다. 항생제 사용이 의학적으로 확실하지 않은 경우에는 사용하지 않는 게 좋다. 그리고 항생제 복용 후에는 미생물군집의 복원을 위한 식이법과 프로바이오틱스를 권장한다.

하하는 것이나 마찬가지이기 때문이다. 그 결과 앞에서 살펴보았듯이 항생제의 사용은 비만, 천식, 알레르기, 스트레스, 우울증 그 외 여러 문제들을 일으킨다. 따라서 항생제의 사용은 균형을 잘 잡아야 하고 그 위험성을 신중하게 저울질해야 한다. 항생제를 불가피하게 사용한다면, 사용 후 미생물군집을 회복시킬 수 있는 여러 방안을 강구하는 게 좋다. 예를 들면 항생제 연관 설사병을 멈출 수 있는 프로바이오틱스의 섭취나 미생물의 다양성을 증가시키고 유익한 미생물의 증식을 도와주는 다양한 식이법 등을 활용해야 한다.

재증식: 분변이식

분변 미생물군집 이식Fecal microbiota transfers; FMT은 몇몇 질환에 명백한 효능을 갖는다. 디피실리*C. difficile* 감염증에 탁월한 효능을 나타내고 궤양성 장염에도 상당한 가능성을 보여준다(물론 공여자에 따라 다르긴 하지만). 또한 줄기세포 이식과정에서 분변이식이 반코마이신 저항성Vancomycin-Resistant Enterococcus; VRE과 다제내성 장내세균 *Enterobacteriaceae*들을 억제시킬 가능성과 암치료에서 면역 항암제로의 사용 가능성을 제시하고 있다. 이런 가능성들은 현재 시험 중이고 여러 조건에서 검증되고 있다.

이런 분야의 발전은 매우 고무적이지만, 이를 개인적으로 시도해서는 절대 안 된다. 분변이식을 시도하다 장에 구멍이 생기면 패혈증으로 사망할 수도 있다. 그리고 공여자의 대변에서 부적합한 미생물들이 전달되어 일어날 수 있는 장기적인 위험성을 검증한 연구는 아직 이루어져 있지 않

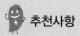
다. 이와 관련된 예 중 하나로 7장에서 언급한 것으로 비만인으로부터 이식받은 마른 사람의 몸무게가 많이 증가된 경우가 있다. 이 경우 FMT가 환자의 증세는 성공적으로 치료했지만 수여자의 미생물군집이 비만형으로 전환된 것으로 보인다.

이런 위험성을 없애기 위해 가까운 장래에 실험실에서 배양되고 균종이 확인된 대변 미생물 혼합액을 사용할 수 있을 것이다. 이 과정을 미생물학자들은 재증식이라는 애칭으로 부르고 있다(7장 참조). 재증식 과정에서는 대변 중에 있을 수 있는 미지의 감염성분들이 확산되는 위험을 미리 제거할 수 있을 것이다. 그리고 생균바이오치료제나 유전자 조작균주와 같이 여러 회사에서 신속하게 개발되고 있는 제품들이 미래에는 사람의 분변이식을 대체할 것이다.

의사와 상의하라

건강관리에 있어서 자신의 몸은 누구보다 당신이 가장 잘 알기 때문에 적극적인 역할을 하는 것이 병을 예방하고 치료하는 최선의 방법 중 하나이다. 환자와 의사간의 열려있고 진솔한 의사소통이 적시에 제대로 된 정보를 주고받을 수 있는 핵심사항이므로 이를 통해 당신이 최선의 가장 적합한 의료관리를 받을 수 있게 된다. 의술은 의사가 주도하고 환자는 의심 없이 따라가는 일방적인 관계로 치부하기보다, 서로가 파트너이면서 더 나아가 다른 의사와 간호사, 약사, 치료사, 의료 보조원, 그리고 의료서비스 제공자가 포함된 당신의 건강을 지켜주는 대규모 팀의 일원이라고 생각하는 것이 좋다. 따라서 당신의 증상과 의견을 숨김없이 솔직하게 이야기하고 의료진의 의견을 묻는 것에 두려워할 필요가 없다. 특히 정기적인 검진이나 검사 외에 전문의사와 만나거나 특별한 진료예약을 했을 경우에 대비해 몇 가지 유용한 요령을 정리해보면 다음과 같다.

1. 예약 전에 질문과 걱정거리를 목록으로 정리해보라. 의학 문헌을 미리 찾아봤다면 그 부분을 복사해 정리한 목록과 같이 가져가라.
2. 지금 복용중인 처방약과 처방전 없이 산 약, 비타민 종류, 프로바이오틱스, 프리바이오틱스, 그리고 다른 보조제 등 먹고 있는 것들의 목록을 작성하라.
3. 심리적인 도움을 줄 수 있고 의사와의 명확한 의사소통을 위해 믿을 만한 가족이나 가까운 친구와 동행하는 것을 고려해보라. 미리 동행인에게 이번 방문을 통해 얻고 싶은 것이 무엇인지 알려서 당신 일이 순조롭게 진행되는 데 도와줄 수 있도록 하는 게 좋다. 동행

인이 면담 내용의 상세한 부분을 기억하는 데 도움을 줄 수 있을 것이다.

4. 의사가 이야기하는 것을 메모하라(또는 동행인에게 메모를 부탁할 수 있다).

5. 의사의 설명이나 지시가 확실치 않으면 질문을 하라. 의사가 질문이 있는지 묻지 않더라도 어떤 문제나 걱정거리가 있으면 속에 두지 말고 꺼내서 물어보라.

6. 항생제 치료나 그 외 다른 치료과정이 필요한 것인지 명확하게 확인해보라. 그리고 잠재적인 위험성도 분명하게 의논해보라.

7. 당신의 의무기록을 어떻게 열람할 수 있는지 알아두는 게 좋다. 그러면 검사결과나 진단, 치료계획, 그리고 처방약 등을 스스로 추적할 수 있다.

이런 요령들은 노인이 되면서 더욱 중요해진다. 노인들은 자주 건강문제와 치료에 대해 상담해야 하고 건강문제가 삶의 질에 훨씬 큰 영향을 미치는 시기로서 이런 면담이 더 정밀해지고 스트레스가 쌓이는 일이 되기 때문이다.

의사와 당신의 미생물군집에 대해 이야기할 때는 당신이 하고 있거나 하고 싶은 미생물 친화적인 처치법에 대해 솔직하게 이야기하라. 의사들은 히포크라테스 선서를 했으므로 그 선서에 의해 무엇보다 중요하게 환자들에게 도움을 주려고 한다는 점을 명심하라. 의사들은 자신이 환자에게 권고하는 것이 환자에게 해가 되지 않고 건강상 유익함을 준다는 임상증거에 근거하고 있다. 만일 당신이 디피실리*C. difficile* 균의 감염이 여러 차례 재발해 FMT를 고려하고 있다면 FMT 제공자의 안정성과 효능에 대해 문의해야 한다. 그리하여 그 효능의 신빙성을 가늠할 수 있는 임상데이터에 대해 가능한 한 상세히 알고 있어야 한다. 이에 대해 브리티시컬럼비아대학교의 인구 및 공공의료대학의 교수로서 질병 통제에 대한 브리티시컬럼비아센터의 역학자이고 현역 감염병 전문의사인 데이비드 패트릭David Patrick 박사와 면담을 했다. 패트릭 박사는 어떤 종류든 건강을 위해 새로운 미생물 처치법을 시도하고자 한다면 과학이 시작점임을 강조했다. "의학전문분야의 역사를 살펴보면 뒷받침해줄 과학 없이 충동적으로 추진된 경우가 많습니다. 어떤 특정 치료법을 광범위하게 사용하기 전에 무엇보다 먼저 실험으로, 특히 사람을 대상으로 한 엄밀한 임상연구를 거쳐 증명해야 합니다. 사람들은 미생물분야의 발전과정을 엄밀하게 따지기 전에 결론으로 건너뛰는 위험성을 시도하고 있습니다." 그는 생쥐실험이나 소규모 인간 연구에서 획기적인 결과가 얻어졌다 하더라도, 모든 경우에 성공적인 성과를 반드시 얻는다는 의미가 아니라는 점을 분명히 했다. 모든 새로운 치료법은 고비용의 장기적인 임상시험을 여러 번 거쳐야 주류 의료분야에 정착된다. 이런 점에서 미생물군집은 아직 너무나 새로운 분야로서 관련된 대부분의 치료법이 완벽하게 임상적으로 증명되지 않았다.

더군다나 당신의 미생물군집을 바꾼다는 것은 당신에게만 영향을 미치는 것이 아니라 당신 주위의 다른 사람들에게도 그 영향이 미친다. 13장에서 설명했듯이, 우리는 주위 다른 사람들이나 다른 생물체들과 수많은 미생물들을 공유하거나 교환하고 있다. 최악의 경우 잘못된 미생물 처치법이 사용자뿐만 아니라 같이 거주하고 있는 다른 사람들에게도 해를 끼칠 수 있다. 이런 관점에서 '해를 주지 않는다'는 것이 '아무것도 하지 않는다'라는 것을 의미하지 않는다. 패트릭 박사는 의사가 가장 먼저 해야 할 일이 환자의 증세에 대해 공감을 하고 동정심을 나타내는 것이라고 설명한다. 어떤 특정되지 않고 애매모호한 질병으로 오랫동안 기력이 쇠진한 환자들에게는 위험성이 낮고 과학이 상당히 뒷받침된 새로운 치료법을 시도해볼 필요가 있다. 이런 경우 플라시보 효과도 도움이 될 수 있다. 이에 대해 패트릭 박사는 "플라시보가 실제로 환자들을 훨씬 편안하게 해줄 수 있습니다. 플라시보는 단순한 설탕 알약이나 소금 알약이 아니라 희망적인 기대감이 생기도록 하는 것입니다. 올바른 희망과 기대감은 환자의 회복에 의미 있는 도움을 줄 수 있습니다."

항생제에 대해서도 패트릭 박사는 기본적으로 환자들에게 "심각한 질병상태를 해결하기에 필요한 경우에만 써야 한다."고 설명했다. 이 책에서 권고한 바와 마찬가지로 그도 항생제의 사용에는 적절한 시기와 경우가 있다는 것을 잘 알고 있었다. 그뿐만 아니라 그는 "북미에서 사람에게 사용하는 항생제의 50~70%는 적절한 것이 아닙니다. 그것들은 불필요한 것이고 그 사용 정도를 줄일 수 있습니다." 그러므로 항생제 사용에 대해 주치의와 상담할 때도 좀 더 적극적으로 대할 필요가 있다. 당신의 미생물군집이 당신을 계속 도와주고 돌봐주기를 바란다면, 미생물들을 위해 가만히 있지 말고 적극 옹호해야 한다.

자신의 건강을 스스로 지킬 수 있는 최선의 방법은 귀를 열어놓는 것이다. 이에 대해 패트릭 박사는 탁월한 언론인이 정보원을 활용하는 요령에 빗대어 이렇게 말했다. "믿을 만한 정보원을 확보하십시오. 저는 환자들에게 정보원으로 웹엠디WebMD와 펍메드PubMed를 주로 가르쳐줍니다. 이런 인터넷에서 제공되는 조작되지 않은 생생한 건강정보의 양은 다 찾아보기 어려울 정도로 엄청납니다." 신빙성 없는 뉴스가 난무하는 지금 시대에 믿을 만한 소스의 정보와 잘못되거나 편향되고 심지어 완전히 틀

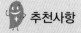
린 소스의 정보를 구분해내는 것이 점점 중요해지고 있다. 만일 어떤 의학적 주장의 정확성을 확신하지 못한다면, 다른 자료로 사실을 확인하고 좀 더 많은 데이터와 정보를 가진 건강 전문가와 상담하는 것이 좋다.

미래는 밝다

지난 10년 동안은 우리 몸 내부와 주변에 있는 미생물들을 이해하는 데 있어 놀랄 만한 성취를 이룬 미생물학의 르네상스 시기로서, 우리가 미생물과 함께 진화해간다는 사실에서 우리 일생에 걸쳐 건강과 질병에 미생물들이 근본적으로 관여한다는 획기적인 발견을 이룬 시기이다. 이 새로운 지식을 활용해 미래에 미생물의 수많은 유익한 능력을 인간의 건강을 위해 개발할 수 있는 새로운 가능성의 시대를 열게 되었다.

미생물군집 분야는 우리 몸 내부와 주변에 존재하는 미생물들을 정확하게 확인하는 "미생물 목록 만들기"에서 특정 효과를 나타내는 미생물의 유전자와 그 작용기전을 규명하는 쪽으로 신속하게 이동하고 있다. 특정 미생물종과 그 종이 생산하는 분자물질이 분명히 밝혀짐으로써 새로운 치료법의 가능성이 열리게 되었다. 예를 들어 우리는 어떤 특정 미생물이 사용하는 식품의 성분에 대해 아직 잘 모르고 있긴 하지만, 최근에 섬유소가 특정 미생물에 의해 유익한 SCFAs로 전환되는 것을 알게 됨으로써 향후 영양학과 미생물학이 공조할 수 있는 길이 열리고 있다. 식품의 특정 성분이 특정 미생물과 연결되고 더 나아가 그 미생물의 대사과정이나 생체 고분자들과 연결되면, 개인별로 특수하게 정의된 건강상 이득을 줄 수 있는 맞춤식품의 개발이 가능해진다. 즉 기존의 권장된 식품가이드라인이 미생물군집이 포함된 것으로 재조정될 것이고(예를 들면, 발효식품을 새로운 식품군으로 분류하게 될 것이다), 개인별 고유한 미생물군집과 요구사항에 따라 식품들이 개인별 맞춤화될 가능성이 높다. 이런 개인별 맞춤화는 나이에 따라 적합한 식품들이 디자인되어 미생물군집이 처음 정착하는 유아기에서 노년기에 이르기까지 각자의 건강과 장수에 적합한 식품으로 구성되어 제공될 수 있다.

유전공학 기술이 생명공학 분야 전체를 바꾸었고 이제는 미생물군집 분야에도 적용되고 있다. 이미 잘 알려진 프로바이오틱스가 그 유익함을 증폭시키는 방향으로 유전자조작이 이루어지기 시작하고 있다. 앞으로 미생물들이 에너지 균형을 더 잘 조절하거나 해로운 독성물질을 해독시키고 비타민 같은 유익한 물질을 합성시킬 수 있도록 유전적으로 변형시킬 수 있을 것이다. 최근에 분자생물학 분야의 큰 발전에는 크리스퍼 유전자가위CRISPR-Cas9의 개발이 있고, 이 기술에 의해 모든 생물체의 특정 유전자가 훨씬 용이하게 교정될 수 있다. 이 기술을 비롯한 몇 가지 유전공학 방법들에 의해 유익한 미생물로의 변형이 현실적으로 훨씬 가능하게 되었다. 여기에 더해 미생물군집의 조성을 임의로 바꿀 수 있는 기술도 절실하게 요구된다. 이 기술에 의해 좀 더 유익한 미생물 조성으로 변화시키고, 표준 치료법이 실패하거나 아예 그런 치료법이 없는 질병에 대해 특히 노인에게서 미생물군집의 붕괴가 일어나지 않도록 할 수 있을 것이다. 이와 관련해 붕괴된 미생물군집을 실험실에서 배양한 미생물로 보충한 다음, 이를 임상시험으로 검증하는 회사들이 벌써 나타나고 있다. 이런 시도들은 다른 방법이 소용없을 정도로 심하게 손상된 미생물군집을 회복시킬 수 있는 새로운 의미있는 영역을 열어가게 될 것이다.

세대가 지나갈수록 한 개인의 전체적인 미생물군집은 그 다양성이 줄어들고 우리가 같은 도시에 살고, 식재료를 공유하고, 다른 사람들과 섞여 살면서 점점 더 동일해져간다. 마틴 블레이저Maritn Blaser 박사가 그의 저서《사라진 미생물Missing Microbes》에서 지적했듯이 우리는 현재 우리의 진화에 한 부분인 미생물들을 상실하는 중대한 위기에 처해 있다. 이는 이미 알다시피, 우리의 건강에 심각한 영향을 미쳐 천식, 비만, 그리고 미생물 다양성의 감소와 연관된 여러 질환들의 증가를 일으키고 있다. 여기에 대해 어떻게 대처하는가가 중대한 문제가 될 것이다. 일종의 "미생물 동물원"으로서 미생물 생물자원은행을 구축하는 연구그룹이 있다. 앞에서 언급했듯이 우리 미생물군집의 현재 구성원 중 일부는 인간에게 중대한 영향을 미치지만 이미 멸종위기에 처한 종이 되었다. 이런 미생물이 사라지면 미생물과 같이 진화하는 생물종인 인간이 진화하는 데 필요한 핵심 구성원이 없어지는 것이다.

우리가 늙어가면서 몸속 미생물도 유사한 노화현상이 일어날 수 있음을 심각하게 생각해야 한다. 2장에서 보았듯이 젊은 여성의 피부미생물이 노인 여성의 피부건강에 유익한 효과를 나타낸다. 그리고 나이가 들면 미생물들이 바뀐다는 사실을 알고 있으며, 적어도 생쥐실험에서는 젊은 생쥐의 미생물을 늙은 생쥐에 이식시키면 염증이 감소했다. 따라서 미래에 각자의 젊었을 때의 피부미생물 생물자원을 튜브로 만들어 냉동고에 보관했다가 은퇴할 때 기념으로 받아 노년의 피부 외관과 전반적인 건강을 증진시키는 데 사용하는 것을 상상해볼 수 있다. 이런 개인별 생물자원은행은 암을 진단받거나 골수이식을 할 때, 또는 디피실리*C. difficile*에 갑자기 감염되거나 미생물군집을 강화해야 하는 중대한 시점에도 유용하게 사용될 수 있을 것이다. 또한 노년기에 젊은이의 활발한 미생물로부터 건강을 얻을 목적으로 젊은 사람의 미생물로 구성된 제품도 앞으로 예상할 수 있을 것이다.

8장에서 붉은색 육류와 노른자와 같은 동물성 식품에 함유된 콜린과 카르니틴carnitine에서 생성되는 TMA를 장 미생물군집이 억제해 심혈관 질환을 감소시키는 현상과 관련해 "미생물에게 약을 먹이는" 예를 보았다. 앞으로 더 많은 미생물과 미생물 유래 효소들의 정확한 기능이 규명되면 엄청난 양의 의약품이 소용없을지도 모른다. 예를 들면 장 미생물인 에게르텔라 렌타*Eggerthella lenta*는 심장약인 디곡신digoxin을 분해해 그 활성을 차단시킨다. 여기에 관련된 미생물 대사과정이 알려져서 많은 사람들에게 디곡신의 효과를 증가시킬 수 있는 새로운 방안이 되고 있다. 미생물에게 약을 주는 것의 장점 중 하나는 그 약의 부작용이 사람에게 미치지 못할 것이라는 점이다. 즉 약들이 미생물에 직접적으로 작용함으로써 사람유전자 산물에는 매우 제한된 부작용만 나타낼 것으로 예상된다.

이런 예상에 의해 미생물군집이 개인별 맞춤의료에 활용될 수 있는 가능성을 고려해볼 수 있다. 개인별 맞춤의료는 사람마다 약에 다르게 반응한다는 전제에 기반을 둔 것으로 개인별 유전자 구성을 파악하면 각 개인에 적합한 약을 예측할 수 있을 것이라는 이론이다. 또한 그 약물의 효과를 관장하는 유전자 부위도 확인할 수 있다. 그러나 이 이론의 문제점은 인간은 성염색체를 제외하고는 유전자가 99.9% 동일하다는 점이다. 하지만 미생물군집은 다르다. 유전자에 비해 우리 각자는 독특한 미생물군집을 가지고 있어서 같이 사는 사람들조차도 공유하는 미생물의 비율은 일부분에 불과하다. 따라서 각 개인별 고유성을 부여할 수 있는 것은 바로 미생물군집이다. 우리가 약을 복용하면 그 약의 유해효과가 나타나는 원인인 약의 분해나 변형이 주로 장에 있는 미생물에 의해 일어난다. 그러므로 미래에는 유전자의 염기서열분석보다 미생물군집의 분석이 치료에 훨씬 더 도움이 될 가능성이 높다. 왜냐하면 개인별 독특한 미생물군집의 조성과 그에 대한 약물과의 상호작용을 고려해 처방할 약과 용량을 결정할 지침을 제공할 수 있기 때문이다.

세균 1마리당 약 100마리의 세균바이러스박테리오파지 또는 파지라고도 한다가 있을 것으로 추정된다. 이런 장내 세균바이러스 전체를 '바이러스 유전체virome'라고 하고, 최근에 활발히 연구되고 있어 수많은 새로운 발견이 예상된다. 실제로 급속하게 발전하고 있는 분야이기도 하다. 장에는 적어도 1,200가지의 바이러스 종이 있을 것으로 예상된다. 각 파지는 특정한 세균을 숙주로 하기 때문에 특정 세균을 목표로 하는 일에 파지를 사용할 수 있다는 아이디어가 생긴다. 이 아이디어에 의해 '파지 치료법'이 구상되었고, 이는 이미 1950년대와 1960년대 구소련에서 처음 시작한 기술이다. 그러나 이 기술은 세균이 신속하게 파지에 저항성을 가지게 되는 문제점이 있어 서방세계에서는 임상시험에서 통과되지 못했다. 그러나 파지의 새로운 용도가 곧 실현될 것으로 보인다. 그 가능성은 CRISP-Cas9 시스템을 파지 속에 집어넣어 특정 병원균을 제거하거나 미생물군집을 조정할 수 있고, 더 나아가 파지를 이용하면 질병치료용 세균을 제작할 수도 있기 때문이다.

미래 속으로 더 깊이 들어가 보면 수명을 연장시키기 위해 미생물의 유전자 조작을 시도할 수 있을 것이다. 예쁜꼬마선충C. elegans은 조그마한 벌레의 일종인 선충으로서 많은 연구실에서 광범위하게 연구되었다. 이 선충은 대장균 같은 세균을 잡아먹고, 그 균들은 선충의 장에서 서식한다. 이 대장균의 3,983개 유전자 중 필수적이 아닌 유전자에 돌연변이를 일으킨 후 다시 선충에 먹이면 그 중 29개의 세균유전자들이 선충의 수명을 증가시켰다. 이 중 몇 가지 유전자 생성물은 미토콘드리아 같은 이미 수명연장 기능이 알려진 선충의 대사과정에 영향을 미친다는 것이 확인되었다. 이런 발견이 사람에 적용하기에는 아직 먼 길이지만, 미생물군집을 바꾸어 수명을 연장할 수 있는 가능성이 앞으로 시도될 수 있다. 물론 예쁜꼬마선충의 평균수명이 12~18일이고 세대간 평균시간이 4일에 불과하여 수명연장 실험이 용이하지만, 사람에게 이런 종류의 연구는 많은 시간이 필요한 과제이다.

사람의 건강과 질병에 관여된 미생물군집의 역할에 대해 점차 많은 것을 알게 되면서 이 정보를 활용해 후속적으로 유익한 약품의 개발에도 새로운 가능성이 열리게 되었다. 그러나 아직 어떤 미생물이, 어떤 대사과정을 통해, 그리고 미생물의 어떤 분자물질이 특정 활성을 나타내는지에 대한 정밀한 지식이 부족해, 이런 응용분야의 적용이 지연되고 있다. 현재 이런 부족한 면을 채우기 위한 과학적인 연구가 급속히 추진되고 있으므로 앞으로 미생물과 그 산물에 기반한 완전히 새로운 약물학과 혁신 신약의 시대가 열릴 엄청난 기회가 주어지고 있다.

건강과 장수를 위한 온몸의 미생물군집

그래서 우리가 지금 할 수 있는 것은 무엇일까? 무엇보다도 중요한 것은 우리는 우리의 미생물 대부분과 조화롭게 함께 살고 있다는 사실을 인식하는 것이다. 우리 몸 미생물들은 우리가 매일매일 삶을 영위하는 데 있어서 정상적이고 필수적인 부분이다. 당신의 생활습관 형태를 당신의 요구뿐만 아니라 당신 몸 미생물의 요구에 따라 결정해야 한다. 그렇게 하기 위해 위생과 건강에 대한 규정들이 미생물을 염두에 두어 바뀌고 있다. 손소독제와 항생제에서 생활양식과 먹는 음식에 이르기까지 다양한 스펙트럼으로 그 폭이 확대되고 변화되고 있다. 이 모든 것이 당신 몸의 미생물이 당신과 더불어 번창하는 데 초점을 맞추어야 한다. 또한 당신이 늙어가면서 미생물의 건강한 다양성이 유지되도록 많은 일들을 조정해야 할 필요가 있다.

댄 뷰트너Dan Buettner가 쓴 대중적인 책《블루존The Blue Zone》에는 다섯 군데의 세계적인 장수지역이 소개되어 있다. 사르디니아이탈리아 서쪽에 있는 섬, 오키나와일본, 로마린다미국 캘리포니아, 코스타리카중미, 그리고 그리스이다. 그는 사회적 관습, 식사, 운동 등을 포함하여 지역민들의 삶의 많은 면을 비교했다. 그렇게 해서 그는 이들 장수지역 주민들에게서 얻은 아홉 가지 장수비결을 제시했는데, 그 중 많은 것들이 미생물군집의 중요성을 포함하고 있다. 첫 번째 비결인 식품은 당연히 미생물과 연관되어 있다. 이들 지역민들은 식물성 식품과 어류, 견과류, 콩류를 자주 섭취하고 붉은색 고기는 거의 먹지 않는다. 오키나와 일본인들의 식단은 어류와 쌀이 풍부하고 지중해 지역민들의 식단도 그럴 것이라고 예상할 수 있는데, 그러면 캘리포니아 남쪽의 로마린다 거주민들은 어떨까? 로마린다

지역에는 제7일 안식일 재림교인들이 많이 거주하고 있고 이들은 잘 균형잡힌 식물성 식사를 하도록 권장되고 있다. 우리가 이미 알고 있듯, 식품과 미생물과의 상호연결성에 근거한다면 장수와 미생물과의 연관성도 확실히 일리가 있어 보인다.

두 번째 비결은 운동이다. 수많은 연구가 보고한 바와 같이 마라톤 주자가 될 필요는 없다. 단지 활발히 움직이는 것만으로 건강과 장수에 도움이 된다. 앞에서 소개한 장수지역의 많은 이들이 양치기이거나 식품을 사고 사람을 만나기 위해 마을까지 매일 걸어 다니는 사람들이다. 그리고 캘리포니아 남부지역은 조깅, 테니스, 산책과 같은 외부활동을 하기에 좋은 기후이다. 따라서 이들 지역의 장수비결은 유익한 미생물이 잘 서식할 수 있는 활동적인 생활습관에 크게 영향을 받고 있다.

세 번째 비결은 가족 및 친구들과의 강한 사회적 유대감이다. 예를 들면 80세 먹은 딸이 100세의 자기 아버지를 돌보거나, 친구나 이웃 사람들과 매일 카드게임을 특별한 이유 없이 하는 것들이다. 대부분의 장수지역 사람들은 대가족이거나 다세대 가족의 일원으로 살아간다. 로마린다 지역의 종교 공동체도 잦은 사회적 접촉에 의해 대가족과 유사하다. 이런 사회적 접촉은 미생물들을 나누고 교환할 수 있는 훌륭한 방법이다. 이에 비해 불행하게도 현대 서구사회는 이와는 완전히 반대방향으로 노인들을 돌보고 있다. 우리는 노인들을 생활지원시설이나 양로원에 집어넣고 제한된 식사를 제공하고 바쁜 일상생활 중 약간의 틈새시간에 방문할 뿐이다. 당신과 당신이 사랑하는 사람이 늙어가면서 활기차고 건강한 생활방식을 유지하기 위해 이런 장수지역의 비결들은 마음속에 새겨두어야 한다.

미생물군집 분야에서 과학은 아직까지 탐구의 거대한 풀의 한쪽 얕은 귀퉁이에 위치해 있지만, 온몸의 미생물군집은 우리가 지금껏 상상할 수 있던 것보다 훨씬 큰 젊음의 원천으로서 노화연구의 전도유망한 새로운 개척지가 되고 있다. 이 책에서 얼핏 살펴본 "미생물 치료법" 분야의 흥미진진한 새로운 과학적 발전에 주목하자. 우리 저자들제시카와 브렛은 30세와 60세의 나이로서 우리 자신의 노화와 관련된 걱정거리인 주름이나 굼뜬 동작, 그리고 알츠하이머병까지를 사전에 예방하기 위해서 꾸준히 노력하고 있다. 우리는 이 책에서 제시한 여러 식사법과 생활방식의 많은 것을 채택하고 있으며, 우리가 이런 방안들과 미생물군집과의 관계를 더 많이 알수록 이 세상 노인들의 삶의 질을 더 개선시킬 수 있다는 확신으로 이런 식사법과 생활방식을 추구하고 실천하고 있다.

미생물에 대한 새로운 발견이 거의 매일 보고되고 있으므로, 우리가 그렇게 멀리 돌아다니고 널리 찾아헤맨 "젊음의 샘"이 바로 우리 자신의 코 아래그리고 코 안과 코 위에 있음을 조만간 깨닫게 될 것이다. 마지막으로 우리는 독자 여러분과 여러분의 미생물들이 무병장수하고 번창하기를 기원한다.

감사의 글

이 책은 많은 분들의 열정과 베풀어주신 관용에 힘입어 탄생했다. 특히 여러 유능하고 헌신적인 분들이 자신의 안목과 경험, 그리고 평생의 지식을 나누어주는 예외적이고 특별한 행운을 저자들은 누릴 수 있었다.

또한 인터뷰에 흔쾌히 응해 주었을 뿐만 아니라 각 장의 교정을 도와준 이 분야의 과학 및 의학 전문가 모든 분들에게도 감사를 드린다. 이분들은 마티 블레이저Marty Blaser, 쇼키 데드하Shoki Dedhar, 에란 엘리나브 Eran Elinav, 리처드 엘렌Richard Ellen, 스탠 하젠Stan Hazen, 그렉 힐브랜 드Greg Hillebrand, 짐 호그Jim Hogg, 댄 리트먼Dan Littman, 브라이언 맥 비카Brian MacVicar, 앤 마틴-매튜스Anne Martin-Matthews, 헤더 맥케이 Heather McKay, 데이브 패트릭Dave Patrick, 메리 엘렌 샌더스Mary Ellen Sanders, 린 스토더스Lynn Stothers이다. 이분들은 현재 급성장하고 있는 미생물 분야에 대한 모든 과학적 데이터가 우리의 열정으로 함몰되어 잘못 해석되는 우를 범하지 않도록 크게 도움을 주었다. 이 분들 대다수가 미생물학 전공자는 아니지만 여러 분야에 걸친 다양한 지식으로 이 책의 전체 틀이 만들어지고 각 장의 내용을 구성하는 기반을 제공해주었으며, 미생물을 전반적인 건강관리와 일상의 웰빙에 광범위하게 접목시킬 수 있는 통찰력을 저자들에게 선사했다.

그리고 여러 동료들과 친구, 그리고 친지들이 논문 초록을 검토해주고,

374

논평해 주었으며 관련 있는 논문들을 보내주었다. 이들은 헤이즐Hazel 과 윌리스 앨렌Wallace Allen, 클리어 아리에타Claire Arrieta, 킬로냐 바우어Kylynda Bauer, 모니카 베닝턴Monica Bennington, 존 비에넨스톡John Bienenstock, 미하이 시르스테아Mihai Cirstea, 실크 크레스웰Silke Cresswell, 리암 핀레이Liam Finlay, 데릭 그레고리Derek Gregory, 나타사 조빅Natasa Jovic, 말콤 캔달Malcolm Kendall, 로데릭 맥도널드Roderick MacDonald, 패티 마틴Patti Martin, 샤일리 뮤엘만Shaylih Muehlmann, 재닛 로산트Janet Rossant, 힐러리 워터스Hillary Waters이다. 특별히 이 책의 초본을 읽고 가치 있으며 유익한 코멘트를 기꺼이 여러 번 해준 제니스 사라Janis Sarra에게 깊이 감사드린다.

또한 출판업무를 훌륭하게 대행해준 크리스 카수치오Chris Casuccio와 존 피어스John Pearce에게도 감사드리지 않을 수 없다. 그리고 이 책의 편집자인 제니퍼 쿠딜라Jennifer Kurdyla는 탁월한 코멘트와 편집, 그리고 집필과정 전반에 걸쳐 정곡을 찌르는 질문을 해주었다. 제니퍼의 이런 결정적으로 중요한 비평과 도움에 의해 이 책이 사회 각계각층과 모든 연령대의 독자들에게 이해하기 쉽고 유용한 지침서가 된 것을 깊이 감사드린다.

마지막으로 우리들의 배우자인 제인Jane과 매트Matt가 끝없는 토의를 하고 머리를 맞댄 묘안 구상과 직감적인 아이디어를 얻도록 격려해 주었을 뿐만 아니라 원고 초본을 교정하고 수많은 논문과 여러 정보들도 제공해주어 집필에 큰 도움이 되었다. 우리들은 그들이 보여준 한결같은 격려와 인내, 그리고 무한한 사랑에 대해 영원한 고마움을 마음 깊이 간직하고자 한다.

참고문헌

01. 젊음의 샘은 ... 미생물로 가득 차 있다?

Biagi, E., Candela,M., Franceschi, C., & Brigidi, P. (2011).The aging gut microbiota: new perspectives. *Ageing research reviews, 10*(4), 428–29. doi:10.1016/ j.arr.2011.03.004

Biagi, E., Nylund, L., Candela, M., Ostan, R., Bucci, L., Pini, E., . . . De Vos,W. (2010). Through ageing, and beyond: gut microbiota and inflammatory status in seniors and centenarians. *PloS one, 5*(5), e10667. doi:10.1371/journal.pone.0010667

Brüssow, H. (2013).Microbiota and healthy ageing: observational and nutritional intervention studies. *Microbial biotechnology, 6*(4), 326–34. doi:10.1111/1751-7915.12048

Claesson, M. J., Jeffery, I. B., Conde, S., Power, S. E., O'Connor, E. M., Cusack, S., . . . O'Toole, P.W. (2012). Gut microbiota composition correlates with diet and health in the elderly. *Nature, 488*(7410), 178–84. doi:10.1038/nature11319

Gilbert, J. A., Blaser,M. J., Caporaso, J. G., Jansson, J. K., Lynch, S. V., & Knight, R. (2018). Current understanding of the human microbiome. *Nature medicine, 24*(4), 392–400. doi:10.1038/nm.4517

Heintz, C., &Mair,W. (2014).You are what you host: microbiome modulation of the aging process. *Cell, 156*(3), 408–11. doi:10.1016/j.cell.2014.01.025

Jackson, M. A., Jeffery, I. B., Beaumont,M., Bell, J. T., Clark, A. G., Ley, R. E., . . . Steves, C. J. (2016). Signatures of early frailty in the gut microbiota. *Genome Medicine, 8*(1), 8. doi:10.1186/s13073-016-0262-7

Kong, F., Hua,Y., Zeng, B., Ning, R., Li,Y., & Zhao, J. (2016). Gut microbiota signatures of longevity. *Current Biology*: CB, 26(18), R832–R833. doi:10.1016/j. cub.2016.08.015

Lynch, D. B., Jeffery, I. B., & O'Toole, P.W. (2015).The role of the microbiota in ageing: current state and perspectives.*Wiley interdisciplinary reviews. Systems Biology and Medicine, 7*(3), 131–38. doi:10.1002/wsbm.1293

Rondanelli, M., Giacosa, A., Faliva,M. A., Perna, S., Allieri, F., & Castellazzi, A.M. (2015). Review on microbiota and effectiveness of probiotics use in older. *World Journal of Clinical Cases, 3*(2), 156–62. doi:10.12998/wjcc.v3.i2.156

Saraswati, S., & Sitaraman, R. (2014). Aging and the human gut microbiotafrom correlation to causality. *Frontiers inMicrobiology, 5*(764). doi:10.3389/fmicb.2014.00764

Smits, S. A., Leach, J., Sonnenburg, E. D., Gonzalez, C. G., Lichtman, J. S., Reid, G., . . . Sonnenburg, J. L. (2017). Seasonal cycling in the gut microbiome of the Hadza hunter-gatherers of Tanzania. *Science, 357*(6353), 802–6. doi:10.1126/science. aan4834

Thevaranjan, N., Puchta, A., Schulz, C., Naidoo, A., Szamosi, J. C., Verschoor, C. P., . . . Bowdish, D. M. E. (2017). Age-AssociatedMicrobial Dysbiosis Promotes Intestinal Permeability, Systemic Inflammation, andMacrophage Dysfunction. *Cell Host & Microbe, 21*(4), 455–66 e454. doi:10.1016/j.chom.2017.03.002

Tiihonen, K., Ouwehand, A. C., & Rautonen, N. (2010). Human intestinal microbiota and healthy ageing. *Ageing Research Reviews, 9*(2), 107–16. doi:10.1016/j.arr.2009.10.004

Zapata, H. J., & Quagliarello, V. J. (2015).The microbiota and microbiome in aging: potential implications in health and age-related diseases. *Journal of the American Geriatrics Society,* 63(4), 776–81. doi:10.1111/jgs.13310

02. 당신의 미생물이 빛을 내고 있군요: 피부 미생물

Grice, E. A., & Segre, J. A. (2011).The skin microbiome. Nature reviews. *Microbiology, 9*(4), 244–53. doi:10.1038/nrmicro2537

Lax, S., Hampton-Marcell, J. T., Gibbons, S.M., Colares, G. B., Smith, D., Eisen, J. A., & Gilbert, J. A. (2015). Forensic analysis of the microbiome of phones and shoes. *Microbiome, 3*(21). doi:10.1186/s40168-015-0082-9

Lee, D. E., Huh, C. S., Ra, J., Choi, I. D., Jeong, J.W., Kim, S. H., . . . Ahn,Y. T. (2015). Clinical Evidence of Effects of Lactobacillus plantarum HY7714 on Skin Aging: A Randomized, Double Blind, Placebo-Controlled Study. *Journal of Microbiology and Biotechnology, 25*(12), 2160–68. doi:10.4014/jmb.1509.09021

Levkovich, T., Poutahidis, T., Smillie, C., Varian, B. J., Ibrahim,Y.M., Lakritz, J. R., . . . Erdman, S. E. (2013). Probiotic bacteria induce a 'glow of health.' *PloS One, 8*(1), e53867. doi:10.1371/journal.pone.0053867

Nodake,Y.,Matsumoto, S.,Miura, R., Honda, H., Ishibashi, G., Dekio, I., & Sakakibara, R. (2015). Pilot study on novel skin care method by augmentation with Staphylococcus epidermidis, an autologous skin microbe—A blinded randomized clinical trial. *Journal of Dermatological Science, 79*(2), 119–26. doi:10.1016/j.jdermsci.2015.05.001

Oh, J., Byrd, A. L., Park,M., Kong, H. H., & Segre, J. A. (2016). Temporal Stability of the Human SkinMicrobiome. *Cell, 165*(4), 854–66. doi:10.1016/j.cell.2016.04.008

Shin, H., Price, K., Albert, L., Dodick, J., Park, L., & Dominguez-Bello,M. G. (2016). Changes in the Eye Microbiota Associated with Contact LensWearing. *mBio, 7*(2), e00198. doi:10.1128/mBio.00198-16

03. 미생물의 말을 따르세요: 미생물과 뇌

Foster, J. A., &McVey Neufeld, K. A. (2013). Gut-brain axis: how the microbiome influences anxiety and depression. *Trends in Neurosciences, 36*(5), 305–12. doi:10.1016/j.tins.2013.01.005

Hsiao, E.Y., McBride, S.W., Hsien, S., Sharon, G., Hyde, E. R., McCue, T., . . . Mazmanian, S.

K. (2013). Microbiota modulate behavioral and physiological abnormalities associated with neurodevelopmental disorders. *Cell, 155*(7), 1451–63. doi:10.1016/j.cell.2013.11.024

Leone, V., Gibbons, S. M.,Martinez, K., Hutchison, A. L., Huang, E.Y., Cham, C.M., . . . Chang, E. B. (2015). Effects of diurnal variation of gut microbes and high-fat feeding on host circadian clock function and metabolism. *Cell Host & Microbe, 17*(5), 681–89. doi:10.1016/j.chom.2015.03.006

Lurie, I.,Yang,Y. X., Haynes, K.,Mamtani, R., & Boursi, B. (2015). Antibiotic exposure and the risk for depression, anxiety, or psychosis: a nested case-control study. *The Journal of Clinical Psychiatry, 76*(11), 1522–28. doi:10.4088/JCP.15m09961

Messaoudi, M., Lalonde, R., Violle, N., Javelot, H., Desor, D., Nejdi, A., . . . Cazaubiel, J. M. (2011). Assessment of psychotropic-like properties of a probiotic formulation (Lactobacillus helveticus R0052 and Bifidobacterium longum R0175) in rats and human subjects. *The British Journal of Nutrition,* 105(5), 755–64. doi:10.1017/S0007114510004319

Morris,M. C., Tangney, C. C.,Wang,Y., Sacks, F. M., Bennett, D. A., & Aggarwal, N. T. (2015). MIND diet associated with reduced incidence of Alzheimer's disease. *Alzheimer's & Dementia: the Journal of theAlzheimer's Association, 11*(9), 1007–14. doi:10.1016/j.jalz.2014.11.009

Sampson, T. R., Debelius, J.W.,Thron, T., Janssen, S., Shastri, G. G., Ilhan, Z. E., . . .Mazmanian, S. K. (2016). GutMicrobiota RegulateMotor Deficits and Neuroinflammation in a Model of Parkinson's Disease. *Cell, 167*(6), 1469–80 e1412. doi:10.1016/j.cell.2016.11.018

Sampson, T. R., &Mazmanian, S. K. (2015). Control of brain development, function, and behavior by the microbiome. *Cell Host & Microbe, 17*(5), 565–76. doi:10.1016/j.chom.2015.04.011

Svensson, E., Horvath-Puho, E.,Thomsen, R.W., Djurhuus, J. C., Pedersen, L., Borghammer, P., & Sorensen, H. T. (2015). Vagotomy and subsequent risk of Parkinson's disease. *Annals of Neurology, 78*(4), 522–29. doi:10.1002/ana.24448

Thaiss, C. A., Zeevi, D., Levy,M., Zilberman-Schapira, G., Suez, J., Tengeler, A. C., . . . Elinav, E. (2014). Transkingdom control of microbiota diurnal oscillations promotes metabolic homeostasis. *Cell, 159*(3), 514–29. doi:10.1016/j.cell.2014.09.048

Vogt, N. M., Kerby, R. L., Dill-McFarland, K. A., Harding, S. J., Merluzzi, A. P., Johnson, S. C., . . . Rey, F. E. (2017). Gut microbiome alterations in Alzheimer's disease. *Scientific Reports, 7*(1), 13537. doi:10.1038/s41598-017-13601-y

04. 건강한 미소, 건강한 당신: 구강 미생물

Curtis, M. A., Zenobia, C., & Darveau, R. P. (2011).The relationship of the oral microbiota to periodontal health and disease. *Cell Host & Microbe, 10*(4), 302–6. doi:10.1016/j.chom.2011.09.008

Shoemark, D. K., & Allen, S. J. (2015).The microbiome and disease: reviewing the links between the oral microbiome, aging, and Alzheimer's disease. *Journal of Alzheimer's Disease : JAD, 43*(3), 725–38. doi:10.3233/JAD-141170

Wade,W. G. (2013).The oral microbiome in health and disease. Pharmacological Research, 69(1), 137–43. doi:10.1016/j.phrs.2012.11.006 Weyrich, L. S., Dobney, K., & Cooper, A. (2015). Ancient DNA analysis of dental calculus. *Journal of Human Evolution, 79,* 119–24. doi:10.1016/j.jhevol.2014.06.018

Zarco, M. F., Vess, T. J., & Ginsburg, G. S. (2012).The oral microbiome in health and disease and the potential impact on personalized dental medicine. *Oral Diseases, 18*(2), 109–20. doi:10.1111/j.1601-0825.2011.01851

05. 심호흡을 합시다: 폐 미생물

Dickson, R. P.,Martinez, F. J., & Huffnagle, G. B. (2014). The role of the microbiomein exacerbations of chronic lung diseases. *Lancet, 384*(9944), 691–702. doi:10.1016/ S0140-6736(14)61136-3

Faner, R., Sibila, O., Agusti, A., Bernasconi, E., Chalmers, J. D., Huffnagle, G. B., . . .Monso, E. (2017).The microbiome in respiratory medicine: current challenges and future perspectives.*The European Respiratory Journal, 49*(4). doi:10.1183/13993003.02086-2016

Segal, L. N., & Blaser,M. J. (2014). A brave new world: the lung microbiota in an era of change. *Annals of theAmericanThoracic Society, 11* Suppl 1, S21-27. doi:10.1513/ AnnalsATS.201306-189MG

Sze,M. A., Dimitriu, P. A., Suzuki,M.,McDonough, J. E., Campbell, J. D., Brothers, J. F., . . . Hogg, J. C. (2015). Host Response to the LungMicrobiome in Chronic Obstructive Pulmonary Disease. *American Journal of Respiratory and Critical Care Medicine, 192*(4), 438–45. doi:10.1164/rccm.201502-0223OC

06. 뱃속 터줏대감: 위 미생물

Homan,M., & Orel, R. (2015). Are probiotics useful in Helicobacter pylori radication?*World Journal of Gastroenterology, 21*(37), 10644–53. doi:10.3748/wjg.v21. i37.10644

Jackson,M. A., Goodrich, J. K.,Maxan,M. E., Freedberg, D. E., Abrams, J. A., Poole, A. C., . . . Steves, C. J. (2016). Proton pump inhibitors alter the composition of the gut microbiota. *Gut, 65*(5), 749–56. doi:10.1136/gutjnl-2015-310861

Kienesberger, S., Cox, L.M., Livanos, A., Zhang, X. S., Chung, J., Perez-Perez, G. I., . . . Blaser, M. J. (2016). Gastric Helicobacter pylori Infection Affects Local and DistantMicrobial Populations and Host Responses. *Cell Reports, 14*(6), 1395–1407. doi:10.1016/j.celrep.2016.01.017

Yang, I., Nell, S., & Suerbaum, S. (2013). Survival in hostile territory: the microbiota of the stomach. *FEMS Microbiology Reviews, 37*(5), 736–61. doi:10.1111/1574-6976.12027

Yang, I.,Woltemate, S., Piazuelo, M. B., Bravo, L. E.,Yepez,M. C., Romero-Gallo, J., . . . Suerbaum, S. (2016). Different gastric microbiota compositions in two human populations with high and low gastric cancer risk in Colombia. *Scientific Reports, 6*(18594). doi:10.1038/srep18594

07. 미생물의 성지: 장미생물

Bala, S., Marcos, M., Gattu, A., Catalano, D., & Szabo, G. (2014). Acute binge drinking increases serum endotoxin and bacterial DNA levels in healthy individuals. *PloS One, 9*(5), e96864. doi:10.1371/journal.pone.0096864

Baothman, O. A., Zamzami,M. A., Taher, I., Abubaker, J., & Abu-Farha, M. (2016). The role of GutMicrobiota in the development of obesity and Diabetes. *Lipids in Health and Disease, 15*(108). doi:10.1186/s12944-016-0278-4

Biagi, E., Franceschi, C., Rampelli, S., Severgnini,M., Ostan, R., Turroni, S., . . . Candela, M. (2016). GutMicrobiota and Extreme Longevity. *Current Biology: CB, 26*(11), 1480–85. doi:10.1016/j.cub.2016.04.016

Bian, G., Gloor, G. B., Gong, A., Jia, C., Zhang,W., Hu, J., . . . Li, J. (2017).The Gut Microbiota of Healthy Aged Chinese Is Similar toThat of the HealthyYoung. *mSphere, 2*(5). doi:10.1128/mSphere.00327-17

Brandt, L. J. (2017). FecalMicrobiota TherapyWith a Focus on Clostridium difficile Infection. *Psychosomatic Medicine, 79*(8), 868–73. doi:10.1097/PSY.0000000000000511

Brüssow, H. (2013).Microbiota and healthy ageing: observational and nutritional intervention studies. *Microbial Biotechnology, 6*(4), 326–34. doi:10.1111/1751-7915.12048

Chu, H., Khosravi, A., Kusumawardhani, I. P., Kwon, A. H., Vasconcelos, A. C., Cunha, L. D., . . . Mazmanian, S. K. (2016). Gene-microbiota interactions contribute to the pathogenesis of inflammatory bowel disease. Science, 352(6289), 1116–20. doi:10.1126/*science.* aad9948

Deehan, E. C., &Walter, J. (2016).The Fiber Gap and the Disappearing Gut Microbiome: Implications for Human Nutrition. *Trends in Endocrinology and Metabolism: TEM, 27*(5), 239–42. doi:10.1016/j.tem.2016.03.001

Forslund, K., Hildebrand, F., Nielsen, T., Falony, G., Le Chatelier, E., Sunagawa, S., . . . Pedersen, O. (2015). Disentangling type 2 diabetes and metformin treatment signatures in the human gut microbiota. *Nature, 528*(7581), 262–66. doi:10.1038/nature15766

Iyer, N., & Vaishnava, S. (2016). Alcohol LowersYour (Intestinal) Inhibitions. *Cell Host & Microbe, 19*(2), 131–33. doi:10.1016/j.chom.2016.01.014

Jayasinghe, T. N., Chiavaroli, V., Holland, D. J., Cutfield,W. S., & O'Sullivan, J. M. (2016).

The New Era of Treatment for Obesity and Metabolic Disorders: Evidence and Expectations for GutMicrobiome Transplantation. *Frontiers in cellular and Infection Microbiology, 6*(15). doi:10.3389/fcimb.2016.00015

Kong, F., Hua,Y., Zeng, B., Ning, R., Li,Y., & Zhao, J. (2016). Gut microbiota signatures of longevity. *Current Biology: CB, 26*(18), R832–R833. doi:10.1016/j.cub.2016.08.015

Konig, J., Siebenhaar, A., Hogenauer, C., Arkkila, P., Nieuwdorp,M., Noren, T., ... Brummer, R. J. (2017). Consensus report: faecal microbiota transfer - clinical applications and procedures. *Alimentary Pharmacology & Therapeutics, 45*(2), 222–39. doi:10.1111/apt.13868

Leung, C., Rivera, L., Furness, J. B., & Angus, P.W. (2016).The role of the gut microbiota in NAFLD. *Nature reviews. Gastroenterology & Hepatology, 13*(7), 412–25. doi:10.1038/nrgastro.2016.85

Maher, R. L., Hanlon, J., & Hajjar, E. R. (2014). Clinical consequences of polypharmacy in elderly. *Expert Opinion on Drug Safety, 13*(1), 57–65. doi:10.15 17/14740338.2013.827660

Santoro, A., Ostan, R., Candela, M., Biagi, E., Brigidi, P., Capri,M., & Franceschi, C. (2018). Gut microbiota changes in the extreme decades of human life: a focus on centenarians. *Cellular andMolecular Life Sciences: CMLS*, 75(1), 129–48. doi:10.1007/s00018-017-2674-y

Sonnenburg, E. D., Smits, S. A., Tikhonov,M., Higginbottom, S. K.,Wingreen, N. S., & Sonnenburg, J. L. (2016). Diet-induced extinctions in the gut microbiota compound over generations. *Nature, 529*(7585), 212–15. doi:10.1038/nature16504

Suez, J., Korem, T., Zeevi, D., Zilberman-Schapira, G.,Thaiss, C. A.,Maza, O., . . . Elinav, E. (2014). Artificial sweeteners induce glucose intolerance by altering the gut microbiota. *Nature, 514*(7521), 181–86. doi:10.1038/nature13793

Thaiss, C. A., Itav, S., Rothschild, D., Meijer,M., Levy, M., Moresi, C., . . . Elinav, E. (2016). Persistent microbiome alterations modulate the rate of post-dieting weight regain. *Nature, 540*, 544–51. doi:10.1038/nature20796

Zeevi, D., Korem, T., Zmora, N., Israeli, D., Rothschild, D.,Weinberger, A., . . . Segal, E. (2015). Personalized Nutrition by Prediction of Glycemic Responses. *Cell, 163*(5), 1079–94. doi:10.1016/j.cell.2015.11.001

08. 사랑을 이끄는 미생물: 심장과 미생물

American Heart Association. (2017). Good Fats and Bad Fats:The Facts on Healthy Fats. Retrieved from healthyforgood.heart.org/eat-smart/infographics/the-factson-fats

Bala, S., Marcos, M., Gattu, A., Catalano, D., & Szabo, G. (2014). Acute binge drinking increases serum endotoxin and bacterial DNA levels in healthy individuals. *PloS One, 9*(5), e96864. doi:10.1371/journal.pone.0096864

Chen, M. L.,Yi, L., Zhang,Y., Zhou, X., Ran, L.,Yang, J., . . . Mi,M. T. (2016). Resveratrol

Attenuates Trimethylamine-N-Oxide (TMAO)-Induced Atherosclerosis by Regulating TMAO Synthesis and Bile AcidMetabolismvia Remodeling of the Gut Microbiota. *mBio, 7*(2), e02210-02215. doi:10.1128/mBio.02210-15

Clarke, S. F., Murphy, E. F., O'Sullivan, O., Lucey, A. J., Humphreys, M., Hogan, A., . . . Cotter, P. D. (2014). Exercise and associated dietary extremes impact on gut microbial diversity. *Gut, 63*(12), 1913–20. doi:10.1136/gutjnl-2013-306541

Gregory, J. C., Buffa, J. A., Org, E.,Wang, Z., Levison, B. S., Zhu,W., . . . Hazen, S. L. (2015). Transmission of atherosclerosis susceptibility with gut microbial transplantation.*The Journal of Biological Chemistry, 290*(9), 5647–60. doi:10.1074/jbc.M114.618249

Koeth, R. A.,Wang, Z., Levison, B. S., Buffa, J. A., Org, E., Sheehy, B. T., . . . Hazen, S. L. (2013). Intestinal microbiota metabolism of L-carnitine, a nutrient in red meat, promotes atherosclerosis. *Nature Medicine, 19*(5), 576–85. doi:10.1038/nm.3145

Teicholz, N. (2014).The Big Fat Surprise: *Why Butter,Meat and Cheese Belong in a Healthy Diet. NewYork*, NY: Simon & Schuster Paperbacks.

Wang, Z., Roberts, A. B., Buffa, J. A., Levison, B. S., Zhu,W., Org, E., . . . Hazen, S. L. (2015). Non-lethal Inhibition of GutMicrobial Trimethylamine Production for the Treatment of Atherosclerosis. *Cell, 163*(7), 1585–95. doi:10.1016/j. cell.2015.11.055

Zhu,W., Gregory, J. C., Org, E., Buffa, J. A., Gupta, N.,Wang, Z., . . . Hazen, S. L. (2016). Gut Microbial Metabolite TMAO Enhances Platelet Hyperreactivity and Thrombosis Risk. *Cell, 165*(1), 111–24. doi:10.1016/j.cell.2016.02.011

09. 여성은 남성의 축소판이 아니야: 폐경과 질 미생물

Baker, J.M., Al-Nakkash, L., & Herbst-Kralovetz, M. M. (2017). Estrogen-gut microbiome axis: Physiological and clinical implications. *Maturitas, 103*, 45–53. doi:10.1016/ j.maturitas.2017.06.025

Ma, B., Forney, L. J., & Ravel, J. (2012). Vaginal microbiome: rethinking health and disease. *Annual Review ofMicrobiology*, 66, 371–89. doi:10.1146/annurevmicro-092611-150157

Martin, D. H. (2012).The microbiota of the vagina and its influence on women's health and disease.*The American Journal of the Medical Sciences, 343*(1), 2–9. doi:10.1097/ MAJ.0b013e31823ea228

Muhleisen, A. L., & Herbst-Kralovetz,M.M. (2016). Menopause and the vaginal microbiome.*Maturitas, 91*, 42–50. doi:10.1016/j.maturitas.2016.05.015

Schroder,W., Sommer, H., Gladstone, B. P., Foschi, F., Hellman, J., Evengard, B., & Tacconelli, E. (2016). Gender differences in antibiotic prescribing in the community: a systematic review and meta-analysis.*The Journal of Antimicrobial Chemotherapy, 71*(7), 1800–1806. doi:10.1093/jac/dkw054

Schwenger, E. M., Tejani, A.M., & Loewen, P. S. (2015). Probiotics for preventing urinary tract infections in adults and children.*The Cochrane Database of Systematic Reviews* (12),

CD008772. doi:10.1002/14651858.CD008772.pub2

Shen, J., Song, N.,Williams, C. J., Brown, C. J.,Yan, Z., Xu, C., & Forney, L. J. (2016). Effects of low dose estrogen therapy on the vaginal microbiomes of women with atrophic vaginitis. *Scientific Reports, 6*(24380). doi:10.1038/srep24380

Thomas-White, K., Brady,M.,Wolfe, A. J., &Mueller, E. R. (2016).The bladder is not sterile: History and current discoveries on the urinary microbiome. *Current Bladder Dysfunction Reports, 11*(1), 18–24. doi:10.1007/s11884-016-0345-8

Younes, J. A., Lievens, E., Hummelen, R., van derWesten, R., Reid, G., & Petrova, M. I. (2018).Women andTheirMicrobes:The Unexpected Friendship. *Trends in Microbiology, 26*(1), 16–32. doi:10.1016/j.tim.2017.07.008

10. 암과 만나다: 암 치료를 돕는 미생물

Bacchus, C. M., Dunfield, L., Gorber, S. C., Holmes, N.M., Birtwhistle, R., Dickinson, J. A., . . . Tonelli, M. (2016). Recommendations on screening for colorectal cancer in primary care. CMAJ : *Canadian Medical Association journal = journal de l'Association medicale canadienne, 188*(5), 340–48. doi:10.1503/cmaj.151125

Cao,Y.,Wu, K., Mehta, R., Drew, D. A., Song,M., Lochhead, P., . . . Chan, A. T. (2018). Long-term use of antibiotics and risk of colorectal adenoma. *Gut, 67*(4), 672–78. doi:10.1136/gutjnl-2016-313413

Garrett,W. S. (2015). Cancer and the microbiota. *Science, 348*(6230), 80–86. doi:10.1126/science.aaa4972

Gopalakrishnan, V., Spencer, C. N., Nezi, L., Reuben, A., Andrews, M. C., Karpinets, . V., . . .Wargo, J. A. (2018). Gut microbiome modulates response to anti-PD-1 immunotherapy in melanoma patients. *Science, 359*(6371), 97–103. doi:10.1126/science.aan4236

Hullar,M. A., Burnett-Hartman, A. N., & Lampe, J.W. (2014). Gut microbes, diet, and cancer. *Cancer Treatment and Research, 159*, 377–99. doi:10.1007/978-3-642-38007-5_22

Kostic, A. D., Chun, E., Robertson, L., Glickman, J. N., Gallini, C. A.,Michaud, M., . . . Garrett,W. S. (2013). Fusobacterium nucleatum potentiates intestinal tumorigenesis and modulates the tumor-immune microenvironment. *Cell Host & Microbe, 14*(2), 207–15. doi:10.1016/j.chom.2013.07.007

Routy, B., Le Chatelier, E., Derosa, L., Duong, C. P.M., Alou,M. T., Daillere, R., . . . Zitvogel, L. (2018). Gut microbiome influences efficacy of PD-1-based immunotherapy against epithelial tumors. *Science, 359*(6371), 91–97. doi:10.1126/science.aan3706

Roy, S., & Trinchieri, G. (2017).Microbiota: a key orchestrator of cancer therapy. *Nature reviews. Cancer*, 17(5), 271–85. doi:10.1038/nrc.2017.13

Shono,Y., Docampo,M. D., Peled, J. U., Perobelli, S. M., Velardi, E., Tsai, J. J., . . . Jenq, R. R.

(2016). Increased GVHD-related mortality with broad-spectrum antibiotic use after allogeneic hematopoietic stem cell transplantation in human patients and mice. *Science Translational Medicine, 8*(339), 339ra371. doi:10.1126/scitranslmed.aaf2311

Sivan, A., Corrales, L., Hubert, N.,Williams, J. B., Aquino-Michaels, K., Earley, Z. M., . . . Gajewski, T. F. (2015). Commensal Bifidobacterium promotes antitumor immunity and facilitates anti-PD-L1 efficacy. *Science, 350*(6264), 1084–89. doi:10.1126/science. aac4255

Urbaniak, C., Gloor, G. B., Brackstone,M., Scott, L., Tangney, M., & Reid, G. (2016). The Microbiota of Breast Tissue and Its Association with Breast Cancer. *Applied and Environmental Microbiology, 82*(16), 5039–48. doi:10.1128/AEM.01235-16

Vetizou, M., Pitt, J. M., Daillere, R., Lepage, P.,Waldschmitt, N., Flament, C., . . . Zitvogel, L. (2015). Anticancer immunotherapy by CTLA-4 blockade relies on the gut microbiota. *Science, 350*(6264), 1079–84. doi:10.1126/science.aad1329

Weber, D., Jenq, R. R., Peled, J. U., Taur,Y., Hiergeist, A., Koestler, J., . . . Holler, E. (2017). Microbiota Disruption Induced by Early Use of Broad-Spectrum Antibiotics Is an Independent Risk Factor of Outcome after Allogeneic Stem Cell Transplantation. *Biology of Blood andMarrow Transplantation: Journal of theAmerican Society for Blood andMarrow Transplantation, 23*(5), 845-852. doi:10.1016/j.bbmt.2017.02.006

Yang,Y., Xia,Y., Chen, H., Hong, L., Feng, J.,Yang, J., . . . Ma,Y. (2016).The effect of perioperative probiotics treatment for colorectal cancer: short-term outcomes of a randomized controlled trial. *Oncotarget, 7*(7), 8432–40. doi:10.18632/oncotarget.7045

Zitvogel, L., Daillere, R., Roberti,M. P., Routy, B., & Kroemer, G. (2017). Anticancer effects of the microbiome and its products. *Nature reviews. Microbiology, 15*(8), 465–78. doi:10.1038/nrmicro.2017.44

11. 미생물과 면역 시스템의 줄다리기

Atarashi, K., Tanoue, T., Oshima, K., Suda,W., Nagano,Y., Nishikawa, H., . . . Honda, K. (2013). Treg induction by a rationally selected mixture of Clostridia strains from the human microbiota. *Nature*, 500(7461), 232–36. doi:10.1038/nature12331

Berer, K., Gerdes, L. A., Cekanaviciute, E., Jia, X., Xiao, L., Xia, Z., . . .Wekerle, H. (2017). Gut microbiota from multiple sclerosis patients enables spontaneous autoimmune encephalomyelitis in mice. *Proceedings of the National Academy of Sciences of the United States of America, 114*(40), 10719–24. doi:10.1073/pnas.1711233114

Caballero, S., & Pamer, E. G. (2015).Microbiota-mediated inflammation and antimicrobial defense in the intestine. *Annual Review of Immunology, 33*, 227–56. doi:10.1146/annurev-immunol-032713-120238

Calder, P. C., Bosco, N., Bourdet-Sicard, R., Capuron, L., Delzenne, N., Dore, J., . . . Visioli, F. (2017). Health relevance of the modification of low-grade inflammation in ageing (inflammageing) and the role of nutrition. *Ageing Research Reviews*, 40, 95–119. doi:10.1016/j.arr.2017.09.001

Cekanaviciute, E.,Yoo, B. B., Runia, T. F., Debelius, J.W., Singh, S., Nelson, C. A., . . . Baranzini, S. E. (2017). Gut bacteria from multiple sclerosis patients modulate human T cells and exacerbate symptoms in mouse models. *Proceedings of the National Academy of Sciences of the United States ofAmerica*, 114(40), 10713–18. doi:10.1073/pnas.1711235114

Cervantes-Barragan, L., Chai, J. N., Tianero,M. D., Di Luccia, B., Ahern, P. P., Merriman, J., . . . Colonna, M. (2017). Lactobacillus reuteri induces gut intraepithelial CD4(+) CD8alphaalpha(+) T cells. *Science*, 357(6353), 806–10. doi:10.1126/science.aah5825

Furusawa,Y., Obata,Y., Fukuda, S., Endo, T. A., Nakato, G., Takahashi, D., . . . Ohno, H. (2013). Commensal microbe-derived butyrate induces the differentiation of colonic regulatory T cells. *Nature*, 504(7480), 446–50. doi:10.1038/nature12721

Gill, N., & Finlay, B. B. (2011).The gut microbiota: challenging immunology. *Nature Reviews. Immunology*, 11(10), 636–37. doi:10.1038/nri3061

Honda, K., & Littman, D. R. (2016).The microbiota in adaptive immune homeostasis and disease. *Nature*, 535(7610), 75–84. doi:10.1038/nature18848

Hooper, L. V., Littman, D. R., &Macpherson, A. J. (2012). Interactions between the microbiota and the immune system. *Science*, 336(6086), 1268–73. doi:10.1126/science.1223490

Ivanov, I. I., Frutos Rde, L.,Manel, N.,Yoshinaga, K., Rifkin, D. B., Sartor, R. B., . . . Littman, D. R. (2008). Specific microbiota direct the differentiation of IL-17-producing T-helper cells in the mucosa of the small intestine. *Cell Host & Microbe, 4*(4), 337–49. doi:10.1016/j.chom.2008.09.009

Mazmanian, S. K., Liu, C. H., Tzianabos, A. O., & Kasper, D. L. (2005). An immunomodulatory molecule of symbiotic bacteria directs maturation of the host immune system. *Cell*, 122(1), 107–18. doi:10.1016/j.cell.2005.05.007

Postler, T. S., & Ghosh, S. (2017). Understanding the Holobiont: HowMicrobial Metabolites Affect Human Health and Shape the Immune System. *Cell Metabolism*, 26(1), 110–30. doi:10.1016/j.cmet.2017.05.008

Salazar, N., Arboleya, S., Valdes, L., Stanton, C., Ross, P., Ruiz, L., . . . de Los Reyes-Gavilan, C. G. (2014).The human intestinal microbiome at extreme ages of life. Dietary intervention as a way to counteract alterations. *Frontiers in Genetics*, 5(406). doi:10.3389/fgene.2014.00406

Scher, J. U., Sczesnak, A., Longman, R. S., Segata, N., Ubeda, C., Bielski, C., . . .Littman, D. R. (2013). Expansion of intestinal Prevotella copri correlates with enhanced susceptibility to arthritis. *eLife*, 2, e01202. doi:10.7554/eLife.01202

Thevaranjan, N., Puchta, A., Schulz, C., Naidoo, A., Szamosi, J. C., Verschoor, C. P., . . . Bowdish, D. M. E. (2017). Age-AssociatedMicrobial Dysbiosis Promotes Intestinal

Permeability, Systemic Inflammation, andMacrophage Dysfunction. *Cell Host &Microbe,* 21(4), 455–66 e454. doi:10.1016/j.chom.2017.03.002

Zhong, D.,Wu, C., Zeng, X., &Wang, Q. (2018).The role of gut microbiota in the pathogenesis of rheumatic diseases. *Clinical Rheumatology,* 37(1), 25–34. doi:10.1007/s10067-017-3821-4

12. 당신의 미생물을 구부리세요: 근육과 골격

Allen, J.M.,Mailing, L. J., Niemiro, G. M.,Moore, R., Cook,M. D.,White, B. A., . . . Woods, J. A. (2018). Exercise Alters GutMicrobiota Composition and Function in Lean and Obese Humans. *Medicine and Science in Sports and Exercise,* 50(4), 747–57. doi:10.1249/MSS.0000000000001495

Bressa, C., Bailen-Andrino,M., Perez-Santiago, J., Gonzalez-Soltero, R., Perez,M., Montalvo-Lominchar, M. G., . . . Larrosa, M. (2017). Differences in gut microbiota profile between women with active lifestyle and sedentary women. *PloS One, 12*(2), e0171352. doi:10.1371/journal.pone.0171352

Claesson,M. J., Jeffery, I. B., Conde, S., Power, S. E., O'Connor, E. M., Cusack, S., . . . O'Toole, P.W. (2012). Gut microbiota composition correlates with diet and health in the elderly. *Nature, 488*(7410), 178–84. doi:10.1038/nature11319

Jackson,M. A., Jeffery, I. B., Beaumont,M., Bell, J. T., Clark, A. G., Ley, R. E., . . . Steves, C. J. (2016). Signatures of early frailty in the gut microbiota. *Genome Medicine, 8*(1), 8. doi:10.1186/s13073-016-0262-7

Kelaiditi, E., Jennings, A., Steves, C. J., Skinner, J., Cassidy, A.,MacGregor, A. J., &Welch, A. A. (2016). Measurements of skeletal muscle mass and power are positively related to aMediterranean dietary pattern in women. *Osteoporosis International: a Journal Established as Result of Cooperation Between the European Foundation for Osteoporosis and the National Osteoporosis Foundation of the USA, 27*(11), 3251–60. doi:10.1007/s00198-016-3665-9

O'Sullivan, O., Cronin, O., Clarke, S. F., Murphy, E. F.,Molloy,M. G., Shanahan, F., & Cotter, P. D. (2015). Exercise and the microbiota. *Gut Microbes, 6*(2), 131–36. doi:10.1080/19490976.2015.1011875

Rankin, A., O'Donavon, C.,Madigan, S. M., O'Sullivan, O., & Cotter, P. D. (2017). 'Microbes in sport' -The potential role of the gut microbiota in athlete health and performance. *British Journal of Sports Medicine, 51*(9), 698–99. doi:10.1136/bjsports-2016-097227

Steves, C. J., Bird, S.,Williams, F. M., & Spector, T. D. (2016).TheMicrobiome and Musculoskeletal Conditions of Aging: A Review of Evidence for Impact and Potential Therapeutics. *Journal of Bone andMineral Research: the Official Journal of theAmerican Society for Bone andMineral Research, 31*(2), 261–69. doi:10.1002/jbmr.2765

Villa, C. R.,Ward,W. E., & Comelli, E. M. (2017). Gut microbiota-bone axis. *Critical Reviews in Food Science and Nutrition, 57*(8), 1664–72. doi:10.1080/10408398.2015.1010034

Wang, J.,Wang,Y., Gao,W.,Wang, B., Zhao, H., Zeng,Y., . . . Hao, D. (2017). Diversity analysis of gut microbiota in osteoporosis and osteopenia patients. *PeerJ, 5,* e3450. doi:10.7717/peerj.3450

Weaver, C. M. (2015). Diet, gut microbiome, and bone health. *Current Osteoporosis Reports, 13*(2), 125–30. doi:10.1007/s11914-015-0257-0

13. 너무 깨끗해, 조금 더러워도 좋아: 우리 주변의 미생물

Aliyu, S., Smaldone, A., & Larson, E. (2017). Prevalence of multidrug-resistant gramnegative bacteria among nursing home residents: A systematic review and metaanalysis. *Am J Infect Control, 45*(5), 512–18. doi:10.1016/j.ajic.2017.01.022

Andersen, B., Frisvad, J. C., Sondergaard, I., Rasmussen, I. S., & Larsen, L. S. (2011). Associations between fungal species and water-damaged building materials. *Appl EnvironMicrobiol, 77*(12), 4180–88. doi:10.1128/AEM.02513-10

Berg, G.,Mahnert, A., &Moissl-Eichinger, C. (2014). Beneficial effects of plantassociated microbes on indoor microbiomes and human health? *Front Microbiol, 5*(15). doi:10.3389/fmicb.2014.00015

Bloomfield, S. F., Stanwell-Smith, R., Crevel, R.W. R., & Pickup, J. (2006). Too clean, or not too clean: the Hygiene Hypothesis and home hygiene. *Clinical & Experimental Allergy, 36*(4), 402–25. doi:10.1111/j.13652222.2006.02463.x

Cardinale, M., Kaiser, D., Lueders, T., Schnell, S., & Egert,M. (2017). Microbiome analysis and confocal microscopy of used kitchen sponges reveal massive colonization by Acinetobacter,Moraxella and Chryseobacterium species. Sci Rep, 7(1), 5791. doi:10.1038/s41598-017-06055-9

David, L. A.,Materna, A. C., Friedman, J., Campos-Baptista, M. I., Blackburn,M. C., Perrotta, A., . . . Alm, E. J. (2014). Host lifestyle affects human microbiota on daily timescales. *Genome Biology, 15,* R89. doi:10.1186/gb-2014-15-7-r89

Hoisington, A. J., Brenner, L. A., Kinney, K. A., Postolache, T. T., & Lowry, C. A. (2015). The microbiome of the built environment and mental health. *Microbiome, 3*(60). doi:10.1186/s40168-015-0127-0

Koljalg, S.,Mandar, R., Sober, T., Roop, T., &Mandar, R. (2017). High level bacterial contamination of secondary school students' mobile phones. *Germs, 7*(2), 73–77. doi:10.18683/germs.2017.1111

Lax, S., Smith, D. P., Hampton-Marcell, J., Owens, S. M., Handley, K. M., Scott, N.M., . . . Gilbert, J. A. (2014). Longitudinal analysis of microbial interaction between humans and the indoor environment. *Science, 345*(6200), 1048–52. doi:10.1126/science.1254529

Meadow, J. F., Altrichter, A. E., & Green, J. L. (2014). Mobile phones carry the personal microbiome of their owners. *PeerJ, 2*, e447. doi:10.7717/peerj.447

Peccia, J., & Kwan, S. E. (2016). Buildings, BeneficialMicrobes, and Health. *Trends Microbiol, 24*(8), 595–97. doi:10.1016/j.tim.2016.04.007

Riddle, M. S., & Connor, B. A. (2016).The TravelingMicrobiome. *Curr Infect Dis Rep, 18*(9), 29. doi:10.1007/s11908-016-0536-7

Rothschild, D.,Weissbrod, O., Barkan, E., Kurilshikov, A., Korem, T., Zeevi, D., . . . Segal, E. (2018). Environment dominates over host genetics in shaping human gut microbiota. *Nature, 555*(7695), 210–15. doi:10.1038/nature25973

14. 젊음의 샘은 미생물로 가득 차 있다!: 우리 몸 미생물과 함께 살기

Biagi, E., Candela,M., Turroni, S., Garagnani, P., Franceschi, C., & Brigidi, P. (2013). Ageing and gut microbes: perspectives for health maintenance and longevity. *Pharmacological Research, 69*(1), 11–20. doi:10.1016/j.phrs.2012.10.005

Blaser,M. J. (2014).MissingMicrobes: *How the Overuse ofAntibiotics is Fueling Our Modern Plagues.* NewYork, NY: Henry Holt and Company.

Brandt, L. J. (2017). FecalMicrobiota TherapyWith a Focus on Clostridium difficile Infection. *Psychosomatic Medicine, 79*(8), 868–73. doi:10.1097/PSY.0000000000000511

Brüssow, H. (2013).Microbiota and healthy ageing: observational and nutritional intervention studies. *Microbial Biotechnology, 6*(4), 326–34. doi:10.1111/1751-7915.12048

Buettner, D. (2008).*The Blue Zones: Lessons for Living Longer From the People Who've Lived the Longest.*Washington, DC: National Geographic Society.

Cockburn, D.W., & Koropatkin, N.M. (2016). Polysaccharide Degradation by the Intestinal Microbiota and Its Influence on Human Health and Disease. *Journal of Molecular Biology, 428*(16), 3230–52. doi:10.1016/j.jmb.2016.06.021

Fond, G., Boukouaci,W., Chevalier, G., Regnault, A., Eberl, G., Hamdani, N., . . . Leboyer, M. (2015).The "psychomicrobiotic": Targeting microbiota in major psychiatric disorders: A systematic review. *Pathologie-Biologie, 63*(1), 35–42. doi:10.1016/j.patbio.2014.10.003

Gibson, G. R., Hutkins, R., Sanders,M. E., Prescott, S. L., Reimer, R. A., Salminen, S. J., . . . Reid, G. (2017). Expert consensus document:The International Scientific Association for Probiotics and Prebiotics (ISAPP) consensus statement on the definition and scope of prebiotics. *Nature Reviews. Gastroenterology & Hepatology, 14*(8), 491–502. doi:10.1038/nrgastro.2017.75

Han, B., Sivaramakrishnan, P., Lin, C. J., Neve, I. A. A., He, J., Tay, L.W. R., . . .Wang, M. C. (2017). Microbial Genetic Composition Tunes Host Longevity. *Cell, 169*(7), 1249–62 e1213. doi:10.1016/j.cell.2017.05.036

Hod, K., & Ringel,Y. (2016). Probiotics in functional bowel disorders. *Best Practice & Research. Clinical Gastroenterology, 30*(1), 89–97. doi:10.1016/j.bpg.2016.01.003

Horvath, A., Leber, B., Schmerboeck, B., Tawdrous, M., Zettel, G., Hartl, A., . . . Stadlbauer, V. (2016). Randomised clinical trial: the effects of a multispecies probiotic vs. placebo on innate immune function, bacterial translocation and gut permeability in patients with cirrhosis. *Alimentary Pharmacology & Therapeutics, 44*(9), 926–35. doi:10.1111/apt.13788

Hungin, A. P. S.,Mitchell, C. R.,Whorwell, P.,Mulligan, C., Cole, O., Agreus, L., . . . deWit, N. (2018). Systematic review: probiotics in the management of lower gastrointestinal symptoms - an updated evidence-based international consensus. *Alimentary Pharmacology & Therapeutics, 47*(8), 1054–70. doi:10.1111/apt.14539

Konig, J., Siebenhaar, A., Hogenauer, C., Arkkila, P., Nieuwdorp,M., Noren, T., . . . Brummer, R. J. (2017). Consensus report: faecal microbiota transfer - clinical applications and procedures. *Alimentary Pharmacology &Therapeutics, 45*(2), 222–39. doi:10.1111/apt.13868

Lewis, B. B., & Pamer, E. G. (2017). Microbiota-BasedTherapies for Clostridium difficile and Antibiotic-Resistant Enteric Infections. Annual Review of *Microbiology, 71*, 157–78. doi:10.1146/annurev-micro-090816-093549

Lurie, I.,Yang,Y. X., Haynes, K.,Mamtani, R., & Boursi, B. (2015). Antibiotic exposure and the risk for depression, anxiety, or psychosis: a nested case-control study. *The Journal of Clinical Psychiatry, 76*(11), 1522–28. doi:10.4088/JCP.15m09961

McCarville, J. L., Caminero, A., & Verdu, E. F. (2016). Novel perspectives on therapeutic modulation of the gut microbiota.*TherapeuticAdvances in Gastroenterology, 9*(4), 580–93. doi:10.1177/1756283X16637819

Pinto-Sanchez, M. I., Hall, G. B., Ghajar, K., Nardelli, A., Bolino, C., Lau, J. T., . . . Bercik, P. (2017). Probiotic Bifidobacterium longum NCC3001 Reduces Depression Scores and Alters Brain Activity: A Pilot Study in PatientsWith Irritable Bowel Syndrome. *Gastroenterology, 153*(2), 448–59 e448. doi:10.1053/j.gastro.2017.05.003

Rees, T., & Blaser, M. (2016).Waking up from antibiotic sleep. *Perspectives in Public Health, 136*(4), 202–4. doi:10.1177/1757913916643449

Rondanelli, M., Giacosa, A., Faliva, M. A., Perna, S., Allieri, F., & Castellazzi, A. M. (2015). Review on microbiota and effectiveness of probiotics use in older. *World Journal of Clinical Cases, 3*(2), 156–62. doi:10.12998/wjcc.v3.i2.156

Rothschild, D.,Weissbrod, O., Barkan, E., Kurilshikov, A., Korem, T., Zeevi, D., . . . Segal, E. (2018). Environment dominates over host genetics in shaping human gut microbiota. *Nature, 555*(7695), 210–15. doi:10.1038/nature25973

Salazar, N., Arboleya, S., Valdes, L., Stanton, C., Ross, P., Ruiz, L., . . . de Los Reyes-Gavilan, C. G. (2014).The human intestinal microbiome at extreme ages of life. Dietary intervention as a way to counteract alterations. *Frontiers in Genetics, 5*(406). doi:10.3389/fgene.2014.00406

Sanders, M. E. (2016). Probiotics and microbiota composition. *BMC Medicine, 14*(1), 82. doi:10.1186/s12916-016-0629-z

Schwiertz, A. (2016).Microbiota of the Human Body: Implications in Health and Disease. *Advances in Experimental Medicine and Biology, 902.* doi:10.1007/978-3-319-31248-4

Steenbergen, L., Sellaro, R., van Hemert, S., Bosch, J. A., & Colzato, L. S. (2015). A randomized controlled trial to test the effect of multispecies probiotics on cognitive reactivity to sad mood. *Brain, Behavior, and Immunity, 48*, 258–64. doi:10.1016/j.bbi.2015.04.003

Vanegas, S. M., Meydani, M., Barnett, J. B., Goldin, B., Kane, A., Rasmussen, H., . . . Meydani, S. N. (2017). Substituting whole grains for refined grains in a 6-wk randomized trial has a modest effect on gut microbiota and immune and inflammatory markers of healthy adults.*The American Journal of Clinical Nutrition, 105*(3), 635–50. doi:10.3945/ajcn.116.146928

Zhang, C., Li, S.,Yang, L., Huang, P., Li,W.,Wang, S., . . . Zhao, L. (2013). Structural modulation of gut microbiota in life-long calorie-restricted mice. *Nature Communications, 4*(2163). doi:10.1038/ncomms3163